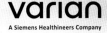
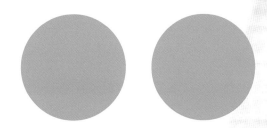

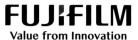

MRIは、もっと速く、診やすくなる

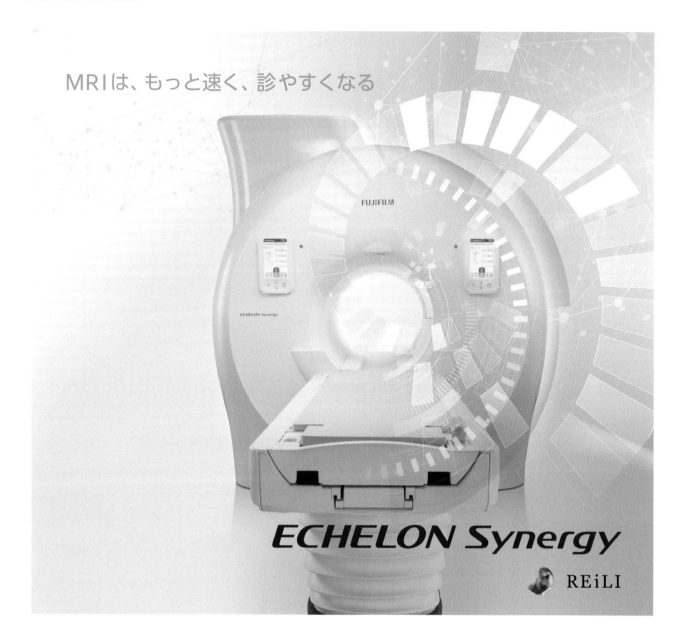

ECHELON Synergy

REiLI

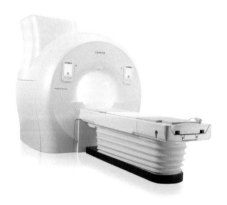

画質や撮像時間の設定、受信コイルの装着や位置決めなど、
多岐にわたるオペレーションが求められるMRI検査。

操作や画質のコントロールを、もっと自由自在に、シンプルに変えることで、
医療現場の負荷を減らしていきたい――

私たち富士フイルムヘルスケアは、そのような想いを胸に、
ECHELON Synergyを創り上げました。

AI技術を活用し、ハードウェア・ソフトウェアの両面で
一層の磨きをかけたSynergyDrive※を搭載し、
セッティングからスキャン、画質や後処理に至る一連の検査ワークフローを効率化。

MRI検査をより高画質に、スムーズな姿へと導いていきます。

販売名:MRイメージング装置 ECHELON Synergy　医療機器認証番号:305ABBZX00004000
富士フイルムの医療AI技術ブランド「REiLI(レイリ)」は、当社がこれまで培ってきた画像処理技術と、最先端のAI技術を組み合わせることで、画像診断における医師の診断支援やワークフローの効率化を実現し、より良い医療の実現を目指していきます。
※SynergyDriveはワークフロー向上技術の総称です。AI技術のひとつであるMachine LearningおよびDeep Learningを活用して開発した機能を含みます。導入後に自動的に装置の性能・精度が変化することはありません。

富士フイルムヘルスケア株式会社　〒107-0052　東京都港区赤坂9丁目7-3　fujifilm.com/fhc/

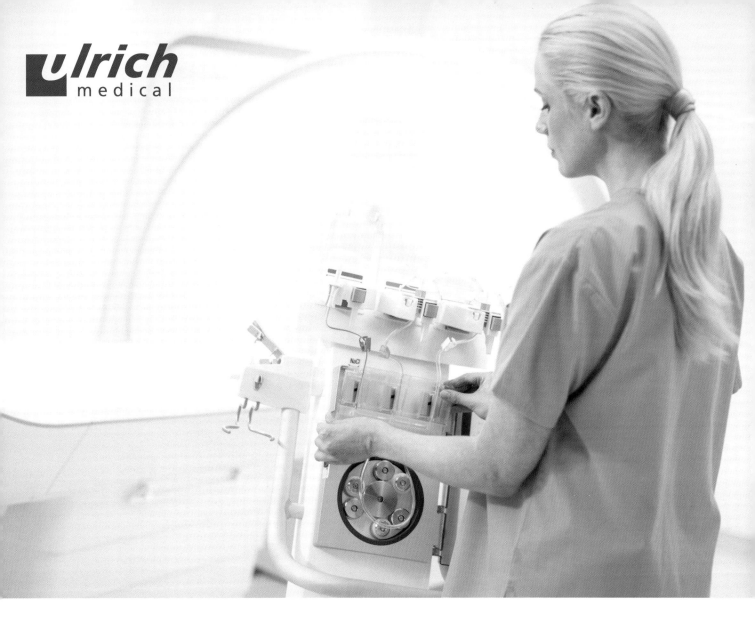

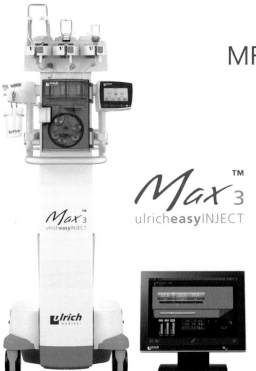

より衛生的・効率的な造影検査のために

MR/CT用造影剤自動注入装置 MAX3

✓ コンパクト設計

✓ ケーブルフリー

✓ ボトル&プレフィルドシリンジに対応

MR/CTの造影剤検査はMAX3の登場で、かつてないほど容易になりました。ウルリッヒメディカルの造影剤注入装置は、1日1回イージークリックカセットを挿入するだけで、24時間連続使用できるようになります。この原則は、業務効率、費用対効果、衛生状態の比類のないベストバランスを保証します。

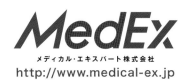

メディカル・エキスパート株式会社
http://www.medical-ex.jp

MRI周辺機器　磁性体検出器　メトラセンス・ウルトラ with Xact ID

Together we can make safety in the **MRI** suite a given

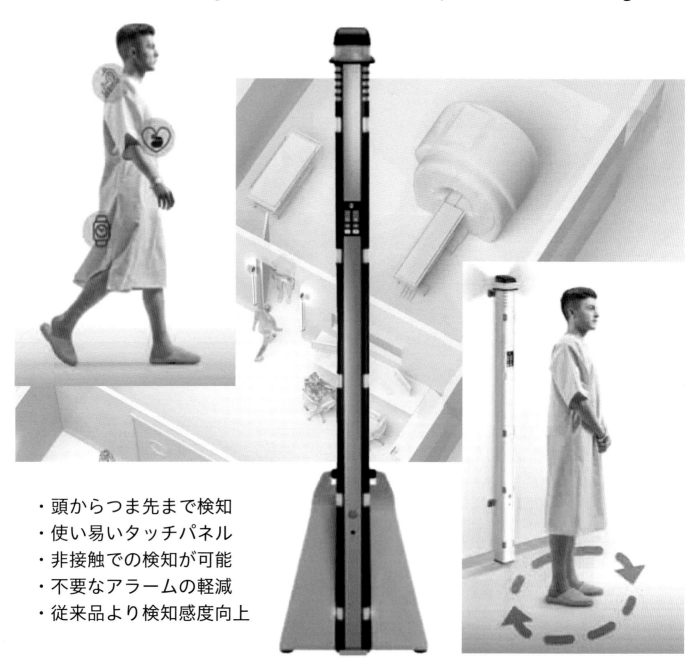

- ・頭からつま先まで検知
- ・使い易いタッチパネル
- ・非接触での検知が可能
- ・不要なアラームの軽減
- ・従来品より検知感度向上

身体／着衣に装着された磁性体・インプラントを高感度で事前にチェック

お問い合わせ先

TOXRE トーレック株式会社

〒223-0052　横浜市港北区綱島東5-6-20
TEL：045-531-8041　FAX：045-718-6334
URL：https://toreck.co.jp　E-Mail：toreck@toreck.co.jp

その他、多種製品をラインナップ。詳しくは…

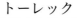

第8回医療革新セミナー

医療DX

ChatGPT　働き方改革　地域医療連携

の「今」を知る

最前線

(ITvision No.48 とのコラボ企画)

アーカイブ配信中

視聴無料

講演

1. 「iPhone」で働き方改革
   〜病院でのスマートフォン活用〜
   佐伯　潤 先生（社会医療法人石川記念会 HITO病院DX推進室 CTO）

2. 湖南メディカル・コンソーシアムにおける
   ICTを活用した地域医療連携について
   蔭山裕之 先生（地域医療連携推進法人湖南メディカル・コンソーシアム 理事,
   社会医療法人誠光会 法人本部 副本部長）

3. 臨床医における「ChatGPT」活用の実際
   —「ChatGPT」が新着論文を要約し毎朝メールしてくれる
   仕組みができるまで
   内田直樹 先生（医療法人すずらん会 たろうクリニック 院長）

企業プレゼンテーション　バイエル薬品

バイエルが提案する画像診断支援AIソリューションのご紹介

＊Webセミナーの視聴には，ログインID・パスワードが必要となります。QRコードやインナビネット
のトップページに表示される告知バナーなどから，登録ページにアクセスしてご登録をお願いします。
＊すでにウェビナー@スイートに会員登録いただいている方は，同一のログインID・パスワードにてご
視聴いただけます。2020年9月30日以前に登録された方は，再登録が必要となる場合があります。
詳しくは事務局にお問い合わせください。
＊ご登録いただきますと，過去に開催したインナビネット主催Webセミナーをいつでもオンデマンドで
ご視聴いただけます。

株式会社インナービジョン　ウェビナー@スイート事務局
TEL：03-3818-3502　E-mail：webinar@innervision.co.jp　URL：http://www.innervision.co.jp

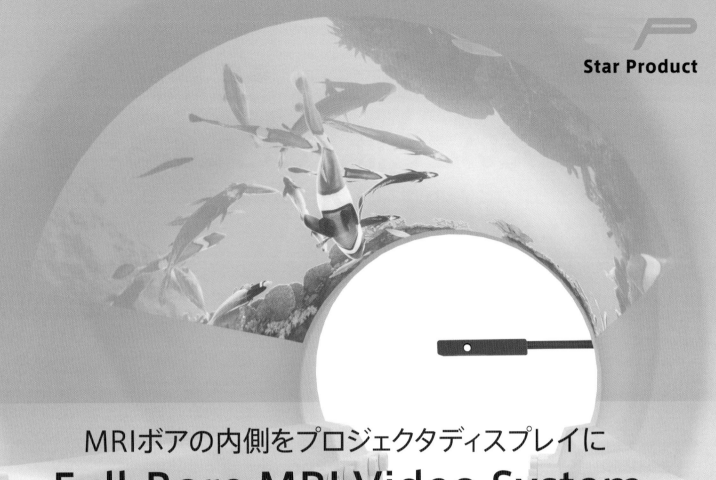
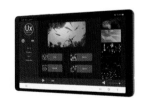
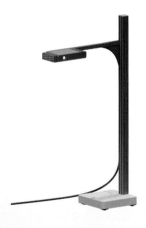

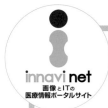

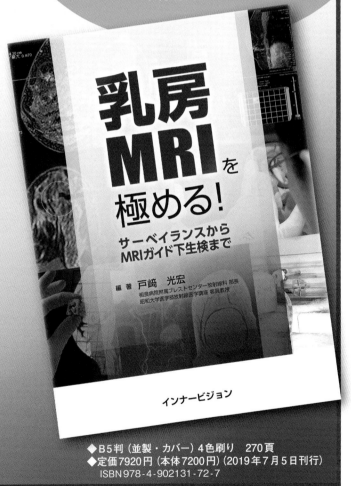

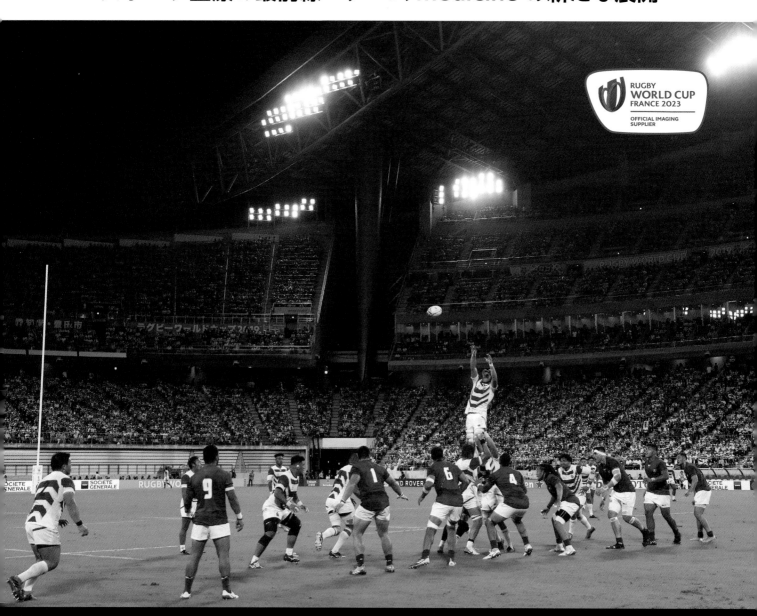

Global Sports Medicine Forum2023

スポーツ医療の最前線〜チーム medicine の新たな展開〜

Canon

2023 年 9 月 10 日（日）

第一部　15:30〜19:00　講演　＊LIVE 配信あり

第二部　19:30〜22:00　ラグビーワールドカップ 2023
ライブビューイング（日本 vs チリ）

ブッフェディナーをご用意しております

《参加登録方法》
以下の二次元バーコードよりアクセスし、
ご登録いただけます。

会 場：KABUTO ONE　4F
https://kabutoone.tokyo/

9

2023
September

2023

画像とITの
医療情報ポータルサイト

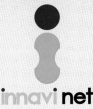

innavi net

http://www.innervision.co.jp

CONTENTS

INNERVISION
http://www.innervision.co.jp
E-mail info@innervision.co.jp
Cover CG : Makoto Ishitsuka

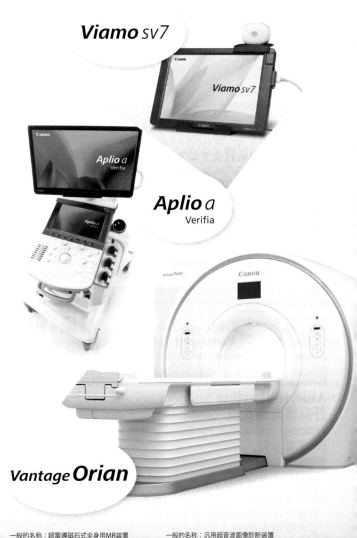
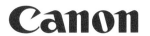

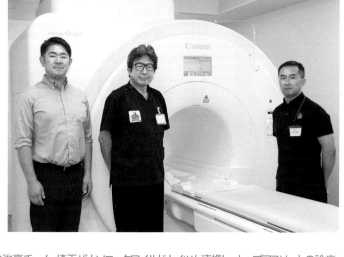

トップアスリートから一般まで 1.5T MRIや超音波診断装置を 駆使した整形外科診療を展開

プロスポーツの診療・リハビリの知見を生かし 地域の健康維持・増進に貢献するスポーツクリニック

ワイルドナイツクリニック

埼玉県熊谷市のワイルドナイツクリニックは、ジャパンラグビー リーグワンの強豪チーム・埼玉パナソニックワイルドナイツと連携し、トップアスリートの診療・リハビリテーションから得られた知見を一般に提供することをめざして2022年3月に開院した。質の高い医療を提供するために、画像診断機器はキヤノンメディカルシステムズの1.5T DLR（Deep Learning Reconstruction）-MRI「Vantage Orian」や16列CT「Aquilion Lightning」、超音波診断装置「Aplio a / Verifia」※1「Viamo sv7」などフルモダリティをそろえて、スポーツ医療・一般整形外科に活用している。ユニークなコンセプトで地域に貢献するクリニックの特徴や診療について、立花陽明院長、茂木久貴事務長/CFO、永井敦志放射線科リーダーに取材した。

トップアスリートの診療で得た 知見を一般に提供し地域に貢献

ワイルドナイツクリニックは、ラグビーワールドカップ2019が開かれた熊谷ラグビー場のあるさくらオーバルフォートに隣接する。2021年に本拠地を群馬県太田市から同地へ移転したワイルドナイツは、プロチームを通した地域貢献をめざしており、クリニックもその一環と言える。プロチームの名前を冠しているが、トップアスリートだけでなく、コミュニティレベルのアスリートに対するスポーツ医療や、一般整形外科の診療を提供している。

画像診断機器は、MRI、CT、一般X線、超音波、骨密度測定など一通りをそろえ、必要に応じた検査を迅速に行える環境を整えた。2階はほぼ全フロア（506.84m²）がリハビリ室で、運動器リハビリテーション料（Ⅰ）の施設基準認定を受け、理学療法士（PT）によるリハビリテーションを提供している。リハビリ室には各種トレーニングマシンも整備し、選手と患者がともにリハビリやトレーニングを行える環境にした。クリニックのコンセプトについて立花院長は、「ワイ

ルドナイツの連携クリニックとして、トップアスリートに質の高い医療を提供すると同時に、その知見・ノウハウを一般にも還元することで地域の健康維持・増進をめざしています」と述べる。

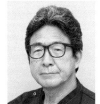
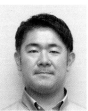

立花陽明 院長　　茂木久貴　　　　永井敦志
　　　　　　　事務長/CFO　　　放射線科リーダー

迅速な診察・検査と適切な治療で スポーツ選手を支援

立花院長は、競技医事を統括するメディカルマネージャーを務めているためチームドクターではないが、選手の日々の健康管理や診療に当たり、シーズン中はほぼ毎試合後にチームトレーナーから連絡を受け、選手の診察・検査を行っている。立花院長は、「必要に応じてすぐに各種検査ができるため、ホームゲームや練習でけがをした、身体に違和感があるといった場合にも当日中に検査ができます。MRIでは肉離れに至る前のわずかな内出血なども確認できるので、悪化する前に対処でき、競技復帰が遅くなることを防げます」と話す。

一般向けの外来は、1日あたり90〜110人の患者が来院する。このうち6〜7割

が一般整形外科の患者だが、児童・生徒・学生も含めたコミュニティレベルのスポーツ選手も多く、各個人に合わせた治療とリハビリが提供される。スポーツ整形外科を専門とする立花院長は、「勤務していた埼玉医科大学かわごえクリニックで、保存的療法における運動器リハビリテーションの有用性を実感し、当クリニックでもリハビリに注力することにしました。医師とPTが連携し、日常生活やスポーツにおけるニーズに沿ったリハビリを提供することで、単なる機能回復以上の効果が期待できます」と話す。

アスリートへの診療・リハビリの知見を、どのように一般に生かしているかについて、茂木事務長は、「けが・障害の再発防止や競技力向上のために、より足腰を強くするようなリハビリ・トレーニングプログラムを

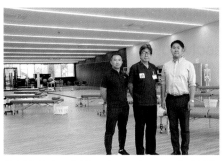
広々としたリハビリ室ではPTによるリハビリを提供

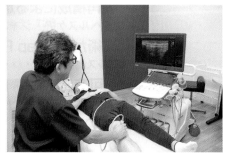
Aplio a / Verifiaは診察室で炎症評価などに活用

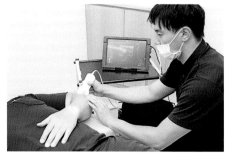
タブレット型のViamo sv7はPTがリハビリで利用

■ 1.5T DLR-MRI Vantage Orianによる臨床画像

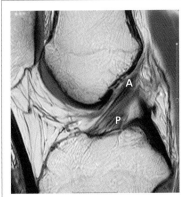

図1　左膝MRI プロトン密度矢状断像
前十字靭帯の前内側線維束（A）と後外側線維束（P）が明瞭に判別できる。

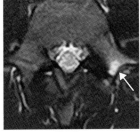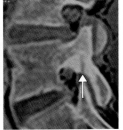

a：MRI STIR横断像　　　　　b：CT-like MRI矢状断像

図2　左第5腰椎疲労骨折
a：MRI STIR横断像。左第5腰椎弓根に高信号像を認める（↑）。
b：CT-like MRI矢状断像。第5腰椎弓根尾側に亀裂を認め（⇑）、初期の腰椎疲労骨折であることがわかる。

提供しています。また、インターハイといった大きな大会に間に合うように競技復帰を望む生徒や学生には、その希望にできるだけ応えられるように、アスリート診療のノウハウを生かした治療やリハビリの提供に努めています」と説明する。

高分解能・高速撮像が可能な オープンボアMRIを採用

フルラインアップがそろう画像診断機器の中で最も重視したのがMRIだ。立花院長は、「スポーツ整形外科では、骨折だけでなく軟部組織の外傷・障害の評価も重要です。特に身体が頑丈なラグビー選手は、骨折は少ないのですがハムストリングスなどの肉離れが多いため、MRIは必須のモダリティと言えます」と話す。

MRIは、画質や撮像スピードだけでなく、体格の大きいスポーツ選手の検査を行うためにボア径が広いことも条件であった。そこで選ばれたのが、71cmのオープンボアを有するVantage Orianである。立花院長はVantage Orianの画質について、「前勤務先ではMRI検査は3T装置を持つ他院に依頼していましたが、Vantage Orianの画像は3T装置の画像と見分けが付きません。3T装置でも見えにくい靭帯なども観察することができるため、より正確な診断、確かな治療が可能になります」と高く評価する（図1）。

MRI検査では、ディープラーニングを用いて設計したSNR向上技術「Advanced intelligent Clear-IQ Engine（AiCE）」[2]を

全例に適用し、体格の大きい患者でも高分解能画像を短時間で撮像できるようにシーケンスを組んでいる。永井リーダーは、「院長の専門である膝の撮像では、プロトン密度強調画像と脂肪抑制プロトン密度強調画像、T2*強調画像をそれぞれ3方向、9種の画像を30分以内で撮像できます。ボア径が広いことで、大柄な選手でも上肢・下肢、肩などを撮像中心に近づけて撮像できますし、閉所恐怖症の患者さんでも検査が可能です」と話す。

患者には若年者も多いことから、検査による被ばくをより低減するためにCT検査の一部をMRIで代替できないかとの提案が立花院長からあり、放射線科では現在、CT-like MRIの検討を進めている。永井リーダーは、「Aquilion Lightningは手指・足指の微細な骨折や剥離骨折の検出に非常に有用で、低線量での撮影が可能です。それでも、発育期のスポーツ選手に多い腰椎分離症（疲労骨折）などは繰り返しCT検査を行う必要があるため、その一部をCT-like MRIで代替できればと考えています」と話す（図2）。

診療とリハビリをサポートする 2台の超音波診断装置

超音波診断装置は、ハイクラスのAplio a / Verifiaを診察室に、タブレット型のViamo sv7をリハビリ室に導入している。診察室では、低流速血流を観察可能な

「Superb Micro-vascular Imaging（SMI）」やカラードプラを用いて軟部組織の炎症評価などを行っている。また、足底筋膜炎などの難治性腱・腱付着部障害に対する体外衝撃波疼痛治療において、エコーを用いて病変部の確認を行っているほか、肩の術前評価でアルトロ（関節腔造影）MRIを行う場合に、造影剤となる生理食塩水を関節包に注入する際のガイドに用いるなど、Aplio a / Verifiaを診断やガイドに活用している。

持ち運びが容易なViamo sv7はリハビリ室に配備され、9名のPTが筋肉や靭帯、腱の動きの確認や、マッサージでターゲットとする筋肉の位置の確認などに活用している。立花院長は、「人工関節が必要だろうと思われた患者さんでも、リハビリで良くなる人がたくさんいますが、それには患部の動きを確認しながら適切なリハビリを行うことが重要です。PTがエコーで患部の状態や動きを正確に把握しながらリハビリを行うことで、効果が上がると思います」と述べる。

チームとともにスポーツをとおした 地域の振興・健康増進をめざして

開院から1年が経過し、コンセプトが地域に浸透するとともに、患者は右肩上がりで増加している。クリニックでは住民向けの講演会も開催するなど、地域の健康維持・増進につながる活動に積極的に取り組んでいる。今後の展開について、立花院長は次のように展望する。

「クリニック内にとどまらずに活動していきたいという思いがあり、一つは川越で行っていた野球検診を北関東へも広げたいと考えています。また、ワイルドナイツともより緊密に連携して交流を深め、ラグビーに限らずスポーツを通じた事業に一緒に取り組み、地域を盛り上げていきたいと思います」

スポーツと医療で地域への貢献をめざすクリニックの今後の展開が期待される。

（2023年7月12日、20日取材）

※1 VerifiaはAplio aの愛称です。
※2 AiCEは画像再構成処理の設計段階でAI技術を用いており、本システム自体に自己学習機能は有しておりません。

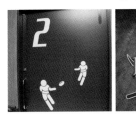

院内はワイルドナイツのロゴマークやラグビーのデザインが施され、スポーツを身近に感じることができる。

ワイルドナイツクリニック
埼玉県熊谷市今井68-1
TEL 048-578-4272
https://wkc-nobushi.com

＊記事内容はご経験や知見による、ご本人のご意見や感想が含まれる場合があります。　M000174-00

特集

定量MRIの最前線と領域別の最新MRI技術

Step up MRI 2023

企画協力：
藤原康博
熊本大学大学院生命科学研究部
医用画像科学講座教授

MRIにおける定量化は，近年，高速撮像技術や人工知能（AI）技術などの発展により，多くの恩恵をもたらしています。今後も研究，技術開発によって，さらに進化していくことが期待されます。そこで，本特集では，定量MRIについて，テーマごとに研究，技術開発，臨床応用の最新動向に焦点を当てます。さらに，それら以外のMRIの最新技術について，臨床応用がどこまで進んでいるのかを領域別に取り上げます。

特集
定量MRIの最前線と領域別の最新MRI技術
Step up MRI 2023

I 総論

定量MRIの最新動向と今後の展望

藤原　康博　熊本大学大学院生命科学研究部医用画像科学講座

医療において，定量評価の重要性は広く認識されている。血液などの臨床検査の結果は定量値で示され，目安となる基準範囲や臨床判断値（診断閾値，治療閾値，予防医学閾値）が患者ケアの意思決定プロセスに用いられている。一方，現在の画像診断は，組織コントラストに基づく視覚的（定性的）評価によって行われており，画像検査から取得した定量値を意思決定プロセスに用いる場面は限られている。

定量MRIとは，MR画像から，単位を持つ数値あるいは参照値との比として表された特性を指し，これをイメージングバイオマーカーとして活用することが期待されている。バイオマーカーとは，「正常の生物学的過程，病理学的過程，治療介入による薬理学的反応の指標として客観的に測定・評価可能な特性」と定義される[1]。患者ごとに治療法を選択する個別化医療において，バイオマーカーの重要性は増しており，疾患の早期発見や治療効果のモニタリング，生検の補完または代替，疾患鑑別，人工知能アルゴリズムが利用できる情報の質向上など，診断に大きな影響を与える可能性を秘めている[2]。

MRIにおける定量化は，長年にわたり研究と技術開発が行われてきた。特に近年，高速撮像技術のめざましい進歩や人工知能技術の発展により，装置への実装が進んでいる。一方，定量MRIを臨床のワークフローに組み込んでいるものはほとんどない。施設間や装置間の定量値のバラツキに関する問題を克服する必要があり，品質保証のためのファントム作成，プロトコールの標準化，基準値データベースの作成に取り組み，イメージングバイオマーカーの開発から実用化までのトランスレーションの効率を向上させることが重要な課題となっている[3]。

このため，北米放射線学会ではQIBA（Quantitative Imaging Biomarkers Alli-

〈0913-8919/23/￥300/論文/JCOPY〉

ance），日本医学放射線学会ではJ-QIBA（Japan Quantitative Imaging Biomarkers Alliance）を設立して，標準化に向けた活動が行われている。また，国際磁気共鳴医学会（ISMRM）では，医師，放射線技師，物理学者，装置ベンダーなどが共同で，イメージングバイオマーカーを臨床応用するための方策が活発に議論されている[4]。このような取り組みや研究，技術開発が進んでいくことで，定量MRIはさらに進化していくことが期待される。

そこで，本特集では，「定量MRIの最前線と領域別の最新MRI技術」をテーマとし，現在進行中の技術開発と臨床応用の最新動向に焦点を当てた。定量MRIに関して現在注目すべきトピックスを取り上げ，それぞれの分野のエキスパートの先生方に解説していただいた。本特集が，定量MRIの技術を臨床応用へつなぐ一助となることを期待するとともに，読者の皆様の今後の研究や臨床に少しでもお役に立てば幸いである。

最新の定量MRI

1. 拡散イメージング

生体内の水分子の拡散現象を画像化する拡散イメージングは，微細構造の評価に重要な役割を果たしており，見かけの拡散係数（apparent diffusion coefficient：ADC）はイメージングバイオマーカーとして期待されている。近年では，neurite orientation dispersion and density imaging（NODDI）やfree water imaging（FWI）などの非正規分布拡散のモデルベースのアプローチが提案され，神経変性疾患などへの応用が進められている。本テーマでは，先端的拡散モデル解析を中心とした拡散イメージングの最新動向について解説していただいた。

2. Arterial spin labeling

arterial spin labeling（ASL）は，動脈血液を内因性トレーサーとして利用する非侵襲的な脳血流計測法で，脳血管障害を中心に臨床応用が進んでおり，標準化や到達時間の影響を排除した脳血流量の定量への取り組みが進められて

いる。近年では，血管と組織のコンパートメントに分離したモデルを用いて，動脈側脳血液量や血液脳関門における水の透過量などの新たなパラメータの取得や，深層学習を用いたパラメータ推定法が提案されている。本テーマでは，multi-delay，multi-parametric ASLの最新動向を解説していただいた。

3. 緩和時間マッピング（マルチパラメトリックMRI）

一度の撮像でT1値，T2値，プロトン密度を同時に定量可能な2D Synthetic MRI（QRAPMASTER）シーケンスが実用化され，脳以外の領域にも臨床応用が拡大しつつある。近年では，3D撮像が可能なシーケンスやMR multitaskingと呼ばれる高い時間分解能をもった新たなフレームワークなど，さまざまな研究が進められている。本テーマでは，緩和時間マッピングについてISMRM 2023での発表を中心に最新動向を解説していただいた。

4. MR fingerprinting

MR fingerprintingは，2013年に提案された新しい定量MRIのフレームワークである。一連のデータ取得後，シミュレーションで事前に作成した辞書とパターンマッチングさせることで，緩和時間などの定量値を直接取得できる。近年では，取得可能なパラメータの増加や，高分解能化や高速化など，臨床応用に向けた技術が発展している。本テーマでは，MR fingerprintingの最新動向についてISMRM 2023での発表を中心に解説していただいた。

5. 磁化率定量

定量的磁化率マッピング（quantitative susceptibility mapping：QSM）は，物質固有の物性値である磁化率を定量する技術である。磁性による位相変化を利用して組織の磁化率を評価することで疾患の特性を鋭敏にとらえ，鉄蓄積や脱髄などの評価に有用性が示されている。近年では，QSMとR2*値を組み合わせた磁化率分離などの解析技術が発展している。本テーマでは，磁化率定量の最新動向について解説していただ

いた。

6. 生体構造・代謝物マッピング

脳の構造解析において，組織中の水を自由水プールと結合水プールなどのコンパートメントに分離したモデルを用いて，ミエリンや軸索などの水分量や代謝情報を定量し，多発性硬化症など神経変性疾患への応用が期待されている。本テーマでは，磁化移動（magnetization transfer：MT），myelin water fraction（MWF），化学交換飽和移動（chemical exchange saturation transfer：CEST）イメージングの原理と臨床応用について解説いただいた。

7. 脳画像解析

voxel-based morphometry（VBM）やsurface-based morphometry（SBM）などの脳画像解析によって，脳容積や皮質厚などの形態情報を定量できる。これらのパラメータによって微細構造の変化を評価し，アルツハイマー型認知症などの早期診断への応用が期待されている。近年では，生成AI（ジェネレーティブAI）などの深層学習を用いた技術が進歩し，脳画像解析にも導入されつつある。本テーマでは，脳画像解析の最新動向を解説していただいた。

8. プロトン密度脂肪分画

プロトン密度脂肪分画（proton density fat fraction：PDFF）は，水と脂肪のケミカルシフトに基づいた脂肪定量技術である。肝脂肪化の予測精度が高く，複数の装置ベンダーで利用可能なことから，非アルコール性脂肪性肝疾患（NAFLD）の診断において，肝生検の代替手段として期待されている。本テーマではケミカルシフトエンコードMRIによる脂肪定量の原理と臨床応用について解説していただいた。

9. 薬物動態モデルによる肝定量評価

肝細胞特異性ガドリニウム（Gd）造影剤を用いた肝MRI検査は，肝腫瘍評価だけでなく，肝機能や肝線維化評価に対する有用性が示されている。造影剤投与後の経時的な信号変化から，コン

パートメントモデルを用いた薬物動態解析によって，肝細胞取り込み能に関するパラメータを定量可能で，イメージングバイオマーカーとして期待されている。本テーマでは，薬物動態モデルによる肝定量評価の最新動向を解説していただいた。

10. MRエラストグラフィ

MRエラストグラフィ（MRE）は，外部デバイスによる振動によって非侵襲的に体内の弾性率分布を定量する技術である。肝線維化診断への有用性が示されており，2022年には診療報酬改定において肝エラストグラフィが保険収載されたことから，さらに臨床利用が広がることが期待されている。本テーマでは，MREの撮像技術を中心に最新の動向を解説していただいた。

11. 4D flow

4D flow MRIは，phase contrast MRIを発展させた技術で，時間軸と空間軸の情報を持ち，血流ダイナミクスを評価できる。脳血管や心血管などを対象に，流体解析によって血流の可視化や，壁剪断応力や振動剪断インデックスなどの血管壁のリモデリングに関係するパラメータを取得できる。近年では，

高速化技術の発展と画像解析ソフトウエアが普及し，臨床応用が進んでいる。本テーマでは，4D flow MRIの技術と臨床応用に関する最新動向について解説いただいた。

最新MRI技術の臨床応用

定量MRIは長い計測時間を要するために，これまで研究用途に限定されてきたが，高速撮像技術の発展やAI技術の導入によって，実用的な時間で臨床応用が可能になってきた。基礎研究で開発された技術が臨床で検証され，今後どのように活用されていくかを知ることは非常に興味深い。本テーマでは，脳神経，膵臓，前立腺，骨軟部，乳腺の各領域における最新技術の動向や定量MRIによる画像診断の可能性について，最前線で活躍されている先生方に解説していただいた。

その他の記事について

第51回日本磁気共鳴医学会大会（JSMRM 2023）が2023年9月22日（金）〜24日（日）に長野県の軽井沢プリンスホテルウエストで開催される（Webとのハイブリッド形式）。大会長の東京

大学・阿部　修教授に今大会の概要や抱負について紹介していただいた。また，ISMRM 2023は，カナダのトロントで現地開催された（Webとのハイブリッド形式）。専門分野の異なる3名の先生方に，ISMRMで発表された最新技術に関するトピックスを解説していただいた。さらに，MRI装置メーカー各社からも技術開発の最新動向を解説していただいた。

〈謝辞〉
最後に，本特集企画にご寄稿いただいた先生方に心より感謝申し上げます。また，本特集を組ませていただく機会を与えていただいた宮崎大学病態解析医学講座の東　美菜子教授に深く感謝申し上げます。

●参考文献
1) Biomarkers Definitions Working Group : Biomarkers and surrogate endpoints : Preferred definitions and conceptual framework. *Clin. Pharmacol. Ther.*, 69 (3) : 89-95, 2001.
2) Cashmore, M.T., McCann, A.J., Wastling, S.J., et al. : Clinical Quantitative MRI and the Need for Metrology. *Bri. J. Radiol.*, 94 (1120) : 20201215, 2021.
3) Cristinacce, P.L.H., Markus, J.E., Punwani, S., et al. : Steps on the Path to Clinical Translation : A Workshop by the British and Irish Chapter of the ISMRM. *Magn. Reson. Med.*, 90 (3) : 1130-1136, 2023.
4) Keenan, K.E., Biller, J.R., Delfino, J.G., et al. : Recommendations towards Standards for Quantitative MRI (qMRI) and Outstanding Needs : Recommendations for qMRI Standards. *J. Magn. Reson. Imaging*, 49 (7) : e26-39, 2019.

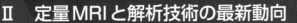
1. 拡散イメージングの最新動向

鈴木 雄一 東京大学医学部附属病院放射線部

拡散強調画像 (diffusion weighted imaging：DWI) は，現在の臨床現場では欠かせない画像の一種である。見かけの拡散係数 (apparent diffusion coefficient：ADC) が1986年にDenis Le Bihanらによって報告[1]されて以来，急性期脳梗塞検出をはじめとして，これらの画像は臨床のさまざまな場面で用いられている。

その後にDWIの拡散異方性を利用したdiffusion tensor imaging (DTI) が報告され[2]，fractional anisotropy (FA) などの定量値による診断補助や研究報告は今でも盛んである。

DWIおよびDTIは，現在の臨床では一般的となってきたが，あくまでも拡散現象が正規分布に従うという原理[3]の下に撮像および解析がされている。しかし，生体内拡散のすべてが正規分布拡散であるとは言えず，DWIおよびDTIでは生体内の情報を完全には表現できないことがわかっている。そこで，「非」正規分布拡散を対象とした解析や撮像が，今日までにたくさん提案されてきた。

本稿では，すでに臨床応用されている，またはこれから臨床応用が期待されている非正規分布拡散解析や撮像技術を紹介する。

Diffusional kurtosis imaging

まずは，diffusional kurtosis imaging (DKI)[4]である。DKIは，正規分布からの逸脱度 (尖度) に特化した画像である。理論上，正規分布であれば尖度が0，正規分布から逸脱するほど数値が大きくなるという特徴を持つ。正規分布の尖度を0とする定義と3とする定義があるが，MRIにおいては0を用いることが一般的である。本稿で紹介するDKIの解析手法は，正規分布からの逸脱度を近似する方法であるため，正規分布を表現しているStejskal-Tannerの式

$$S(b) = S(0) * exp(-bD_{app})$$

および

$$b = \gamma^2 G^2 \delta^2 (\Delta - \delta/3)$$

を基として，正規分布との差異を以下の式で求めるものである。

$$S(b) = S(0) * exp\{-bD_{app} + 1/6 * b^2 (D_{app}^2 * K_{app})\}$$

ここでK_{app}は拡散尖度であるが，Stejskal-Tannerの式を拡張していることから，見かけの拡散係数 (D_{app}) 同様に，見かけの拡散尖度と言われる。また，これらの式において，$S(b)$：DWIの信号強度，$S(0)$：b0画像の信号強度，b：b値，γ：磁気回転比，G：motion probing gradient (MPG) の強さ，δ：MPG印加時間，Δ：MPG間の時間である。

DKIは，D_{app}およびK_{app}の2つの未知数を求めるために，b0を含む最低3つのb値を用いた計測で求めることができる。その際，b値＝2500〜3000s/mm²程度が上限によく用いられており，現在の臨床MRI装置への負荷としてはさほど大きいものではないと言える。各MPG印加軸方向で計算されたK_{app}の平均を取った平均尖度 (mean kurtosis：MK) が用いられ，ADCやFAとはまったく異なるコントラストを有する (図1)。また，DTIでは最低6方向のMPGを用いることで，FAなどの拡散異方性に関する定量値を求めることができたが，DKIにおいても最低15方向の異なるMPGを用いることで拡散尖度における異方性を算出することが可能で，さまざまな定量画像を得ることができる[5] (図2)。MPG印加軸数としては，30軸程度で結果がロバストになるという報告[5]がある。スライス枚数や空間分解能，装置性能に依存はするが，b値＝0，1000，2000s/mm²，MPG30軸，スライス厚2.5mm，スライス枚数60枚程度であれば，10分程度での撮像が可能であり，多断面同時励起撮像技術[6],[7]を併用すれば，5分程度での撮像も可能である。

K_{app}により構造の複雑さや均一性などの評価をすることは可能であり，臨床的な有用性としては，MKを用いた良悪性脳腫瘍鑑別[8]が有名である。細胞密度が低く，構造がそこまで複雑化していないと思われるlow grade gliomaにおいてはMKの値が低く，細胞密度が上昇し構造が複雑化していると思われるglio-

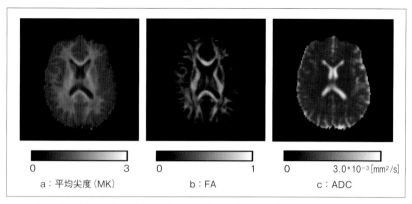

a：平均尖度（MK）　　　　b：FA　　　　c：ADC

0 — 3　　　　0 — 1　　　　0 — 3.0*10⁻³ [mm²/s]

図1　DKI（a）とDTI（b, c）で得られる画像コントラストの違い

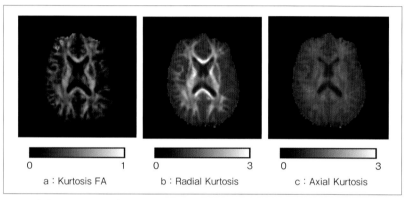

a：Kurtosis FA　　　b：Radial Kurtosis　　　c：Axial Kurtosis

0 — 1　　　　0 — 3　　　　0 — 3

図2　尖度のテンソル解析画像

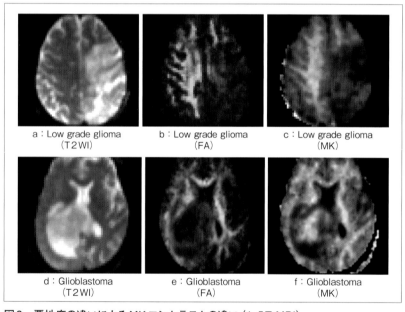

a：Low grade glioma（T2WI）　　b：Low grade glioma（FA）　　c：Low grade glioma（MK）

d：Glioblastoma（T2WI）　　e：Glioblastoma（FA）　　f：Glioblastoma（MK）

図3　悪性度の違いによるMKコントラストの違い（1.5T MRI）

blastomaのような場合はMKが高くなる傾向にある（図3）。

　しかしK_{app}の上昇，つまり，正規分布からの逸脱が何によって引き起こされているのかの原因を明確に言及できないというピットフォールもあることに注意が必要である。

Neurite orientation dispersion and density imaging

　続いて紹介する解析は，neurite orientation dispersion and density imaging（NODDI）[9]である。この解析は，

DKI相当のデータ数で十分解析可能である。DKIはいわゆる数学的モデルであったが，NODDIは神経突起密度や細胞内体積分画など，組織の微細構造に関するモデル（仮定）に当てはめることで情報を得る方法で，ボクセル内を3つのコンパートメントに分けて計算するものである。それぞれのコンパートメントは，細胞内の制限拡散，細胞外の拡散と自由拡散に分けられる。細胞内は，樹状突起や軸索を想定していて，その方向性がWatson分布という分布に従っていること，細胞外は障害拡散としてテンソル分布に従っていること，自由拡散は正規分布であること，としてDWIで得られた信号値を解釈する。

　計測される拡散信号Aは神経細胞内外の成分の和で表し，f_{FW}：脳脊髄液のような自由水の比率，f_i：細胞内成分の比率，A_i：細胞内の信号成分，A_e：細胞外の信号成分，A_{FW}：正規分布拡散の信号成分として，以下の式で表すことができる。

$$A = (1-f_{FW})\{f_iA_i + (1-f_i)A_e\} + f_{FW}A_{FW}$$

　得られる情報としては，神経軸索の比率（neurite density index：NDI），自由水の分画（free water fraction：FWF），方向のバラツキ指数であるorientation dispersion index（ODI），ワトソン分布の集中係数（kappa）などがあり，パーキンソン病への応用[10]や脳発達観察[11]などの診断情報にもなっている。この解析は，ロンドン大学のホームページ（http://mig.cs.ucl.ac.uk/index.php?n＝Tutorial.NODDImatlab）に公開されているが，デフォルト設定では拡散係数を固定することにより未知数の算出を容易にしていることに注意しなくてはならない。一方で，NODDIは神経膠腫と脳転移との鑑別に有用という報告[12]があり，脳転移よりも神経膠腫で腫瘍周囲の$1-f_i$（$=f_e$）の割合が大きくなる傾向にある（図4）。f_eは無料解析ソフトウエアでは算出できないため，自作での処理が必要であるが，臨床情報の有用性は高い。しかし，前述したように，必ずしも脳腫瘍近傍の拡散係数がデフォルトの数値になっているとは限らないため，定量値の

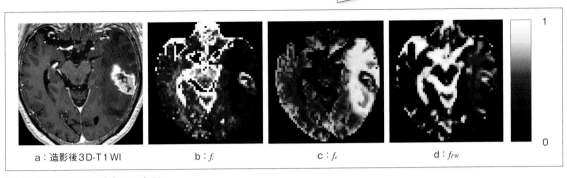

図4　NODDIの脳腫瘍への応用

a：造影後3D-T1WI　　b：f_i　　c：f_e　　d：f_{FW}

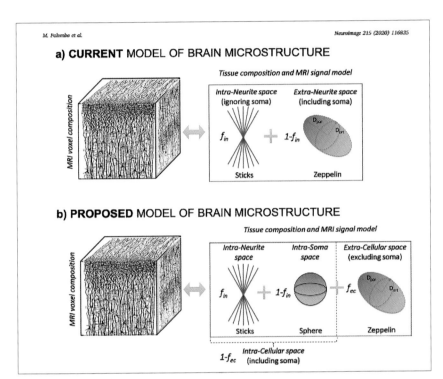

図5　SANDIの概念図
（参考文献15）より引用転載）

結果をそのまま解釈するには注意が必要である。

Free water imaging

続いて，NODDI同様にコンパートメントモデルでDWIの信号強度を解釈する方法を2つ紹介する。最初に紹介するのはfree water imaging（FWI）[13]である。この手法は2009年にPasternakらによって報告されたもので，NODDIより報告は早かったが，近年注目されている手法である。FWIは，bi-tensor model（2コンパートメントモデル）を用いて拡散信号をモデルにフィッティングすることで，細胞外の自由水由来の信号と組織から得られる信号を分けて画像化する手法である。定義式としては，得られる信号$A_{bi\text{-}tensor}$（D, f）は，

$$A_{bi\text{-}tensor}\,(D, f) = C_{tissue} + C_{water}$$
$$= f A_{tissue}\,(D) + (1-f)\,A_{water}$$

であり，C_{tissue}が組織コンポーネント，C_{water}が自由水コンポーネント，fは組織コンポーネントの比，A_{tissue}（A_{water}）はテンソルDにおける組織（自由水）コンポーネントにおけるベクトルと定義される。この式を用いて信号を解釈することで，free waterの影響を受けない（排除した）組織コンポーネント信号を得ることができ，そこから組織コンポーネントに限定したテンソル解析をすることが可能である。一方で，free waterの割合を画像化することもできる（free

water map）。健常人においても，白質信号強度亢進領域のfree waterと被検者が与えられた課題を実行する速度の関係性が，従来のDTIよりも相関が高いと報告されている[14]。撮像条件は一般的なb値 = 1000s/mm^{2}でよいため，後ろ向き臨床研究としても報告が増えていくのではないかと考えられる。しかし，limitationとして，あくまでテンソル解析であるため，灰白質か単一の白質線維束でのモデルであるとPasternakは報告していることからも，複雑な線維束や交叉線維領域での使用は注意が必要である。

Apparent cell body (namely soma) and neurite density imaging

最後に紹介するのは，apparent cell body（namely soma）and neurite density imaging（SANDI）[15]である。NODDIは白質（樹状突起）を主に扱ったモデルであったが，灰白質の微細構造モデルではうまく計算できない場合があり，それを改善する手法として提案されたものである。SANDIは，これまでにはモデル化されていなかった細胞コンパートメント（あらゆる脳細胞）がこの失敗の原因である可能性があると仮説を立てて計算した，新しいモデルである。概念図は図5にあるように，細胞内（intra cellular space）にsomaの信号寄与を考慮したものである。定義式としては，以下の式で表される。

$$S\,(b)/S\,(0) = f_{ic}\,|f_{in}A_{in}\,(b) + f_{is}A_{is}\,(b)| + f_{ec}A_{ec}\,(b)$$

f_{ic}とf_{ec}は細胞内外の比で$f_{ic} + f_{ec} = 1$で，f_{in}とf_{is}は神経突起とsomaの比で

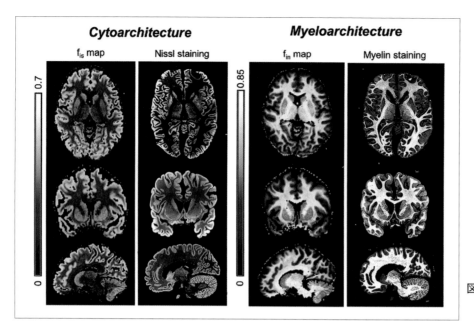

Cytoarchitecture

f$_{is}$ map | Nissl staining

Myeloarchitecture

f$_{in}$ map | Myelin staining

図6　SANDIによって得られる
新しいコントラスト
（参考文献15）より引用転載）

$f_{in} + f_{is} = 1$ であり，A はそれぞれのコンパートメントで正規化された信号である。定義式としては理解しやすいが，論文で報告されているb値とMPG印加軸の組み合わせは，b値 $= 1000 \mathrm{s/mm^2}$・半球状64軸，b値 $= 3000 \mathrm{s/mm^2}$・半球状64軸，b値 $= 5000 \mathrm{s/mm^2}$・半球状128軸，b値 $= 10000 \mathrm{s/mm^2}$・半球状128軸，b値 $= 10000 \mathrm{s/mm^2}$・全球状128軸と臨床現場で容易に用いることはできない条件である。しかし，**図6**にあるように，f_{is} はニッスル染色を施した灰白質に，f_{in} はミエリン染色を施した白質によく類似していることから，これらの定量画像が新しいバイオマーカーになる可能性を示唆している。臨床応用に至るまでにはまだまだハードルが高いと推測されるが，今後の発展に期待したいところである。

◎

以上，簡単ではあるが拡散イメージングの最新動向としてDKI，NODDI，FWI，SANDIを紹介した。DKIなど明日から臨床に，そして研究に取り入れていただけたら，また，全体をとおして皆さまの拡散解析の知識の一助となれば幸いである。

●参考文献
1）Le Bihan, D., Breton, E., Lallemand, D., et al. : MR imaging of intravoxel incoherent motions : Application to diffusion and perfusion in neurologic disorders. *Radiology*, 161（2）: 401-407, 1986.
2）Basser, P.J., Mattiello, J., Le Bihan, D., : MR diffusion tensor spectroscopy and imaging. *Biophys. J.*, 66（1）: 259-267, 1994.
3）Stejskal, E.O., Tanner, J.E. : Spin Diffusion Measurements : Spin Echoes in the Presence of a Time-Dependent Field Gradient. *J. Chem. Phys.*, 42 : 288-292, 1965.
4）Jensen, J.H., Helpern, J.A., Ramani, A., et al. : Diffusional kurtosis imaging : The quantification of non-gaussian water diffusion by means of magnetic resonance imaging. *Magn. Reson. Med.*, 53（6）: 1432-1440, 2005.
5）Jensen, J.H., Helpern, J.A. : MRI quantification of non-Gaussian water diffusion by kurtosis analysis. *NMR Biomed.*, 23（7）: 698-710, 2010.
6）Setsompop, K., Gagoski, B.A., Polimeni, J.R., et al. : Blipped-controlled aliasing in parallel imaging for simultaneous multislice echo planar imaging with reduced g-factor penalty. *Magn. Reson. Med.*, 67（5）: 1210-1224, 2012.
7）Moeller, S., Yacoub, E., Olman, C.A., et al. : Multiband multislice GE-EPI at 7 tesla, with 16-fold acceleration using partial parallel imaging with application to high spatial and temporal whole-brain fMRI. *Magn. Reson. Med.*, 63（5）: 1144-1153, 2010.
8）Raab, P., Hattingen, E., Franz, K., et al. : Cerebral gliomas : Diffusional kurtosis imaging analysis of microstructural differences. *Radiology*, 254（3）: 876-881, 2010.
9）Zhang, H., Schneider, T., Wheeler-Kingshott, C.A., et al. : NODDI : Practical *in vivo* neurite orientation dispersion and density imaging of the human brain. *Neuroimage*, 61（4）: 1000-1016, 2012.
10）Kamagata, K., Hatano, T., Aoki, S., : What is NODDI and what is its role in Parkinson's assessment? *Expert Rev. Neurother.*, 16（3）: 241-243, 2016.
11）Mah, A., Geeraert, B., Lebel, C. : Detailing neuroanatomical development in late childhood and early adolescence using NODDI. *PLOS ONE.*, 12（8）: e0182340, 2017.
12）Caverzasi, E., Papinutto, N., Castellano, A., et al. : Neurite Orientation Dispersion and Density Imaging Color Maps to Characterize Brain Diffusion in Neurologic Disorders. *J. Neuroimaging*, 26（5）: 494-498, 2016.
13）Pasternak, O., Sochen, N., Gur, Y., et al. : Free water elimination and mapping from diffusion MRI. *Magn. Reson. Med.*, 62（3）: 717-730, 2009.
14）Berger, M., Pirpamer, L., Hofer, E., et al. : Free water diffusion MRI and executive function with a speed component in healthy aging. *Neuroimage*, 257 : 119303, 2022.
15）Palombo, M., Ianus, A., Guerreri, M., et al. : SANDI : A compartment-based model for non-invasive apparent soma and neurite imaging by diffusion MRI. *Neuroimage*, 215 : 116835, 2020.

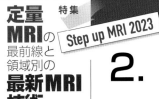
2. Arterial spin labelingによる脳血流定量の最新動向

石田　翔太　京都医療科学大学医療科学部放射線技術学科
藤原　康博　熊本大学大学院生命科学研究部医用画像科学講座
木村　浩彦　福井大学医学系部門／越前町国民健康保険織田病院放射線科

arterial spin labeling（ASL）は，MRIによる非侵襲的な血流計測法であり，動脈血のプロトンを磁気的に標識（ラベル）して内因性トレーサーとして利用する。さまざまなラベル法が開発されているが，撮像領域上流のラベル面を通過するスピンに勾配磁場とRFパルスを間欠的に印加するpseudo-continuous ASL（pCASL）法が臨床で広く使用されている。pCASL法では，ラベル時間（labeling duration：LD）とラベル終了後から信号収集までの待ち時間（post-labeling delay：PLD）が脳血流量（cerebral blood flow：CBF）の定量性に影響する。特に，PLDは，ラベルスピンが組織に到達するまでの時間（arterial transit time：ATT）の影響を緩和する撮像条件であり，患者背景を考慮した適切な設定が必要である。

pCASL法を使用してCBFを正確に計測するには，ATTの計測・補正が必要である。しかし，1つのPLDを使用するsingle-delay ASLは，ATTを計測・補正できないため，最適PLDにおいても正確なCBFが取得できない。一方で，複数のPLDを使用するmulti-delay ASLは，ATTを計測・補正し，正確なCBFを算出できる。さらに，multi-delay ASLと血管信号抑制（vascular suppression：VS）パルスを組み合わせるmulti-parametric ASLは，CBFやATTに加えて動脈側脳血液量（arterial cerebral blood volume：CBV_a）も取得できる。また，これらのパラメータの推定精度を向上させるために，深層学習（ディープラーニング）によるパラメータ推定法が開発されている。本稿では，multi-delay ASL, multi-parametric ASL，ディープラーニングによるパラメータ推定法について概説する。

Multi-delay ASL

ラベルスピンは，組織に到達するまで（$0 < t < ATT$）は動脈血のT1値（$T1_a$），組織到達後（$ATT < t < PLD + LD$）は組織のT1値（$T1_t$）で緩和し，$PLD + LD < ATT$ではラベル信号を観測できない[1), 2)]。ATTは組織ごとに異なり，$T1_a \neq T1_t$であるため，ラベルスピンの緩和の程度はPLDとボクセルに依存する。したがって，pCASL法によるCBF計測は，複数のPLDを使用してATTを計測・補正する必要がある。さらに，ATTは単なるCBF算出用の補正係数ではなく，それ自体が重要な脳循環代謝パラメータである[3), 4)]。一方で，multi-delay ASLは，PLD数の増加に伴い撮像時間が延長する。したがって，広範囲のATTを計測可能な複数のPLDを効率良く，十分な信号対雑音比（signal to noise ratio：SNR）で収集する必要がある。multi-delay ASLは，主にsequential, Hadamard-encoding（もしくはtime-encoding），variable-TRの3法が使用される。さらに，撮像時間効率とパラメータ推定精度の両立を目的に，これらを組み合わせた方法が報告されている[5)～7)]。なお，各multi-delay ASLの詳細は，2022年の本誌9月号を参照されたい[8)]。

われわれは，sequentialタイプとHad-amard-encodingタイプを組み合わせたmulti-delay ASLを考案し，Hadamard-encodingタイプ単独よりも，長いATTの測定精度が向上することを報告した[5)]。Obaraらは，Hadamard-encodingタイプとvariable-TRタイプを組み合わせたhybridタイプを開発した[6)]。現在のところ，hybridタイプが最も効率良く，自由なボーラス設計が可能なmulti-delay ASLである。さらに，hybridタイプの時間効率性とボーラス設計の自由度を生かし，もやもや病の脳血流評価に利用されている[7)]（図1）。

Multi-parametric ASL

一般的に，multi-delay ASLは1コンパートメントモデル（single-compartment model：1CM）を使用するが，multi-parametric ASLは2コンパートメントモデル（two-compartment model：2CM）を使用する（図2）。ラベルスピンの観測信号に対し，1CMは組織コンパートメント，2CMは血管コンパートメントと組織コンパートメントを仮定するため，1CMと2CMは，血管内スピンの取り扱いが大きく異なる。血管と組織のスピンコンパートメントを分離できれば，CBFやATTに加えて，脳機能に関連するさまざまなパラメータを非侵襲的に取得できる[10)]。

multi-delay ASLは，ラベルスピンが組織に到達した状態を仮定して1CMを使用する。一方で，multi-parametric ASLは，血管と組織のスピンコンパート

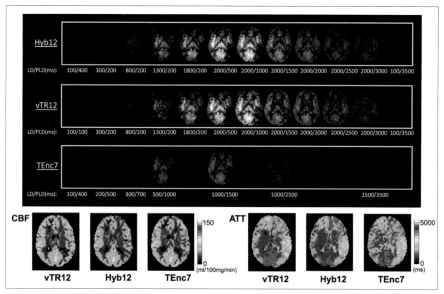

図1　Hadamard-encodingとvariable-TRを組み合わせたhybridタイプのmulti-delay ASLによるもやもや病の脳血流評価

vTR12はvariable-TRタイプによる12 PLD撮像，Hyb12はhybridタイプによる12 PLD撮像，TEnc7はHadamard-encodingタイプによる7 PLD撮像である。hybridタイプはほかの2手法よりもtemporal SNRに優れる。
（参考文献7）より引用転載）

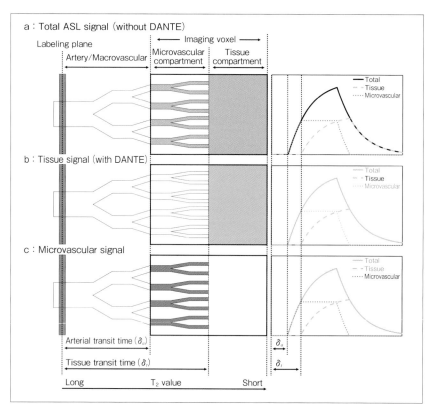

図2　組織コンパートメントから血管コンパートメントへの還流を仮定しない2CMモデルの概念図

a：delays alternating with nutation for tailored excitation（DANTE）パルス非印加時のASL信号
b：DANTEパルス印加時のASL信号
c：血管コンパートメントのASL信号

DANTEパルス非印加時のASL信号は血管コンパートメントと組織コンパートメントのラベルスピンを含み，DANTEパルス印加時のASL信号は組織コンパートメントのラベルスピンのみを含む。なお，組織コンパートメントから血管コンパートメントへの還流を仮定する2CMモデルを使用した研究も多く報告されている。
（参考文献9）より引用転載）

メントを分離するために，ラベルスピンが血管内に存在する時相（PLD＜ATT）で信号を収集する。信号収集時点で組織に未到達のラベルスピンはintra-arterial signalと呼ばれる高信号を呈し，CBFの定量性を低下させるため，通常はVSパルスによって除去される。すなわち，VSパルスはASL信号を血管コンパートメントと組織コンパートメントに分離できる。一方で，ラベルス

ピンのT2計測によってスピンコンパートメントを分離する方法も報告されている[11]。

流れに感度を持つVSパルスとして，diffusion-preparation（DP）パルスが広く使用されている。DP-ASLは，血管と組織のラベルスピン動態の違いに基づいてスピンコンパートメントを分離し，水の透過率（k_w）を算出して血液脳関門（blood-brain barrier：BBB）の機能を評価する[12]。UchidaらはDP-ASLを使用し，アルツハイマー病の初期段階において，k_wが脳内の鉄およびアミロイドβ量と有意な負の相関を示すことを報告している[13]。

ラベルスピンのT2計測にはmulti-TE法もしくはT2-preparationパルス（T2-prep）を使用する。multi-TE ASLは，血管コンパートメントまでの到達時間（ATT）と組織コンパートメントまでの到達時間（tissue transit time：TTT）の差を水交換時間（T_{ex} = TTT-ATT）として算出し，BBB機能を評価する[14]。Oheneらは，正常マウスと比較し，アクアポリン4欠損マウスのT_{ex}が有意に長く（図3），高齢マウスのT_{ex}が有意に短いことを報告している[14], [15]。さらに，multi-TE ASLと拡張2CMの組み合わせをBBB-ASLと称し[16]，多施設共同研究によってBBB機能評価法の確立をめざす試みが，2023年の国際磁気共鳴医学会で発表されていた[17]。

ASLにはさまざまなVSパルスが使用されるが，DPパルスはスピンコンパート

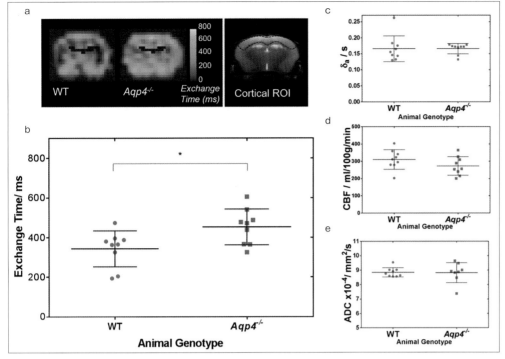

図3　正常マウスとアクアポリン4
欠損マウスのTexの比較

a：wild typeマウス（WT）とアクア
　ポリン4欠損マウス（AQP4−/−）
　におけるTexマッピング
b〜e：各マウスにおけるTex, ATT,
　　　CBF, およびapparent dif-
　　　fusion coefficient（ADC）の
　　　計測結果
（参考文献14）より引用転載）

メントの分離能が低く，血管コンパート
メントの信号とともに組織コンパートメ
ントの信号が損なわれる。また，T2計
測によるスピンコンパートメント分離は，
複数のTEで信号を収集するために時間
がかかる。したがって，血管コンパート
メントの信号抑制と組織コンパートメン
トの信号保持が両立可能なVSパルスに
より，短い撮像時間で正確なスピンコン
パートメント分離が実現できる。そこで
われわれは，delays alternating with
nutation for tailored excitation
（DANTE）パルス[18]の性能に着目し，
DANTEパルスをVSパルスとして組み
込んだ新たなASL法（DANTE-ASL）
を開発した[9), 19), 20]。

　初めに，DANTE-ASLとDP-ASL
を比較し，DANTE-ASLが均一性と静
止組織信号保持に優れることを確認し
た[19]。そして，DANTEパルスの印加条
件を流体ファントムと健常者にて最適化
した[20]。DANTEパルスが生体のスピン
コンパートメントを分離できるか検証す
るために，DANTEパルスとT2-prep
を同時使用可能なシーケンスを開発し，
DANTEパルス印加時のラベルスピンの
T2値を計測した[9]。DANTEパルス非
印加時は，PLDに依存してラベルスピン
のT2値は変化したが，DANTEパルス
印加時のラベルスピンのT2値はPLDに

よらず，組織のT2値と一致した（図4）。
したがって，DANTEパルスは組織コン
パートメントの信号を損なわずに血管コ
ンパートメントの信号を除去可能，すな
わち，生体のスピンコンパートメントを
分離可能であると実証した。

　DANTEパルス印加時のT2計測から，
DANTEパルス非印加時の観測信号は
血管コンパートメントと組織コンパート
メントのラベルスピンを含み（図2 a），
DANTEパルス印加時の観測信号は組
織コンパートメントのラベルスピンのみ
を含む（図2 b）ことが明らかとなった。
この性質を利用し，DANTEパルスあ
り・なしで撮像した1組のHadamard-
encoded pCASLからCBVaを算出する
新たなイメージング法を開発した[9]。本
手法を使用し，短時間で呼吸停止を繰
り返す息止め負荷前後のCBFおよび
CBVaを比較したところ，息止め負荷に
よるCBFとCBVaの有意な上昇が観察
された（図5）。これは，ASLとは異なる
方法で息止め負荷時の脳血流を評価し
た先行研究の結果と一致しており，
DANTE-ASLによって非侵襲的に
CBVaが評価できることが示された[9]。
現在は，PETで取得可能なCBVaに相
当するパラメータであるV0[21]との比較，
およびもやもや病における本手法の有用
性について評価を進めている[22]。

ディープラーニングによる
パラメータ推定法

　灌流信号は組織信号の1％程度と非
常に小さく，ASLは本質的にSNRが低
い撮像技術である。SNRの低さはパラ
メータの推定精度を低下させるため，従
来は撮像デザインの最適化[23), 24]やASL
に特化したパラメータ推定法[25), 26]によ
り，この問題に対処していた。

　われわれは，ディープラーニングの
一手法であるニューラルネットワークの
回帰性能の高さに着目し，multi-delay
ASLからCBFとATTを推定する深層
ニューラルネットワーク（deep neural
network：DNN）を開発した[27]。ASL
は，本質的にSNRが低いため，生体
データからCBFとATTの真値の取得
が困難であるが，シミュレーションデー
タはCBFとATTの真値を利用できる。
そこで，1CMから算出したmulti-delay
ASL信号にライス分布雑音を付加した
シミュレーション信号を入力データ，
CBFとATTの真値を教師データとして
DNNに学習させ，multi-delay ASL信
号からCBFとATTを推定するDNNを
開発した（図6）。DNNは従来法よりも雑
音耐性が高く，正確なパラメータ推定が
可能であった[27]。さらに，シミュレー

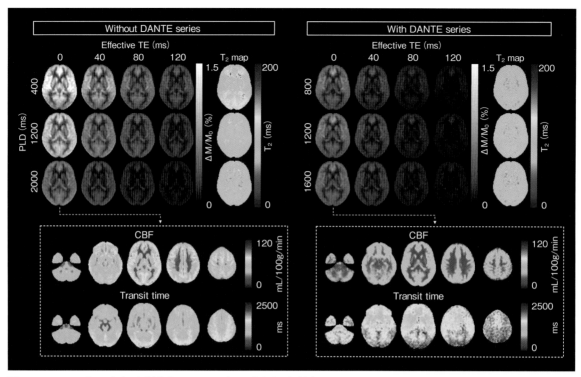

図4　DANTEパルス印加時（右）とDANTEパルス非印加時（左）のラベルスピンのT2マッピング
DANTEパルス非印加時は，PLDが大きいほど，ラベルスピンのT2値は組織のT2値に近づいた。一方で，DANTEパルス印加時は，PLDによらずラベルスピンのT2値は組織のT2値と一致したため，DANTEパルスが生体のスピンコンパートメントを分離可能であることが示された。
（参考文献9）より引用転載）

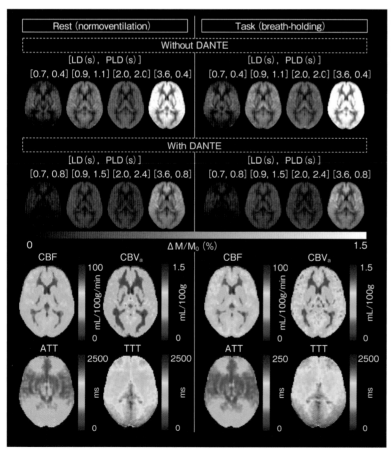

図5　DANTE-ASLを使用して取得したASL画像と各パラメータマップ
左：安静時，右：息止め負荷時
（参考文献9）より引用転載）

ション信号の算出に2CMを使用し，DANTE-ASLからCBF，ATT，TTT，CBVₐを推定するDNNを開発した[28]。1CM用のDNNと同様に，2CM用のDNNは，従来法よりも雑音に対して頑健であり，正確なパラメータ推定が可能であった。ディープラーニングなどの最新技術とASLの組み合わせによって，臨床で安定して撮像可能なmulti-parametric ASLの実現に期待したい。

◎

multi-delay ASL，multi-parametric ASL，ディープラーニングによるパラメータ推定法について概説した。正確なCBFの算出には，ATTの計測・補正が必要であることに加え，ATTはそれ自体が重要な脳循環代謝パラメータであるため，臨床ではmulti-delay ASLの標準使用が望ましい。さらに，multi-parametric ASLは，CBFとATTに加えてCBVₐなどの追加パラメータを計測できる。ディープラーニングなどの最新技術を導入し，臨床で安定してmulti-parametric ASLが使用できれば，核医学検査を代替できる可能性がある。ASLのさらなる発展に期待したい。

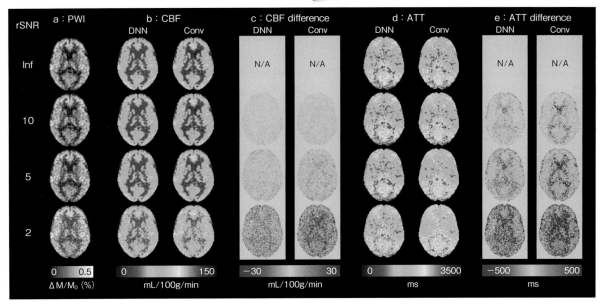

図6　DNNと従来法（conv）によるCBFマップとATTマップ，および各マップの差分画像
a：人工的に雑音を付加したASL灌流強調画像，b：CBFマップ，c：CBFの差分画像，d：ATTマップ，e：ATTの差分画像
ただし，infは雑音非付加画像である。
（参考文献27）より引用改変）

●参考文献
1) Alsop, D.C., Detre, J.A., Golay, X., et al. : Recommended implementation of arterial spin-labeled perfusion MRI for clinical applications : A consensus of the ISMRM perfusion study group and the European consortium for ASL in dementia. Magn. Reson. Med., 73 (1) : 102-116, 2015.
2) 藤原康博，石田翔太，木村浩彦：Arterial spin labeling（ASL）による脳灌流イメージング．日本磁気共鳴医学会雑誌, 40 (4) : 149-168, 2020.
3) Takeuchi, K., Isozaki, M., Higashino, Y., et al. : The Utility of Arterial Transit Time Measurement for Evaluating the Hemodynamic Perfusion State of Patients with Chronic Cerebrovascular Stenosis or Occlusive Disease : Correlative Study between MR Imaging and ^{15}O-labeled H_2O Positron Emission Tomography. Magn. Reson. Med. Sci., 22 (3) : 289-300, 2022.
4) Takata, K., Kimura, H., Ishida, S., et al. : Assessment of Arterial Transit Time and Cerebrovascular Reactivity in Moyamoya Disease by Simultaneous PET/MRI. Diagnostics (Basel), 13 (4) : 756, 2023.
5) Ishida, S., Kimura, H., Isozaki, M., et al. : Robust arterial transit time and cerebral blood flow estimation using combined acquisition of Hadamard-encoded multi-delay and long-labeled long-delay pseudo-continuous arterial spin labeling : a simulation and in vivo study. NMR Biomed., 33 (8) : e4319, 2020.
6) Obara, M., Togao, O., Vaclavu, L., et al. : Comparison of a hybrid multi-delay pseudo-continuous arterial spin labelling scheme with time-encoded and variable-TR schemes. Proc. Intl. Soc. Mag. Reson. Med., #3392, 2023.
7) Togao, O., Obara, M., Yamashita, K., et al. : Hybrid multi-delay PCASL of time-encoded and variable-TR schemes for the assessment of cerebral perfusion in Moyamoya disease. Proc. Intl. Soc. Mag. Reson. Med., #1184, 2023.
8) 栩尾　理，山下孝二，菊池一史，他：Arterial spin labeling MRI技術の最新動向．INNERVISION, 37 (9) : 4-8, 2022.
9) Ishida, S., Kimura, H., Takei, N., et al. : Separating spin compartments in arterial spin labeling using delays alternating with nutation for tailored excitation（DANTE）pulse : A validation study using T2 -relaxometry and application to arterial cerebral blood volume imaging. Magn. Reson. Med., 87 (3) : 1329-1345, 2022.
10) Dickie, B.R., Parker, G.J.M., Parkes, L.M. : Measuring water exchange across the blood-brain barrier using MRI. Prog. Nucl. Magn. Reson. Spectrosc., 116 : 19-39, 2020.
11) Liu, P., Uh, J., Lu, H. : Determination of spin compartment in arterial spin labeling MRI. Magn. Reson. Med., 65 (1) : 120-127, 2011.
12) Shao, X., Ma, S.J., Casey, M., et al. : Mapping water exchange across the blood-brain barrier using 3D diffusion-prepared arterial spin labeled perfusion MRI. Magn. Reson. Med., 81 (5) : 3065-3079, 2019.
13) Uchida, Y., Kan, H., Sakurai, K., et al. : APOE varepsilon4 dose associates with increased brain iron and beta-amyloid via blood-brain barrier dysfunction. J. Neurol. Neurosurg. Psychiatry, 2022 (Epub ahead of print).
14) Ohene, Y., Harrison, I.F., Nahavandi, P., et al. : Non-invasive MRI of brain clearance pathways using multiple echo time arterial spin labelling : An aquaporin-4 study. Neuroimage, 188 : 515-523, 2019.
15) Ohene, Y., Harrison, I.F., Evans, P.G., et al. : Increased blood-brain barrier permeability to water in the aging brain detected using noninvasive multi-TE ASL MRI. Magn. Reson. Med., 85 (1) : 326-333, 2021.
16) Mahroo, A., Buck, M.A., Huber, J., et al. : Robust Multi-TE ASL-Based Blood-Brain Barrier Integrity Measurements. Front. Neurosci., 15 : 719676, 2021.
17) Padrela, B., Tee, M., Sneve, M., et al. : DEveloping Blood-Brain barrier arterial spin labeling as a non-Invasive Early biomarker（DEBBIE）. Proc. Intl. Soc. Mag. Reson. Med., #0367, 2023.
18) Li, L., Miller, K.L., Jezzard, P. : DANTE-prepared pulse trains : A novel approach to motion-sensitized and motion-suppressed quantitative magnetic resonance imaging. Magn. Reson. Med., 68 (5) : 1423-1438, 2012.
19) Matsuda, T., Kimura, H., Kabasawa, H., et al. : Three-dimensional arterial spin label-ing imaging with a DANTE preparation pulse. Magn. Reson. Imaging, 49 : 131-137, 2018.
20) Fujiwara, Y., Kimura, H., Ishida, S., et al. : Intravascular signal suppression and microvascular signal mapping using delays alternating with nutation for tailored excitation（DANTE）pulse for arterial spin labeling perfusion imaging. MAGMA, 33 (3) : 367-376, 2020.
21) Okazawa, H., Tsuchida, T., Pagani, M., et al. : Effects of 5-HT1B/1D receptor agonist rizatriptan on cerebral blood flow and blood volume in normal circulation. J. Cereb. Blood Flow Metab., 26 (1) : 92-98, 2006.
22) Kimura, H., Isozaki, M., Ishida, S., et al. : The validation of ASL-aCBV measured by Hadamard encoded ASL imaging evaluating moyamoya disease correlative study with 15O-H2O PET-aCBV. Proc. Intl. Soc. Mag. Reson. Med., #0886, 2023.
23) Woods, J.G., Chappell, M.A., Okell, T.W. : A general framework for optimizing arterial spin labeling MRI experiments. Magn. Reson. Med., 81 (4) : 2474-2488, 2019.
24) Woods, J.G., Chappell, M.A., Okell, T.W. : Designing and comparing optimized pseudo-continuous Arterial Spin Labeling protocols for measurement of cerebral blood flow. Neuroimage, 223 : 117246, 2020.
25) Chappell, M.A., Groves, A.R., Whitcher, B., et al. : Variational Bayesian Inference for a Nonlinear Forward Model. IEEE Trans. Signal Process., 57 (1) : 223-236, 2009.
26) Dai, W., Robson, P.M., Shankaranarayanan, A., et al. : Reduced resolution transit delay prescan for quantitative continuous arterial spin labeling perfusion imaging. Magn. Reson. Med., 67 (5) : 1252-1265, 2012.
27) Ishida, S., Isozaki, M., Fujiwara, Y., et al. : Estimation of Cerebral Blood Flow and Arterial Transit Time From Multi-Delay Arterial Spin Labeling MRI Using a Simulation-Based Supervised Deep Neural Network. J. Magn. Reson. Imaging, 57 (5) : 1477-1489, 2023.
28) Ishida, S., Fujiwara, Y., Takei, N., et al. : Multiparameter estimation from DANTE-prepared multi-delay ASL using artificial neural network. Proc. Intl. Soc. Mag. Reson. Med., #2748, 2023.

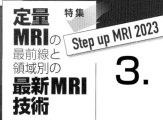
3. 緩和時間マッピング（マルチパラメトリックMRI）の最新動向

萩原　彰文　順天堂大学医学部附属順天堂医院放射線科

マルチパラメトリックMRIには大きく分けて，①複数のコントラスト画像・定量マップを使用した解析・診断，②1回の撮像に基づく複数のコントラスト画像・定量マップの同時取得，の2つの定義がある。今回は②の定義に基づいて，T1・T2の緩和時間測定を同時に行う技術の最近の動向を，2023年6月にトロントで開催された国際磁気共鳴医学会（ISMRM）での発表を交えて解説する。なお，緩和時間同時測定技術の一つであるMR fingerprintingの詳細な解説については他稿に譲る（17〜20ページ）。

緩和時間の同時測定技術は，間接測定法と直接測定法とに大まかに分類され，さまざまな手法が提案されている[1]（図1）。2-dimensional quantification of relaxation times and proton density by multi-echo acquisition of a saturation-recovery using turbo spin-echo readout（2D-QRAPMASTER），3D quantification using an interleaved look-locker acquisition sequence with a T2 preparation pulse（3D-QALAS），driven-equilibrium single-pulse observation of T1（DESPOT1）and T2（DESPOT2），quantitative parameter mapping（QPM）（QPMでは，T2ではなくT2*を測定）などの間接測定法では，異なるコントラスト強調を持つ複数の画像を同時に取得し，パルスシーケンスの取得パラメータに基づいて，方程式のボクセルごとのフィッティングにより定量値を取得する。直接測定法には，MR fingerprintingやMR multitasking，MR spin tomography in time-domain（MR-STAT）があり，中間のコントラスト強調像を生成せずに，直接定量マップを生成するために使用するデータ片を取得する。具体的な実装に依存するものの，間接測定法または直接測定法によるいくつかの手法で，3Dで全脳のT1 map・T2 mapを6分未満で取得することが可能となっている。T1およびT2（ないしT2*）緩和時間やプロトン密度に加えて，一部の手法では拡散能（MR fingerprintingやMR multitasking），磁化率（MR multitaskingやQPM），灌流（MR fingerprinting），磁化移動（MR fingerprinting），ミエリン（synthetic MRIやMR fingerprinting），fat fraction（MR fingerprintingやMR multitasking）などの同時測定も可能となっている。

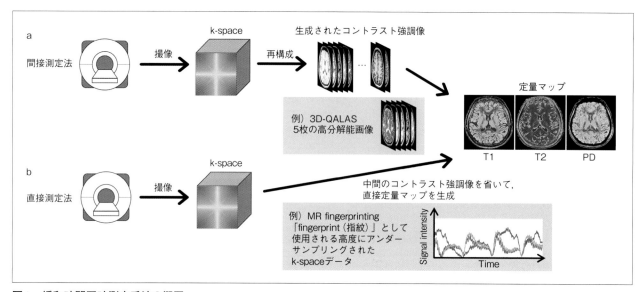

図1　緩和時間同時測定手法の概要
中間生成物として再構成されたコントラスト強調像が生成されるかどうかに基づいて，間接測定法（a）と直接測定法（b）に分類できる。

〈0913-8919/23/¥300/論文/JCOPY〉

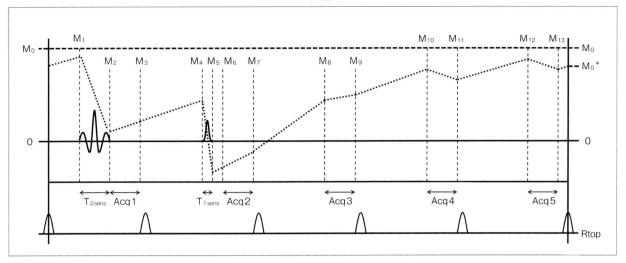

図2　3D-QALASパルスシーケンス概略図
最初の信号取得の前にT2 preparation pulseが印加され，縦磁化はT2緩和に比例して減少する。2番目の信号取得の前には，反転パルスが印加される。典型的な縦磁化の進展を点線で表示している。
（参考文献3）より引用改変）

間接測定法：synthetic MRI（SyMRI）

2D synthetic MRI（2D-QRAPMASTER）はmulti-delay multi-echoシーケンスであり，1つのスライスで4種類のinversion time（TI）と2種類のecho time（TE）を用い，8種類（強度画像・位相画像で合計16枚）の画像を取得する[2]。synthetic MRIでは，複数のTIで取得された画像からT1緩和曲線を推定し，曲線からT1値およびプロトン密度をcurve fittingにより算出する。さらに，複数のTEで取得された画像から同様にT2値を算出する。これらの定量値を基に，任意のコントラスト強調画像を合成することができる。また，心臓用に開発された3D synthetic MRI（3D-QALAS）[3]が，最近脳撮像に実装され，複数のベンダー間での良好な再現性も報告されている（ISMRM 2023 #0398）。3D-QALAS（**図2**）では，3D-gradient-echoシーケンスを使用して，5つのコントラスト強調像を取得する。5つの元画像は，1秒程度の等間隔で取得される。最初の画像取得はT2 preparation pulseの後に行われる。2番目以降の画像取得は，反転パルス印加後のT1回復中に行われる。

2D synthetic MRI（2D-QRAPMASTER）では，2023年もISMRMにて臨床研究に関する多数の演題が認められた。もともと脳撮像用に開発されたシーケンスであり，大うつ病（#4927, #4942），自閉症（#2512, #5315），注意欠如・多動症（ADHD）（#2644），サラセミア患者の脳変性（#2645, #3553），脳腫瘍（#1573, #1578, #1976），パーキンソン病（#2290），ミエリン測定手法の比較（#2642, #3582）などといった脳画像研究の演題が認められた。脳以外への適応でも，頸髄（#1550），頭頸部腫瘍（#2353, #2371, #5343），直腸がん（#0434），前立腺がん（#1877, #2073），子宮体がん（#2194, #3452），子宮頸がん（#2210, #3263），卵巣がん（#3454），甲状腺眼症（#2193），肩関節（#2765, #2771, #2780），膝関節（#2369, #2467），筋肉（#4068）などといった多数の演題が認められた。2D-QRAPMASTERは，マルチベンダーで使用可能なプロダクトシーケンスであり，緩和能を測定するマルチパラメトリックMRIの中でも臨床的に使い勝手が良いという特徴を反映していると考えられる。

2D-QRAPMASTERシーケンスの技術向上に関する演題は認められなかった一方，3D-QALASに関しては，シーケンス調整やpost processing手法調整による定量マップの画質向上・撮像/再構成時間短縮の演題が複数認められ（#0671, #1105, #2155），臨床的検討としては，3D-QALASによる乳がんの組織染色性の予測（#3462）のみが認められた。2D-QRAPMASTER同様，今後3D-QALASに関する臨床的な演題数が増加してくるものと予想される。

直接測定法：MR multitasking

MR multitaskingは，もともと心臓用に開発されたシーケンスである。心電図同期や息止めを不要とし，心臓や呼吸によるモーションを避けるのではなく，むしろT1，T2値とともにdynamicな情報として取り込み，連続撮像を行うシーケンスである[4]。MR multitaskingでは，連続取得された画像の異なる要素を異なる時間次元として概念化し，low-rank tensor（LRT）画像化手法を使用して，複数の時間次元（task）を分解する。時間分解能のあるT1 mappingを実行することで，dynamic contrast-enhanced（DCE）imagingの画像の信号飽和に起因するエラーも解決できる。また，呼吸保持困難や不整脈のため，従来の検査を受けることが困難な被検者の撮像も可能となる。MR multitaskingはLRT画像モデルを採用し，異なる時点での画像間の相関を利用してサンプリング要件を減らすことにより，次元の数に対して撮像時間は指数関数的にではなく線形に上昇することになる。その

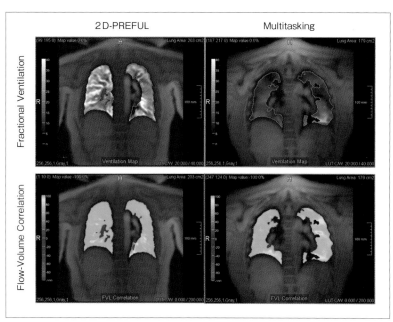

図3　リファレンス用の2D-phase-resolved functional lung（PREFUL）（左）および multitasking（右）の ventilation map
上段：fractional ventilation map
下段：flow-volume correlation map
（#4658より引用改変）

ため，撮像時間の上でもメリットがある。2020年には脳撮像にも応用され，diffusion gradientを加えることで，モーションや渦電流の影響を取り除いたmultiparametric T1/T2/ADC mappingを行うMR multitaskingが報告された[5]。

MR multitaskingに関する今回のISMRMの演題としては，逐次近似再構成をディープラーニングに置き換えることによるpost processing timeの短縮（#1167，#3720），心房細動患者での有用性評価（#4858），amyotrophic lateral sclerosis患者の筋のT1/T2/T1ρ測定（#1783），腎臓のDCE（#3816），などといったものが発表されていた。また，DCEとdynamic susceptibility contrast（DSC）パラメータを1回の造影剤投与でMR multitaskingで取得するスキーム（MR multitasking-based dynamic imaging for cerebrovascular evaluation：MT-DICE）の脳腫瘍への適応に関する演題も認められた（#2330）。

肺のT1 mapping（線維化や肺塞栓を評価可能）は，従来長い息止めを必要としたが，MR multitaskingでは息止めを不要とする。さらに，肺機能を評価するためのfractional ventilationとflow-volume correlation mapを同時に取得するMR multitasking手法が開発され，今回のISMRMで発表されていた（#4658，図3）。

◎

本稿では，マルチパラメトリックMRIとして，緩和時間の同時測定技術のための直接測定法・間接測定法の代表的なものを，ISMRM 2023の演題とともに紹介した。緩和時間の同時測定技術としては，本稿で触れた以外にも多数存在している。それぞれの手法ごとにスキャナ内・スキャナ間の再現性が検証されているが，測定法が異なれば実際に得られる値は異なってくるため[6]，その点については注意が必要である。

＊太字および（　）内は演題番号

●参考文献
1）Hagiwara, A., Fujita, S., Kurokawa, R., et al. : Multiparametric MRI : From Simultaneous Rapid Acquisition Methods and Analysis Techniques Using Scoring, Machine Learning, Radiomics, and Deep Learning to the Generation of Novel Metrics. Invest. Radiol., 58（8）: 548-560, 2023.
2）Hagiwara, A., Warntjes, M., Hori, M., et al. : SyMRI of the Brain : Rapid Quantification of Relaxation Rates and Proton Density, With Synthetic MRI, Automatic Brain Segmentation, and Myelin Measurement. Invest. Radiol., 52（10）: 647-657, 2017.
3）Kvernby, S., Warntjes, M.J., Haraldsson, H., et al. : Simultaneous three-dimensional myocardial T1 and T2 mapping in one breath hold with 3D-QALAS. J. Cardiovasc. Magn. Reson., 16（1）: 102, 2014.
4）Christodoulou, A.G., Shaw, J.L., Nguyen, C., et al. : Magnetic resonance multitasking for motion-resolved quantitative cardiovascular imaging. Nat. Biomed. Eng., 2（4）: 215-226, 2018.
5）Ma, S., Nguyen, C.T., Han, F., et al. : Three-dimensional simultaneous brain T1, T2, and ADC mapping with MR Multitasking. Magn. Reson. Med., 84（1）: 72-88, 2020.
6）Stikov, N., Boudreau, M., Levesque, I.R., et al. : On the accuracy of T1 mapping : Searching for common ground. Magn. Reson. Med., 73（2）: 514-522, 2015.

4. MR fingerprintingの最新動向

藤田 翔平 マサチューセッツ総合病院マルティノス医用画像研究センター

本稿では，2023年の国際磁気共鳴医学会での発表を中心に，MR fingerprinting（MRF）分野における最新の動向と最近の知見を共有する。2023年6月3〜8日，カナダのトロントで開催されたこの会議で，"MR Fingerprinting & Synthetic MRI"と題した口頭発表セッション，そして"MR Fingerprinting & Synthetic MRI Methods"と"MR Fingerprinting & Synthetic MRI"と題したポスターセッションが行われた。これらの演題の中から特に印象的だったものを紹介し，MRF分野の最新の動向と知見を皆さまと共有したい。

全体的な方向性

MRFの領域については，技術的な開発や反復性・再現性の評価が進展し，2023年は臨床への導入を意識した演題が増えてきていると言える。T1値やT2値を高速に取得できること自体は良いとはいえ，それを臨床的にどう活用するのかという問題に焦点が当てられている。特に，定量値を取得するだけではどうしても従来のMR撮像への追加となり，臨床への導入は困難であるという認識が広がっている。それに対して，コントラスト強調画像を取得するという方向性が見られる。以下，印象に残った演題を取り上げ，それぞれの概要を紹介し，内容の解説を行う。

Diffusion情報の同時取得

拡散MRIは，臨床現場において欠かすことのできない技術である。従来のMRFでは，T1値やT2値といった組織の緩和時間が主な対象であったが，拡散情報も同時に取得することをめざす動きが複数のチームから報告された。
"Highly efficient T1, T2 and Diffusion-prepared radial Magnetic Resonance Fingerprinting"（#2366）
本演題では，従来のT1, T2プレパレーションパルスに拡散プレパレーションパルスを追加することで（図1），約18秒に一度のスキャンでT1, T2, そしてADCの同時定量化が可能となる

とともに，水−脂肪分離推定も実現している（図2）。リードアウトにはゴールデンアングルを用いたラジアル収集が採用されている。
"Simultaneous Quantification of Relaxation and Diffusion using MR Fingerprinting with Self-Calibrated Subspace Reconstruction"（#0426）
こちらは，MRFの開発者であるMa博士のチームからの報告で，同様にMRFを用いて拡散情報を取得する手法が提案されている。従来，MRFで拡散強調画像を得ようとした際には，体動や拍動による画像の劣化が一つの課題であった。しかしながら，彼らはself-calibrated subspace reconstructionを用いて，高画質のマップを取得している（図3）。一般的なecho planar imaging（EPI）の拡散強調画像と比較すると，画像歪みがほとんど見られないという特徴がある。

臨床応用を意識した演題

小児における髄鞘化や脳容積の変化は顕著で，その変化がびまん性であるため，その定量化は重要な臨床的意義を持つと考えられている。そのため，多くのチームからは，小児への応用を意識した演題が提出されていた。
"3D MR Fingerprinting with Fat-navigator-based Motion Correction for Pediatric Imaging"（#0366）
撮像中の体動はMRFマップの劣化を引き起こすことが確認されており，特に

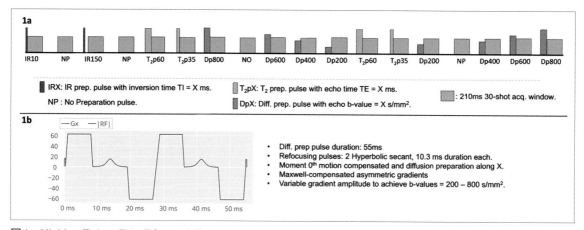

図1 Highly efficient T1, T2 and Diffusion-prepared radial Magnetic Resonance Fingerprinting (#2366)：
提案されたシーケンスの模式図

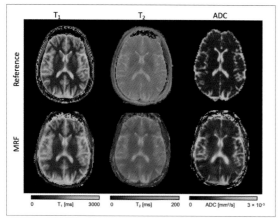

図2 Highly efficient T1, T2 and Diffusion-prepared radial Magnetic Resonance Fingerprinting (#2366)：提案手法によって得られたT1マップ，T2マップ，ADCマップ
時間をかけて個別に撮像した上段の参照画像に一致した結果が，下段のMRFでも得られた。

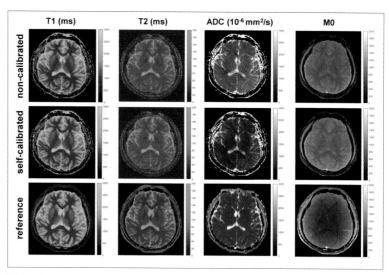

図3 Simultaneous Quantification of Relaxation and Diffusion using MR Fingerprinting with Self-Calibrated Subspace Reconstruction (#0426)
上段：補正なしで得られたMRFマップ
中段：補正付きのMRFで得られたマップ
下段：時間をかけて撮像した参照マップ

小児においては臨床導入への一つの課題となっている。本演題では，特に鎮静を施していない小児画像における体動補正のため，3D脂肪ナビゲータと3D-MRF取得を統合する提案がなされている。撮像中は皮下脂肪の形態を剛体とみなし，三次元的に追従する手法を採用している。この提案手法により，健康なボランティアと乳幼児の両方において，体動による画質の低下を低減することが示されていた（図4）。

"Motion robust MR Fingerprinting scans for non-sedated infant imaging"（#0045）

上記の演題が技術的開発を主軸に据えていたのに対し，こちらの演題では，実際の臨床現場での使用結果が報告されている。本演題では，5分間の高解像度MRFスキャンにより，T1マップ，T2マップ，合成MRコントラスト画像およびミエリン水分率マップを取得している（図5）。なお，0.8mm等方性ボクセルという，臨床装置を用いた定量MRI手法としては異例の高分解能を5分間のスキャンで達成していることは驚異的である。さらに，体動補正も併用している。3人の小児神経放射線科医による画像品質評価解析では，MRFベースの合成T1強調画像およびT2強調画像の品質が，従来のMRIのT1強調画像およびT2強調画像に比べて優れていることが示されている（図6）。

高品質のコントラスト強調画像の取得

"Semi-Supervision for Clinical Contrast-Weighted Image Synthesis from Magnetic Resonance Fingerprinting"（#0423）

MRFから高品質の合成画像を取得するための教師あり深層学習モデルは，これまでにも提案されてきている。これらのモデルは高品質のコントラスト強調画像を合成する一方で，in vivoで教師画像をセットで取得する必要がある。本演題では，教師あり学習における学習データへの依存性を軽減するため，semi-

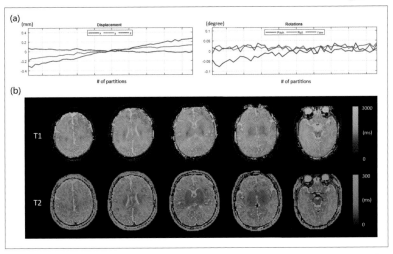

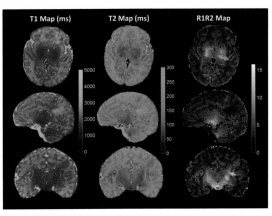

図5　Motion robust MR Fingerprinting scans for non-sedated infant imaging（#0045）：T1マップ, T2マップ, ミエリン水分率マップ
3Dで0.8mm等方性ボクセル解像度のT1マップ, T2マップ, ミエリン水分率マップを取得している。

図4　3D MR Fingerprinting with Fat-navigator-based Motion Correction for Pediatric Imaging（#0366）
a：体動追従の結果
b：オピオイド曝露歴（母体）のある1か月の赤ちゃんのモーション補正付きMRFマップ

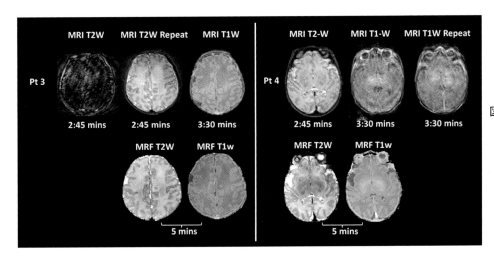

図6　Motion robust MR Fingerprinting scans for non-sedated infant imaging（#0045）：画像品質評価解析
上段が現在の臨床で使用されているコントラスト強調画像で, 下段が体動補正付きのMRFから合成したコントラスト強調画像になる。研究撮像のため, MRFは通常のコントラスト強調画像よりも後に撮像しているわけだが, 動きの影響がかなり抑えられているかと思われる。

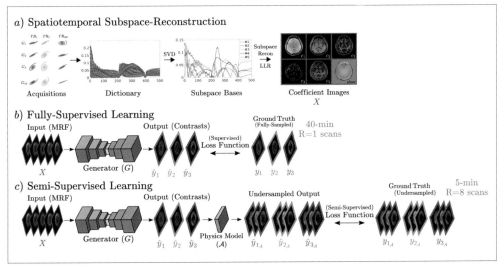

図7　Semi-Supervision for Clinical Contrast-Weighted Image Synthesis from Magnetic Resonance Fingerprinting（#0423）：学習ワークフレーム
a：データ取得の概要
b：従来の教師あり学習のフレームワーク
c：提案手法であるsemi-supervised MRFのフレームワーク

supervised MRFが導入されている。提案手法では, 臨床コントラストの収集されたk空間サンプルに基づく（再構成された画像ではなく）コスト関数を導入し

ている（図7）。これにより, 教師あり学習に比べても劣らぬ高品質の合成画像の取得を実現している（図8）。
"Five clinical contrasts from 1 minute

whole brain MRF with B0 correction"（#2184）

　こちらの演題では, 上記の手法を実際の臨床スキャンに適用し, MRFによ

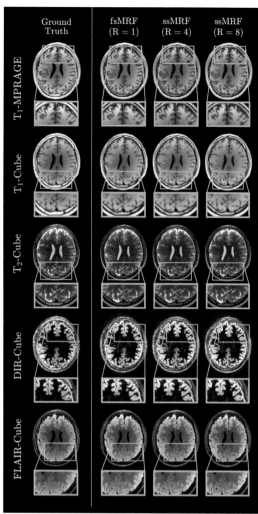

図8 Semi-Supervision for Clinical Contrast-Weighted Image Synthesis from Magnetic Resonance Fingerprinting (#0423)：提案手法によって得られた合成画像
従来、FLAIRの画質向上は難しいとされていたが、本手法では目立ったアーチファクトは見受けられない。

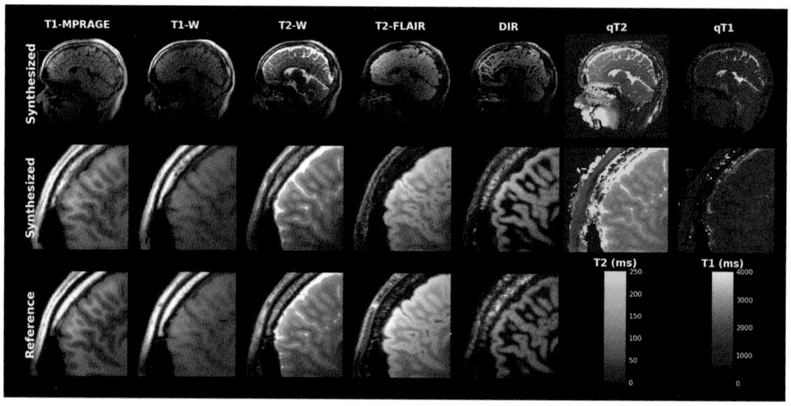

図9 Five clinical contrasts from 1 minute whole brain MRF with B0 correction (#2184)

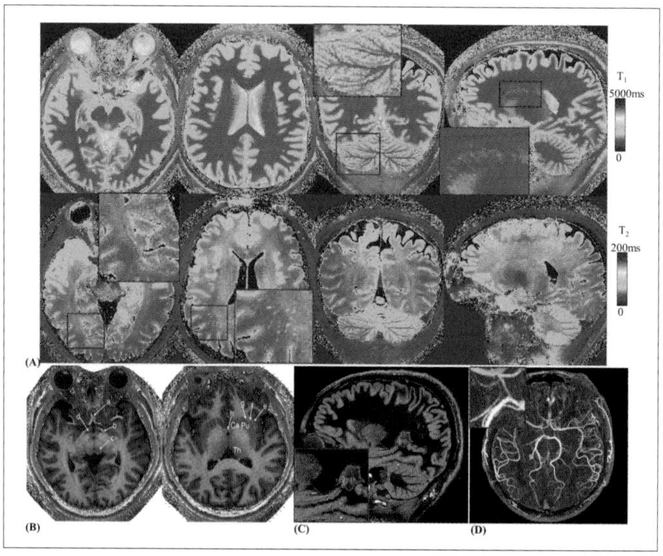

図10 Rapid mesoscale 3D whole-brain MRF in the Next-Generation 7T brain scanner : Challenges and advantages (#1421)
A：4分で得られた0.56mm等方性分解能のT1, T2
B：MRFの結果を用いた合成画像

るコントラスト強調画像の合成を行っている。さらに、データ圧縮と再構成最適化手法を使用し、再構成時間を短縮している。提案手法では、スキャン時間1分、再構成時間が5～15分の範囲で、1つのGPU上で1mm等方性解像度の全脳画像の5つのコントラストを生成することが可能である（図9）。また、50人以上の患者を対象とした大規模な臨床評価研究が進行中であると報告されている。

神経科学寄りの内容

"Rapid mesoscale 3D whole-brain MRF in the Next-Generation 7T brain scanner : challenges and advantages" (#1421)

最後に、神経科学寄りの内容ではあるものの、MRFを用いて脳のmeso-scaleレベルの情報を取得する演題を取り上げる。次世代7T MRI装置、NexGenスキャナーの最新の勾配システムを用いて、スパイラル収集による3D-MRFを提案している。高解像度のマップを取得するために、スパイラル残留勾配補正、軌道計測、水選択的励起RFパルス、B0補正、B1＋補正、周波数応答補正といった技術開発を実施した。これらの技術開発により、1分間で1mmの等方性分解能、4分間で0.56mmの等方性分解能による高品質な全脳T1, T2, プロトン密度マッピングが可能となった（図10）。このような7T MRI装置がわれわれの臨床現場に導入されるのは（導入

されるとしても）まだしばらく先のことと思われるが、MRIの技術開発という観点から興味深い演題である。

◎

以上、2023年の国際磁気共鳴医学会での発表を中心に、MRF領域における最新動向と最近の知見を共有した。臨床導入を意識した技術開発および臨床応用の検討は進むと思われる。また、2024年にはMRFの本がElsevierから出版される予定（Magnetic Resonance Fingerprinting for Quantitative MRI）であるので、興味のある方はぜひご覧になっていただきたい。

＊太字および（　）内は演題番号

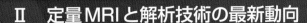
特集
Step up MRI 2023

定量MRIの最前線と領域別の最新MRI技術

5. 磁化率定量の最新動向

菅 博人 名古屋大学大学院医学系研究科総合保健学専攻バイオメディカルイメージング情報科学

MRIを使った生体内の磁化率を定量する手法として，定量的磁化率画像（quantitative susceptibility mapping：QSM）が登場して，解析アルゴリズム開発や鉄沈着への感度が高いことを利用して臨床応用が進んでいる。脳内のミエリンや石灰化，オキシヘモグロビンなどの反磁性体の物質はMRIの静磁場中にある物質が入った時に局所磁場が弱まり，フェリチン，ヘモジデリン，デオキシヘモグロビンやガドリニウム造影剤などをはじめとする常磁性体は局所磁場が強まる。その磁性によって物質内外のラーモア周波数が変化するため，それが画像上に位相変化として現れる。QSMは，画像に現れた位相変化から，ピクセル内に含まれる物質の平均磁化率値を計算することができる。

近年，さらに発展したQSMの解析モデルが報告されて，より詳細な解析ができるようになりつつある。本稿では，従来のQSM解析および最新の磁化率定量手法の技術的な解説と今後の展開について述べる。

QSM解析とその応用

QSM解析では，multiple spoiled gradient echo（SPGR）法を用いることが一般的である。通常，RFパルス照射後にプロトンの位相がそろうため，RF照射の位相オフセットを無視すると，照射直後に位相値は0となる。その後，それぞれのプロトンは歳差運動を始め，ラーモア周波数とTEに比例して位相値の差がつくので，ある範囲までは信号雑音比がTEに比例して大きくなる。QSMに使用する位相画像は強度画像の信号雑音比とは違った挙動になり，精度の高い磁化率画像を得るためには，計測したい組織の磁性に合わせた複数のTEを組み合わせる必要がある。また，QSM解析と同時に，脳の形態情報を評価する目的でT1強調画像を撮像するパルスシーケンスが報告されている。Satoらは，SPGRのフリップアングルを高くしてT1コントラストを高める方法を提案している[1]。また，multi-echo magnetization-prepared 2 rapid gradient echoes（ME-MP2RAGE）を使用する方法[2]や，反転パルスを利用してmulti-echo magnetization-prepared rapid gradient echo（ME-MPRAGE）で簡便にT1強調画像と磁化率画像を得る方法[3]も報告されている。

QSM解析は，複数の画像処理を経て，位相画像から磁化率画像を計算する。その計算過程には大きく分け，① phase unwrapping，② background field removal，③ dipole inversionがある（図1）。

位相画像はダイナミックレンジが$-\pi \sim \pi$に制限されるために，位相値が折り返る。これを正しい位相値に展開する方法が① phase unwrappingである。phase unwrapping後にTEで正規化することで，total field mapを得ることができる。total field mapは，脳とそのほかの組織や空気の磁化率差によって生じたbackground field mapと，脳組織間で生じたlocal field mapが足し合わされている。local field mapを求めるために，② background field removalを使用して，total field mapからbackground field mapを分離する。最後に，組織由来のlocal field mapはプロトンの磁気双極子が磁化率画像に畳み込まれているため，デコンボリューションして磁化率を推定する（③ dipole inversion）。ただし，単純なデコンボリューションではマジックアングル付近のデータがきわめて大きい値となり，マジックアングルに沿って強いストリークアーチファクトが生じる。これを改善するために，L1やL2正則化を使用した方法などがこれまでに多数開発されている。2023年現在，①〜③に関してはさまざまな手法が報告されており，解析アルゴリズムの開発はほぼ終了している。また，多くの臨床研究では無料で配布されているMEDI toolbox（https://pre.weill.cornell.edu/mri/pages/qsm.html）やSTI Suite（https://people.eecs.berkeley.edu/~chunlei.liu/software.html）な

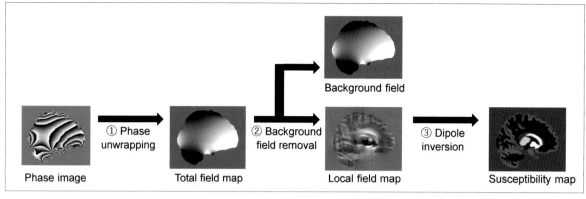

図1　QSM解析の解析フロー
撮像された位相画像は①phase unwrapping後にTEで正規化され，total field mapとなる。その後②background field removalの処理を行い，local field mapを得る。最後に③dipole inversionを行い，磁化率画像を得る。

どのプログラム群が用いられている。③dipole inversionはディープラーニングを用いて行う手法の開発も進んでおり，従来の解析モデルを使用した方法よりも画質の良い磁化率画像が得られるようになりつつある[4]。

さらに，QSMの発展的な解析方法として，susceptibility tensor imaging（STI）やoxygen extraction fraction（OEF）計測などが挙げられる。STIはテンソルモデルを利用した磁気異方性を評価する方法であり，diffusion tensor imaging（DTI）と同様に，白質線維やミエリンの変化の情報が得られる。使用する撮像シーケンスがグラディエントエコー法であるため，DTIよりも高空間分解能で撮像でき，脳の構造や機能をより詳細にとらえられる可能性がある。しかし，STIでは主磁場と白質線維の成す角度によって生じる磁気異方性を計測するために，MRガントリ内で頭部の向きを6方向以上変えて撮像する必要がある。この問題に対して，Fangらは，ディープラーニングを利用すれば，6方向以下でもSTIを実現できることを報告している[5]。OEF計測は，QSM解析後に静脈のマスク画像を作成して静脈の磁化率値と周囲組織の磁化率値からOEFを計算する[6]。Uchidaらは急性期脳梗塞患者に対してQSMを利用したOEFを解析し，ペナンブラのバイオマーカーになる可能性を報告している[7]。

QSM解析とR2*解析

QSMとR2*値は，共に生体内鉄を評価できる。しかし，これらの定量値には大きな違いがある。

ある任意の位置におけるR2*値は下記のように表される。

$$R_2^*(r) = R_2(r) + R_2'(r)$$

この式から，R2*値はR2値の影響で変動することがわかる。また，常磁性体の鉄や反磁性体の石灰化沈着のどちらが存在していたとしてもR2'値は大きくなるため，それによってR2*値も大きくなる。一方，QSMでは，磁化率値の符号によって常磁性体か反磁性体を簡単に判別できる利点がある。また，両者の細かな違いとして，QSMはピクセル内の平均磁化率値を計測するため，ピクセル内の鉄分布の影響を受けないが，R2*値はその分布によっても変動するという報告がある[8]。さらに，生体内鉄の持つ磁化率の温度依存性は，QSMの方がR2*値よりも小さいことがわかっている[9]。このように，QSM解析はR2*解析よりも優れており，正確に鉄沈着などを評価するならば，QSM解析は第一選択となっていくだろう。

別のアプローチとして，同一のデータから解析できるR2*値と磁化率値を組み合わせて脳白質の脱髄を評価する解析方法が提案されている[10]。図2は健常ボランティア，軽度認知機能障害（mild cognitive impairment：MCI）を伴う

パーキンソン病患者，認知機能が正常であるパーキンソン病患者の脳梁膨大部における磁化率とR2*値を示している。図2bにおいて，MCIを伴う患者が最も磁化率値が大きく脳白質への鉄沈着が疑われたが，cのようにMCIを伴うパーキンソン病患者のR2*値がほかの群よりも小さいことから，鉄沈着よりも脱髄による細胞外液の増加により磁化率値が上昇（水の磁化率値0ppmに近づく）していたことがわかる。また，図2aは，磁化率値とR2*値は反比例することを示しており，磁化率が大きくなるにつれてR2*値が小さくなることがわかる。このように，QSM単独の解析では判別できなかった組織の変化を，R2*解析を組み合わせることで，より詳細に調べることができる。

磁化率分離

近年，R2*およびQSM解析を組み合わせる方法を発展させた磁化率分離法が開発された。QSM解析は同一ピクセル内に複数の磁化率を持つ成分が含まれる場合，それぞれの物質の量とその磁化率値から値が決まる。つまり，正の磁化率を持つ鉄と負の磁化率を持つ石灰化が同一のピクセルに存在した場合，相殺されて磁化率値が低く推定される。この問題を解決する方法として，正と負の磁化率を分離するモデルが提唱された[11], [12]。磁化率分離では，R2*値とR2値の関係からR2'値を計算する。R2'値が正（χ+）と負（χ-）の磁化率

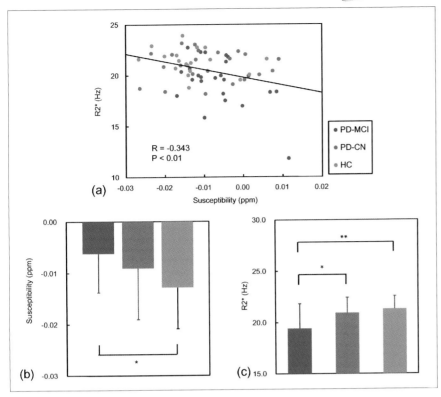

図2　Healthy control（HC）と Parkinson's disease with mild cognitive impairment（PD-MCI）と with normal cognition（PD-CN）の脳梁膨大部の磁化率とR2*値
a：R2*と磁化率値の関係
b：群間の磁化率値の差
c：群間のR2*値の差
＊：p＜0.05，＊＊：p＜0.01
（参考文献10）より引用転載）

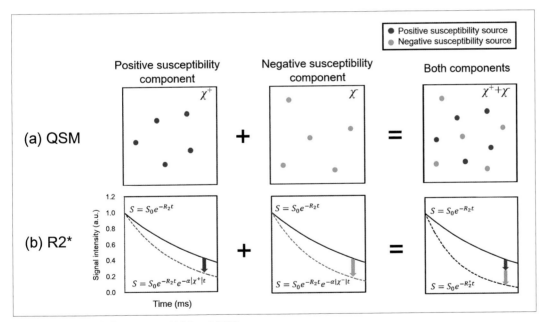

図3　正と負の磁化率によるR2*減衰への影響
a：ボクセル内の正の磁化率（χ⁺）と負の磁化率（χ⁻）の物質が混在する時，従来のQSM解析から得られる磁化率値は低下する。
b：ボクセル内の正，負の磁化率の物質は，どちらもR2*値を大きくする。

の絶対値と事前に決定した磁化率–緩和時間変換係数 α の積に等しくなることを利用すると，R2*値は下記の式のように表すことができる（図3）。

$$R_2^*(r) \approx R_2(r) + \alpha(|\chi^+(r)| + |\chi^-(r)|)$$

正と負の磁化率の成分に関する上記の式を従来のQSMのモデルと組み合わせた下記の最適化問題を解くと，正と負の磁化率画像を得ることができる[12]。

$$argmin_{\chi^+\chi^-} \|f - D(\chi^+ + \chi^-)\|_2^2 + \|R_2^* - \{R_2 + \alpha(|\chi^+| + |\chi^-|)\}\|_2^2$$

ここで，f は local field map，D は磁気双極子カーネルである。**図4**に，磁化率分離によって得られた健常ボランティアの脳の一例を示す。

負の磁化率画像では，反磁性体であるミエリンを反映した画像となっていることがわかる（**図4 a**）。一方，正の磁化率画像では，鉄沈着を反映したコントラストが得られた（**図4 b**）。

R2値とR2*値を使用した磁化率分離法はR2 mapを使用するため，画像

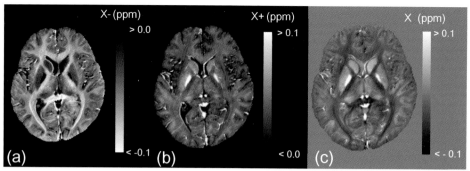

図4　磁化率分離によって得られた負の磁化率画像（χ-）（a），正の磁化率画像（χ+）（b），
　　　従来手法（c）から計算した磁化率画像

収集が難しい問題がある。そこで，Dimovらは，R2値を使用せずR2*値とR2'値の関係を近似するモデルを提案している[13]。この手法から得た正と負の磁化率値は，それぞれプルシアンブルー染色（r = 0.65，p < 0.001）およびミエリンベーシックタンパク染色（r = 0.47，p = 0.005）とよく相関することを報告している[11]。しかし，R2値とR2*値が線形であるという近似モデルを使用しているため，その正確性には疑問が残る。

　現在提案されている磁化率分離手法の問題は，白質，灰白質にかかわらず一定の磁化率−緩和時間変換係数を適応している点，精度を上げるならばR2 mapの収集も必要である点や，脳白質の磁気異方性の影響を無視している点である。今後は，これらの問題を解決するために，さらなる解析方法の改良とともに臨床応用が進むと考えられる。

◎

　QSMによる磁化率定量は，生体内の鉄沈着の評価を中心として臨床応用が進んでいる。さらに，これまで鉄沈着の評価にはR2*もしくはQSM解析を選択

していたが，これらの2つの情報を組み合わせる磁化率分離はピクセル内の情報をより詳しく得ることができる可能性があり，今後基礎研究，臨床研究共に進んでいくだろう。

●参考文献
1）Sato, R., Kudo, K., Udo, N., et al. : A diagnostic index based on quantitative susceptibility mapping and voxel-based morphometry may improve early diagnosis of Alzheimer's disease. *Eur. Radiol.*, 32（7）: 4479-4488, 2022.
2）Metere, R., Kober, T., Möller, H.E., et al. : Simultaneous Quantitative MRI Mapping of T1, T2* and Magnetic Susceptibility with Multi-Echo MP2RAGE. *PLOS ONE*, 12（1）: e0169265, 2017.
3）Kan, H, Uchida, Y., Arai, N., et al. : Simultaneous voxel-based magnetic susceptibility and morphometry analysis using magnetization-prepared spoiled turbo multiple gradient echo. *NMR Biomed.*, 33（5）: e4272, 2020.
4）Yoon, J., Gong, E., Chatnuntawech, I., et al. : Quantitative susceptibility mapping using deep neural network : QSMnet. *Neuroimage*, 179 : 199-206, 2018.
5）Fang, Z., Lai, K.W., van Zijl, P., et al. : Towards tensor reconstruction using fewer orientations in susceptibility tensor imaging. *Med. Image Anal.*, 87 : 102829, 2023.
6）Kudo, K., Liu, T., Murakami, T., et al. : Oxygen extraction fraction measurement using quantitative susceptibility mapping : Comparison with positron emission tomography. *J. Cereb. Blood Flow Metab.*, 36（8）: 1424-1433, 2016.
7）Uchida, Y., Kan, H., Inoue, H., et al. : Penumbra Detection With Oxygen Extraction Fraction Using Magnetic Susceptibility in Patients With Acute Ischemic Stroke. *Front. Neurol.*, 13 : 752450, 2022.
8）Colgan, T.J., Knobloch, G., Reeder, S.B., et al. : Sensitivity of quantitative relaxometry and susceptibility mapping to microscopic iron distribution. *Magn. Reson. Med.*, 83（2）: 673-680, 2020.
9）Kan, H., Uchida, Y., Arai, N., et al. : Decreasing iron susceptibility with temperature in quantitative susceptibility mapping : A phantom study. *Magn. Reson. Imaging*, 73 : 55-61, 2020.
10）Kan, H., Uchida, Y., Ueki, Y., et al. : R2* relaxometry analysis for mapping of white matter alteration in Parkinson's disease with mild cognitive impairment. *NeuroImage Clin.*, 33 : 102938, 2022.
11）Dimov, A.V., Gillen, K.M., Nguyen, T.D., et al. : Magnetic Susceptibility Source Separation Solely from Gradient Echo Data : Histological Validation. *Tomography*, 8（3）: 1544-1551, 2022.
12）Shin, H.G., Lee, J., Yun, Y.H., et al. : chi-separation : Magnetic susceptibility source separation toward iron and myelin mapping in the brain. *Neuroimage*, 240 : 118371, 2021.
13）Dimov, A.V., Nguyen, T.D., Gillen, K.M., et al. : Susceptibility source separation from gradient echo data using magnitude decay modeling. *J. Neuroimaging*, 32（5）: 852-859, 2022.

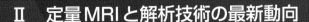
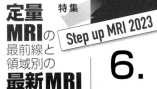

定量MRIの最前線と領域別の最新MRI技術　特集　Step up MRI 2023

6. 生体構造・代謝物マッピングの最新動向
——MT, MWF, CESTイメージングを中心に

金澤　裕樹　徳島大学大学院医歯薬学研究部医用画像物理学分野

　MRIの緩和時間計測法を意味するMR relaxometryを用いた生体の構造解析は，マルチ水プールモデルを仮定して取得したMR信号から，髄鞘（ミエリン鞘）や軸索などの各構造物の水分量や代謝の情報を定量的に算出し可視化する技術として，近年注目されている。核磁気共鳴における現象に大別すると，磁化移動（magnetization transfer：MT）効果，T2減衰，T1緩和，化学交換飽和移動（chemical exchange saturation transfer：CEST）が代表的なものである。本稿では，生体構造・代謝物マッピングに関して，臨床応用が期待される技術を中心に紹介する。

MTイメージング

　MT効果は，バルク水と高分子周りについている結合水が互いに相互作用を起こし磁化が移動することで，MRIでもバルク水の信号が受けた変化を通して間接的に観察することが可能である。生体組織のMT効果は，Wolff & Balabanによる報告[1]に始まり，MRAでの背景組織抑制や病変の性状評価など，臨床応

用されてきた。magnetization transfer ratio（MTR）は，簡易的にMT効果を数値化できるが，MTパルスの種類や強度，緩和特性，パルスシーケンスの影響を受けやすい。定量的磁化移動法（quantitative magnetization transfer：qMT）は，MT効果に内在するパラメータをモデル化することで，MTRよりも高い定量性を示すことができる。qMTは生体組織の水素原子の交換が，バルク水プールと制限プールの2つの間で行われていると仮定されるバイナリスピンモデルに基づいている[2]（図1）。qMTの撮像に用いるパルスシーケンスはさまざまであるが，T1値計測に用いる一般的なインバージョンリカバリ（inversion recovery：IR）法や可変フリップアングル（variable flip angle：VFA）法に，いくつかのオフセット周波数を可変させたデータセットがqMTの計算に必要となる。qMTはパラメータ数が多く，その解釈が複雑なため，現在の臨床現場ではあまり普及していない。その一方で，qMT解析により，ミエリンの損傷により機能が低下する多発性硬化症

（multiple sclerosis：MS）の診断に有用であるという報告もある[3]。また，マサチューセッツ工科大学のグループから配布されているオープンソースソフトウエアの「qMRLab」（http://qmrlab.org/）の中に，qMT解析ツールが提供されている。このソフトウエアは，MATLAB/Octave上で動作し，グラフィックユーザーインターフェイス（GUI）で操作でき，データセットもIR法やVFA法などに対応し，各種プールモデルも選択でき汎用性に優れているので，比較的臨床に導入しやすい。

　さらに，不均一磁化移動（inhomogeneous magnetization transfer：ihMT）イメージングが注目されている。この手法は，同一強度のMTパルスを照射し，単一周波数（Δf）オフセット飽和から生じる信号から，正負の周波数を交互に照射した二重周波数（$+\Delta f$および$-\Delta f$）オフセット飽和から生じるMT信号を減算することによって，画像化することができる[4]（図2）。ihMT信号は，脂質のメチレン基には強い双極性相互作用が存在することがよく知られ

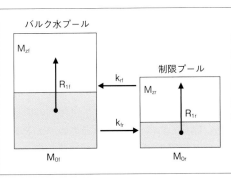

M_{zr}, M_{zf}：縦磁化
M_{0r}, M_{0f}：熱平衡状態
R_{1r}, R_{1f}：縦緩和率（$= 1/T_{1r}, 1/T_{1f}$）
k_{rf}：制限プールからバルク水プールへの磁化移動率
K_{fr}：バルク水プールから制限プールへの磁化移動率
$F \equiv k_{fr}/k_{rf} = M_{0r}/M_{0f}$：プール容積の割合

図1　qMTバイナリスピンモデルの概略図
バルク水プールと制限プールをモデル化する。ここで，M_0は熱平衡状態，M_zは縦磁化，R_1は縦緩和率，kは磁化移動率である。各下付き文字は，fはバルク水プール，rは制限プールを示す。パラメータFは，プール容積の割合を表し，高分子濃度に比例する。

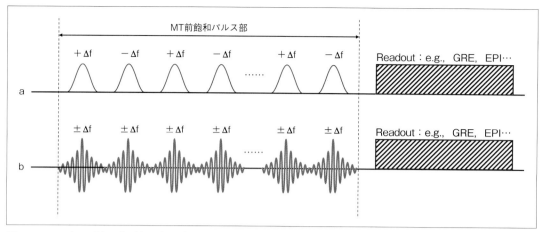

図2 ihMTイメージングに使用するパルスシーケンス図
例として，パルス型飽和パルス（a），コサイン変調パルス（b）を示す。各MT前飽和パルス部は，aは2つの単一周波数オフセットからなり，正負の周波数（赤：＋Δf，青：－Δf）を交互に照射することで，二重オフセット飽和が可能になる。bは連続したコサイン変調パルスにより，二重オフセット飽和を生成することが可能になる。a, bの信号読み取り（readout）は，繰り返し時間（repetition time：TR）の影響を受けやすいため，gradient echo（GRE）やecho planner imaging（EPI）などの高速収集のパルスシーケンスが必要であるが，三次元収集も可能になっている。

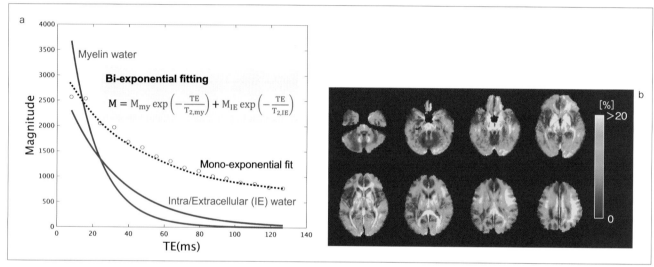

図3 T2緩和計測法によるMWFイメージング
a：T2減衰データによる2コンパートメントモデルの曲線近似の概略図。bi-exponential fittingにより，ミエリン水（赤）と細胞内外水（青）信号曲線に分割することができる。
b：三次元multi gradient echo（MGRE）シーケンスを用いたT2*減衰多成分解析から算出したMWFマップの一例（20歳代，男性，健常ボランティア）。MGREは外部磁場の影響を受けやすいため，左右の信号ムラが出現している。

ていて，ミエリン鞘に存在する膜脂質が潜在的な発生源と考えられており，ミエリン鞘にはほかの細胞膜よりも脂質濃度がはるかに高いことから，ミエリンに対して感受性が高いとされている[5]。今後，ihMT信号の正確な発生過程を実証することで，ミエリン構造の重要なバイオマーカーとなる可能性がある。

MWF

今までの構造解析手法は，ボクセル単位の磁化の緩和過程が単成分構造として解釈されることが多かったが，近年，組織の複雑な微小構造を考慮した多成分構造解析手法が報告されている。T2緩和計測法，multicomponent driven equilibrium single-pulse observation T1 and T2（mcDESPOT）などがそれである。ここでは，T2緩和計測法とmcDESPOT法に焦点を当てて概要を紹介する。

T2緩和計測法は，複数のエコー時間（echo time：TE）を設定したマルチエコー型パルスシーケンスを用いて，MR信号をいくつかのコンパートメントに分割したモデル式を定義して，ミエリン鞘の層構造内に捕捉された水を計測することができる手法である。ミエリン水イメージングは，ミエリン水含有量を反映すると考えられている。ミエリン水分画（myelin water fraction：MWF）イメージングとして最初に確立された方法は，シングルスライスのmulti echo spin echo（MESE）データセットを用いた多成分T2解析である[6]。生体内の中枢神経系から得られたマルチエコーMRデータを解析することで，2つまたは3つ以上のT2成分を分割することが可能であ

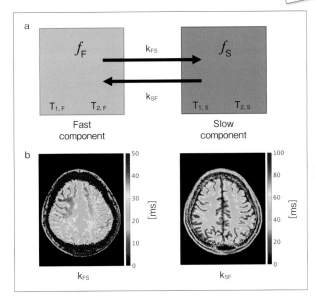

図4　mcDESPOT法の組織モデルの概略図と磁化移動率マップ

a：mcDESPOT-2プールモデル。fはフラクション，T1およびT2は緩和時間，kは磁化移動率を示す。各下付き文字は，Fは高速コンポーネントプール，Sは低速コンポーネントプールを示す。
b：mcDESPOT-2プールモデルにより算出した移行定数マップ（20歳代，男性，健常ボランティア）。k_{FS}は灰白質よりも白質が高値を示し，k_{SF}は白質よりも灰白質の方が高値となった。

る（図3）。第1のT2成分はミエリン鞘二重層の間に閉じ込められた水（T2＝10〜40ms），第2のT2成分は軸索内外水（T2＝70〜100ms），第3のT2成分は脳脊髄液（cerebrospinal fluid：CSF）（T2＞1ms）である[7]。MWFは，T2が15〜40msの信号の振幅を，分布内における全信号の振幅，すなわち全脳の水分量で除算して算出する。MESE法の欠点は，画像データセットの収集時間が延長することである。MESE法の長い収集時間を克服するために，代替法として，MGREシーケンスを用いたT2*減衰の多成分解析が提案された[8]。MGREシーケンスは，リフォーカスパルスを用いない比吸収率の低い励起パルスを使用するので，spin echo（SE）法に比べて大幅に撮像時間を短縮することができ，三次元データ収集にも拡張できる。さらに，100μs以下のTEを設定することが可能なultra short TE（UTE）やzero TE（ZTE）イメージングを用いて，直接的に極端に短いオーダのT2（μT2）を持つミエリン膜を構成する脂質二重層の信号を検出することができる[9]。μT2の大部分はミエリン含有量と関連しているので，残りの軸索やそのほかのタンパク質などの非ミエリンシグナルはベースラインとして扱うことで，MSなどの脱髄疾患や髄鞘化に伴って変化するミエリン量の計測に役立つかもしれない。最終的な目標は，ミエリン含有量を定量的に可視化

することであるため，こうした脂質二重層の信号の寄与が，標的組織をどの程度反映しているかを理解することが重要である。UTEやZTEを用いたμT2の計測には，改良型RFの実装（送信・受信コイル），シーケンスの最適化（帯域幅，TE，k空間充填方式）をすることが必要で，臨床応用に合理的なスキャン時間で実現するにはさまざまな検討が必要であるが，今後さらに詳細な多成分構造解析手法も期待できる。

mcDESPOT法は，三次元GRE法における，TRが極端に短い設定で生じる部分飽和効果を補正し，定常状態磁化と構造物間の水交換プールをモデル化した手法で，組織内構造物の緩和時間や水交換率を算出することができる特徴を持つ[10]。この時，水交換プールは，少なくとも2つの構造物間のプロトン交換が定常状態にある時確立され，その時の2つの構造物は，高速緩和構造物（fast component）と低速緩和構造物（slow component）のどちらかと仮定される。通常，mcDESPOT法で算出するパラメータは，各構造物の緩和時間，体積分率，各構造物間の水交換率である（図4）。データ収集に使用するパルスシーケンスは，マルチフリップアングルのspoiled gradient echo（SPGR）とfully balanced steady-state free precession（bSSFP）を用いる。本手法は一般的なパルスシーケンスを使用できるので，MRI装置ベンダーの依存性が少なく，

臨床応用に期待できる。その一方で，モデル化する構造物数を増やすと，推定パラメータ数も増加し，誤差が大きくなることが予想される[11]。

そのほかの今後発展が期待されるミエリンの可視化および定量技術として，synthetic MRIやMR fingerprintingなどを用いた定量的パラメータマッピングを用いた手法がある。synthetic MRIでは，QRAPMASTER（quantification of relaxation times and proton density by multi-echo acquisition of saturation recovery using turbo spin echo readout）シーケンスを用いて，SyMRI社が開発したミエリン可視化技術がアプリケーションとして臨床に使用されている[12]。また，MR fingerprintingでは，組織の緩和時間や予想される組織数について，事前の仮定を行うことなく，高度にアンダーサンプリングされたk空間に充填されたデータから直接多成分画像を再構成できるアルゴリズムも開発されている[13]。さらに，定量性が乏しかったT1W/T2W比イメージングを改良し，導出した緩和時間パラメータを用いた手法も考案されている[14]。

CESTイメージング

CESTイメージングは，MTイメージングと同様に飽和効果を利用して，水信号を介して交換可能なプロトンのプールを間接的に検出する生体内の代謝化合

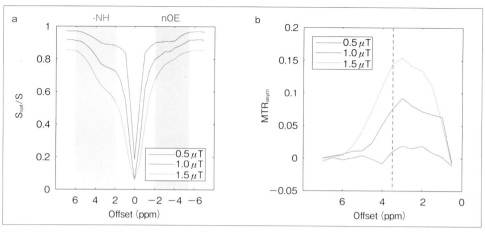

図5 卵白ファントム実験による各CEST曲線
a：Z-spectrum，b：MTR_asym曲線
各グラフ上の曲線は，3種類のB1強度（青：0.5μT，赤：1.0μT，黄：1.5μT）での違いを示している。Z-spectrumでは，B1＝0.5μTの時，正負のオフセット周波数帯域で広い信号低下が観測されるが，B1≧1.0μの時，正のオフセット周波数帯域で信号低下が顕著となり，負のオフセット周波数帯域での信号低下は見られなくなる（□：-NH周波数帯域＋2.0〜＋6.0ppm，□：nOE周波数帯域−5.5〜−2.0ppm）。また，MTR_asym曲線では，負の周波数帯域に存在するnOEの影響が相殺され，B1強度の増加とともに信号が増大する（----，3.5ppm）。APTイメージングでは，-NHの平均共鳴周波数＋3.5ppmを評価する際に使用することが多い。

物を可視化する技術であり，プロトン交換によるコントラストを利用している[15]。その中でも，臨床応用として期待されているものとして，内因性のCEST技術であるamide proton transfer（APT）イメージングが挙げられる。APTイメージングは，生体内の可動性タンパク質・ペプチドに含まれるアミド（-NH）を対象としていて，-NHの平均共鳴周波数＋3.5ppmを使用することで，細胞タンパク質レベルで代謝化合物を可視化することができる。臨床においては，腫瘍の悪性度評価や治療効果判定に応用された報告がある[16]。また，CEST効果によるプロトンの交換速度がpHに依存することを利用した脳虚血診断の報告もある[17]。一般的なCESTイメージングの評価には，直接的水飽和効果を除去するために，水周波数に対するZ-spectrumの指定されたオフセット周波数での非対称磁化移動率（MTR asymmetry：MTR_asym）解析を使用して評価している。これらの評価には，CESTイメージングの技術的因子を考慮する必要がある。飽和パルス（B1）強度が増加すると，直接飽和によりスペクトル幅は拡張し，MTR_asymが変化するため，CESTコントラストは増加する（図5）。MRIの局所磁場（B0）には不均一性があるため，Z-spectrumの中心周波数の補正が必要

となる[18]。そして，MTR_asymによる評価は，-NHの平均共鳴周波数のバルク水を挟んで反対側の周波数にnuclear Overhauser effect（nOE）が現れるため，その影響を考慮した静磁場強度および飽和パルスの設定が必要となる。通常，nOEは，7Tを超える超高磁場装置や低い飽和パルス状況下で−2.0〜−5.5ppmの周波数範囲にわたる幅広いピークで観測され，高い飽和パルスはZ-spectrumの非対称性を増し，高いAPTコントラストをもたらす傾向にある。また，見かけの交換依存緩和（apparent exchange-dependent relaxation：AREX）は，CESTスペクトルから，組織のMT効果と直接的水飽和効果を除去することにより，ほかの影響を受けずにCEST効果を測定することができる[19]。そして，APTのほかにも，アミン（-NH_2）やヒドロキシ（-OH）などを標的とする基や，クレアチンやグルコースなどの特定の代謝物のCESTイメージングも臨床応用の研究が進められている[20]。

注目される解析手法として，マルチプールモデルを用いたCEST解析がある。バルク水プール，MTプール，APTプール，nOEプールを，Bloch方程式を用いてモデル化し，組織の緩和時間や各磁化移動率を考慮することで，各コントラ

スト画像を算出することができる[21]（図6）。APTの信号は，可動性タンパク質およびペプチドのpHおよび細胞レベルの指標として機能する一方で，nOE信号は，脂肪族成分であるタンパク質，ペプチド，脂質などの数種類の可動性高分子を代表する指標として分離することで，新たな生体情報を取得できる手法として期待できる。

◎

今回は紹介しなかったが，生体構造・代謝物マッピングに人工知能（artificial intelligence：AI）を組み合わすことによって，画質および定量性の改善などの報告がいくつかあり，今後さまざまな発展が期待できる。ただし，構造物や代謝情報も，今もなお解明されていない事象事実ではあるが，基盤となる技術は長年培ってきたMR physicsである必要があり，そこにAIの知的営みと人間の創造性を組み合わすことによって，MR技術革新が達成されることに期待したい。

●参考文献
1）Wolff, S.D., Balaban, R.S.：Magnetization transfer contrast（MTC）and tissue water proton relaxation in vivo. Magn. Reson. Med., 10（1）：135-144, 1989.
2）Sled, J.G., Pike, G.B.：Quantitative interpretation of magnetization transfer in spoiled gradient echo MRI sequences. J. Magn. Reson., 145（1）：24-36, 2000.
3）Sled, J.G., Pike, G.B.：Quantitative imaging of magnetization transfer exchange and

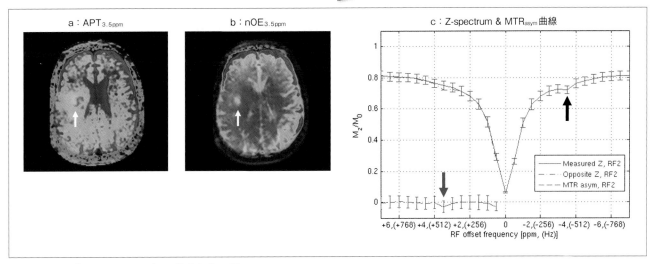

図6 マルチプールCESTモデルで算出した一例

a：APT画像，b：nOE画像，c：病変部のZ-spectrum & MTRasym曲線

症例は，70歳代，男性，神経膠芽腫（WHO grade Ⅳ）の疾患である。CEST-MRIは，3T MRI装置を使用し，2.0μTのB1強度で撮像され，B0不均一補正処理を行った。Z-spectrum & MTRasym曲線は，病変部に関心領域を設定して取得した。APTおよびnOE画像共に病変部に高信号を示した（⇧）。また，Z-spectrum（——）においてオフセット周波数−3.5 ppmにMz/M0の低下が観測され（⬆），MTRasym曲線（----）においてオフセット周波数3.5 ppmにMz/M0の低下が観測された（⬇）。

relaxation properties *in vivo* using MRI. *Magn. Reson. Med.*, 46 (5)：923-931, 2001.

4) Girard, O.M., Prevost, V.H., Varma, G., et al. : Magnetization transfer from inhomogeneously broadened lines (ihMT)：Experimental optimization of saturation parameters for human brain imaging at 1.5 Tesla. *Magn. Reson. Med.*, 73 (6)：2111-2121, 2015.

5) Manning, A.P., Chang, K.L., MacKay, A.L., et al. : The physical mechanism of "inhomogeneous" magnetization transfer MRI. *J. Magn. Reson.*, 274：125-136, 2017.

6) MacKay, A., Whittall, K., Adler, J., et al. : *In vivo* visualization of myelin water in brain by magnetic resonance. *Magn. Reson. Med.*, 31 (6)：673-677, 1994.

7) Does, M.D., Gore, J.C. : Compartmental study of T (1) and T (2) in rat brain and trigeminal nerve *in vivo*. *Magn. Reson. Med.*, 47 (2)：274-283, 2002.

8) Du, Y.P., Chu, R., Hwang, D., et al. : Fast multislice mapping of the myelin water fraction using multicompartment analysis of T2* decay at 3T：A preliminary postmortem study. *Magn. Reson. Med.*, 58 (5)：865-870, 2007.

9) Weiger, M., Froidevaux, R., Baadsvik, E.L., et al. : Advances in MRI of the myelin bilayer.

Neuroimage, 217：116888, 2020.

10) Deoni, S.C., Rutt, B.K., Arun, T., et al. : Gleaning multicomponent T1 and T2 information from steady-state imaging data. *Magn. Reson. Med.*, 60 (6)：1372-1387, 2008.

11) Lankford, C.L., Does, M.D. : On the inherent precision of mcDESPOT. *Magn. Reson. Med.*, 69 (1)：127-136, 2013.

12) Warntjes, M., Engström, M., Tisell, A., et al. : Modeling the Presence of Myelin and Edema in the Brain Based on Multi-Parametric Quantitative MRI. *Front. Neurol.*, 7：16, 2016.

13) Nagtegaal, M., Hartsema, E., Koolstra, K., et al. : Multicomponent MR fingerprinting reconstruction using joint-sparsity and low-rank constraints. *Magn. Reson. Med.*, 89 (1)：286-298, 2023.

14) Kanazawa, Y., Harada, M., Taniguchi, Y., et al. : Myelin-weighted imaging derived from quantitative parameter mapping. *Eur. J. Radiol.*, 156：110525, 2022.

15) Ward, K.M., Aletras, A.H., Balaban, R.S. : A new class of contrast agents for MRI based on proton chemical exchange dependent saturation transfer (CEST). *J. Magn. Reson.*, 143 (1)：79-87, 2000.

16) Park, J.E., Kim, H.S., Park, K.J., et al. : Pre-

and Posttreatment Glioma：Comparison of Amide Proton Transfer Imaging with MR Spectroscopy for Biomarkers of Tumor Proliferation. *Radiology*, 278 (2)：514-523, 2016.

17) Sun, P.Z., Zhou, J., Sun, W., et al. : Detection of the ischemic penumbra using pH-weighted MRI. *J. Cereb. Blood Flow Metab.*, 27 (6)：1129-1136, 2007.

18) Kim, M., Gillen, J., Landman, B.A., et al. : Water saturation shift referencing (WASSR) for chemical exchange saturation transfer (CEST) experiments. *Magn. Reson. Med.*, 61 (6)：1441-1150, 2009.

19) Zaiss, M., Windschuh, J., Paech, D., et al. : Relaxation-compensated CEST-MRI of the human brain at 7T：Unbiased insight into NOE and amide signal changes in human glioblastoma. *Neuroimage*, 112：180-188, 2015.

20) Jones, K.M., Pollard, A.C., Pagel, M.D. : Clinical applications of chemical exchange saturation transfer (CEST) MRI. *J. Magn. Reson. Imaging*, 47 (1)：11-27, 2018.

21) Miyoshi, M., Matsuda, T., Kabasawa, H. : CEST Peak Extraction method for multi peak fitting. *Proc. Int. Soc. Magn. Reson. Med.*, 23：#3346, 2015.

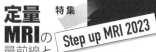
7. 深層学習を利用した MRIデータの利活用

根本　清貴　筑波大学医学医療系精神医学

　脳画像解析は一定の質を持った画像が要求される。脳構造MRIの解析には，三次元T1強調画像が要求される。本邦では，VSRAD (voxel-based specific regional analysis system for Alzheimer's disease)[1] の普及により，臨床で三次元T1強調画像が撮像されることは多くはなったものの，三次元T1強調画像がないため解析できなかったという経験をした方は多いだろう。拡散MRIに関しては，最近のトレンドは，解析の第1段階として，異なる位相エンコード方向（A→P方向とP→A方向）の画像を撮像し，それを用いて磁化率アーチファクトに起因する歪みを補正することである。しかし，異なる位相エンコード方向で撮像されているデータは限られている。

　近年，深層学習が脚光を浴びているが，脳画像解析の世界においても，従来の二次元T1強調画像や二次元T2強調画像などから三次元T1強調画像を生成したり，三次元T1強調画像を使うことで1方向の位相エンコード方向しかない拡散MR画像の歪み補正をしたりする技術が公開され，利用可能となっている。そこで，本稿ではそれらを紹介する。

SynthSR：臨床で撮像する脳MRIデータから高解像度の三次元T1強調画像を生成

　三次元T1強調画像は，voxel-based morphometryやsurface-based morphometryを行うために必須の画像である。SynthSR[2] は，任意のMRコントラスト（T1，T2，FLAIRなど）および任意の方向，解像度のMR画像から，ボクセルサイズ$1mm^3$の三次元T1強調画像に変換するプログラムである。synthは「生成」を，SRは「高解像度（super-resolution）」を意味する。このプログラムは，深層学習に利用される畳み込みニューラルネットワーク（convolutional neural network：CNN）と敵対的生成ネットワーク（generative adversarial network：GAN）を利用し，入力されたデータから脳を判別しつつ，高解像度の三次元T1強調画像に類似した画像を生成する。データの判別器および生成器を作成する際にはさまざまなチューニングを必要とするが，脳画像解析ソフトウエアの「FreeSurfer」のチームは，FreeSurfer 7.3以降にすでに適切なパラメータでチューニングしたSynthSRを搭載し，誰でも利用できるように公開している（SynthSR バージョン2はFreeSurferの開発版で公開されている）。SynthSRは，深層学習のフレームワークとしてTensorFlowを採用している。SynthSRが使うTensorFlowは，すでにFreeSurferのパッケージに含まれているため，ユー

ザーは改めてTensorFlowを設定する必要はない。また，CPU版とGPU版が準備されている。開発者らによると，GPU版は5秒程度で画像の生成が可能とのことであるが，そのためのセットアップが複雑である（FreeSurferに搭載されているTensorFlowのバージョンに合わせたドライバなどを入れないといけないため，ドライバなどに詳しくないようであれば試みない方がよい）ため，筆者はCPU版を使用している。CPU版は性能にもよるが，SynthSRの論文では，デスクトップPCでは画像の生成に15秒程度と記載がある。筆者のノートPC（Core i7 3GHz，メモリ16GB）でも1分半程度で生成されるため，GPUを使うほどでもない。コマンドもシンプルである。例えば，あるT2強調画像（入力形式はNIfTI形式かFreeSurferのmgz形式である）をsub1_t2w.niiとし，出力をsynthSR_outputとし，CPUで4スレッドを使いたいとなると，以下のようになる。

```
mri_synthsr \
  --i sub1_t2w.nii \
  --o synthSR_output \
  --threads 4 --cpu
```

　このプログラムを実行することで，synthSR_outputフォルダ内にsub1_t2w_synthsr.niiという画像が出力される。実際に生成された画像を図1に示す。図1 aは，もともと撮像していた三次元T1強調画像であり，bは，水平断で撮像した二次元T2強調画像である。スライスギャップがあるため，矢状断，冠状

〈0913-8919/23/￥300/論文/JCOPY〉

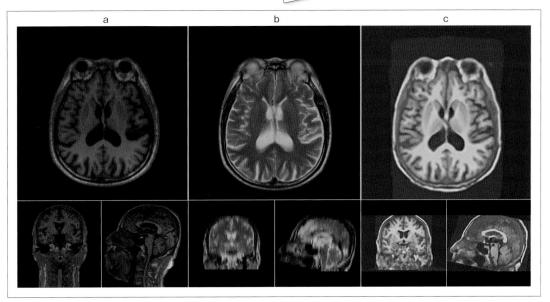

図1　SynthSRにより生成された三次元T1強調画像の例
a：元の三次元T1強調画像
b：二次元T2強調画像（水平断）
c：bよりSynthSRを用いて生成した三次元T1様の画像

断では画像はギザギザとなってしまう。図1cは，bのT2強調画像からSynthSRを用いて生成した三次元T1様の画像である。確かにコントラストはT1強調画像のようになっている。灰白質と白質の境界が元画像ほど鮮明ではないものの，二次元T2強調画像からこのレベルの画像が生成される程度まで生成器が訓練されていることには驚く。

しかし，解析の際には注意が必要である。上記のように，灰白質や白質の境界があいまいであることにより，皮質厚は精度がまだそこまで高くないことがわかっている。容積に関しては，筆者の検証では，相関係数0.8程度は得られるものの同一ではないため，混同して解析はできないと考えられる。SynthSRは未熟な部分もあるものの，三次元T1強調画像がないからという理由で撮像したまま解析されていない脳MRIが多くあることを考えると，将来的に大きなインパクトをもたらしうる技術と考える。なお，FreeSurfer 7.4からは，このSynthSRとSynthSeg（CNNを用いたセグメンテーション）およびSynthDist（脳表画像の生成）を組み合わせたrecon-all-clinicalが利用可能となっており，二次元T2強調画像などの臨床データを使ってFreeSurferの三次元T1強調画像を用いたrecon-allプログラムのような結果

を得ることができるようになってきている。ただし，これらはまだ黎明期であり，ていねいに検証した上で使用するのがよいと考える。

Synb0-DisCo：三次元T1強調画像を用いた拡散MRIの歪み補正

拡散MR画像は磁化率に起因する歪みが発生する。この歪みがあることは，拡散MR画像の位置合わせや解剖学的標準化の精度を落とすことにもつながる。現在，この歪みを補正するためによく用いられているのは，FSL（FMRIB Software Library）の提供するTOPUP[3]である。TOPUPは，逆位相エンコード方向で2回取得したデータ（blipup, blipdownと呼ばれる）を必要とする。図2にTOPUPで補正したデータを示す。図2aはAP方向，bはPA方向で撮像されたデータであり，それぞれ前頭部や眼球に大きな歪みがあるのがわかる。図2cはTOPUPの結果である。図2a, bで認められていた歪みが補正されていることがわかる（図2の黄線で囲まれた領域）。このことから，拡散MRI解析においては，TOPUPによる補正をしないと質の低い解析とみなされてしまうことがある。

しかし，TOPUPが実際に利用できる

ようになったのはこの10年程度であり，2方向の位相エンコード方向でデータを撮像している場合はそう多くない。このような場合に，TOPUPに似た補正をする方法はないのだろうか。

これに対する一つの方策として考えられたプログラムがSynb0-DisCo（synthesized b0 for diffusion distortion correction）であり，拡散MRIの歪み補正のためにb0画像を生成するというものである[4], [5]。Synb0-DisCoもSynthSRと同様に，深層学習で用いられるGANを利用してT1強調画像からb0画像を生成する。Synb0-DisCoは，深層学習のフレームワークにPyTorchを使用している。処理時間はCPUとGPUで相当異なるため，実際に使う際にはGPUの設定が必要になる。Synb0-DisCoは，FreeSurfer, c3d（Convert 3D Tool），FSL, ANTs（Advanced Normalization Tools）を使っており，DockerやSingularityといったコンテナを利用することができる。使用方法は，Synb0-DisCoのGitHubページ（https://github.com/MASILab/Synb0-DISCO）を参照されたい。なお，コンテナではなく自身の環境で動かすこともできる。その場合，オリジナルのプログラムではエラーが発生するため，それらを修正したものを筆者のGitHubのページで公開している

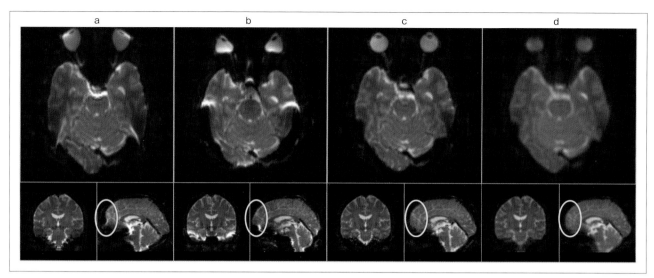

図2 TOPUPで補正したb0画像とSynb0-DisCoを用いて生成したb0画像
a：AP方向の拡散MR画像
b：PA方向の拡散MR画像
c：a，bよりTOPUPにて補正した画像
d：aと三次元T2強調画像よりSynb0-DisCoを使用して生成したb0画像

（https://github.com/kytk/Synb0-DISCO-local）。図2dに，aに示したAP方向の位相エンコードのみのb0画像と三次元T1強調画像から，Synb0-DisCoを使用して生成された補正後b0画像を示す。SynthSRと同様，生成された画像のシャープネスは元画像に比べると落ちるものの，歪み補正はなされていることがわかる。歪み補正の目的では十分に使えると考えられる。

◎

以上，SynthSRとSynb0-DisCoを紹介した。生成AIは脳画像解析の世界でも活用され始めている。これらの技術を活用してこれまで解析できなかったデータも解析できるようになることで，より多くの知見が発見される可能性もあるだろう。

●参考文献
1) Hirata, Y., Matsuda, H., Nemoto, K., et al. : Voxel-Based Morphometry to Discriminate Early Alzheimer's Disease from Controls. *Neurosci. Lett.*, 382 (3) : 269-274, 2005.
2) Iglesias, J.E., Billot, B., Balbastre, Y., et al. : SynthSR : A Public AI Tool to Turn Heterogeneous Clinical Brain Scans into High-Resolution T1-Weighted Images for 3D Morphometry. *Sci. Adv.*, 9 (5) : eadd3607, 2023.
3) Andersson, J.L.R., Stefan, S., John, A. : How to Correct Susceptibility Distortions in Spin-Echo Echo-Planar Images : Application to Diffusion Tensor Imaging. *NeuroImage*, 20 (2) : 870-888, 2003.
4) Schilling, K.G., Blaber, J., Hansen, C., et al. : Distortion Correction of Diffusion Weighted MRI without Reverse Phase-Encoding Scans or Field-Maps. *PLOS ONE*, 15 (7) : e0236418, 2020.
5) Schilling, K.G., Blaber, J., Huo, Y., et al. : Synthesized b0 for Diffusion Distortion Correction (Synb0-DisCo). *Magn. Reson. Imaging*, 64 : 62-70, 2019.

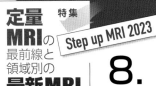
8. プロトン密度脂肪分画（PDFF）測定の原理と脂肪肝への利用

林 達也 帝京大学医療技術学部診療放射線学科

非アルコール性脂肪性肝疾患（NAFLD）は，世界的に慢性肝疾患の一般的な原因となっている。このNAFLDは，非アルコール性脂肪肝（NAFL）と非アルコール性脂肪肝炎（NASH）に分類することができる。特に，NASHは肝硬変および肝細胞がんに進行する大きなリスクを伴う。NAFLDでは，肝脂肪沈着の程度とその時間的変化が疾患の進行や予後と関連する。線維化が進んでいないNAFLDでは，脂肪の沈着が多いと線維化進行の確率が高くなる[1]。一方で，線維化が進行した患者や肝硬変の患者では，脂肪の沈着が少ないと肝関連事象の進行や死亡のリスクが高くなる可能性がある[2]。したがって，肝脂肪量の変化の臨床的重要性は，NAFLDの病態，特に線維化の程度に応じて評価する必要がある。

肝生検は，肝疾患の脂肪を含む組織学的特徴を評価するためのreference standardであるが，侵襲的な手法である[3]。また，肝生検では肝臓のごく一部のみをサンプリングするが，肝臓の変化は全体に均一に起こるとは限らず，サンプリングエラーの可能性もある[4]。さらに，生検の診断結果は，観察者間・観察者内でも一致しない可能性がある[5]。ケミカルシフトエンコードMRI（chemical shift-encoded MRI：CSE-MRI）を用いて得られるプロトン密度脂肪分画（proton density fat fraction：PDFF）は観察者間の再現性が高く，正確な肝脂肪の定量的評価が可能な画像バイオマーカーである。本稿では，CSE-MRIによる脂肪定量の概要とその利用について，最も利用が盛んな肝臓領域について解説を行う。

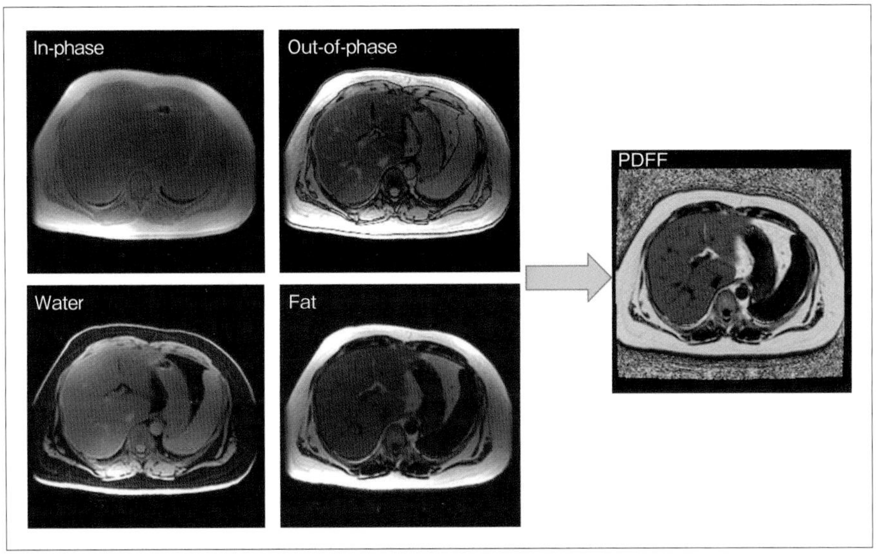

CSE-MRI

CSE-MRIとは，撮像対象のプロトンのケミカルシフト，すなわち共鳴周波数の違いを利用して脂肪の定量を行う方法である。脂肪定量では，水と脂肪のプロトンのケミカルシフトを利用する。また，脂肪定量における手法はDixon博士によって提唱されているため，Dixon法と呼ばれる[6]。オリジナルの2-point Dixon法では，水と脂肪のメインピーク（CH2）間の共鳴周波数の違いを利用して，特定のエコー時間において，それらが同位相（in-phase）または逆位相（out-of-phase）となる画像を作成する。ここで，in-phaseとout-of-phaseの信号強度をそれぞれS_{in}とS_{out}，水と脂肪の信号強度をそれぞれS_wとS_fとすると，$S_{in} = S_w + S_f$，$S_{out} = S_w - S_f$と表すことができる。PDFFは水信号と脂肪信号の和に占める脂肪信号の割合なので，PDFF $= (S_{in} - S_{out})/2S_{in}$，すなわちPDFF $= S_f/(S_w + S_f)$として，ピクセルごとの単純な計算でPDFFを得ることができる（**図1**）。しかし，この2-point Dixon法には後述する欠点があるため，現在までにさまざまな改良が続けられている。

CSE-MRIによるPDFF測定は，信号の大きさと位相のデータを利用するcomplexベースの方法と，信号の大きさのみのデータを使用するmagnitudeベースの方法がある。complexベースの方法では水と脂肪信号を位相で区別できるため，0～100％の推定を行うことがで

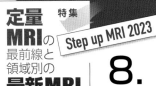

図1 CSE-MRIで得られる画像

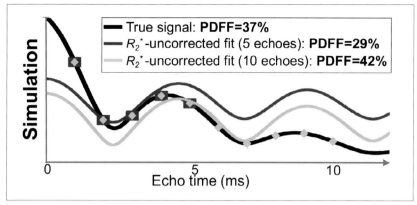

図2　R2*減衰のPDFFへの影響と補正の必要性
（参考文献10）より引用転載）

きるが，magnitudeベースの方法ではPDFFは0～50％での推定に限られる[7]。一方で，complexベースではPDFFが0％または100％付近になると位相誤差の存在によって精度が低下するが，magnitudeベースでは位相誤差の影響を受けない[8]。よって，magnitudeベースとcomplexベースの双方の強みを組み合わせたhybrid magnitude-complexベースの方法も開発されている。どちらの方法でも，次に示すPDFFに影響を与える交絡因子の影響を最小化するための方法が用いられている。

PDFF測定に影響を及ぼす因子とその対策

CSE-MRIによるPDFF測定の交絡因子には，脂肪と水のT1値の差（T1 bias），R2*（1/T2*）減衰，複雑な脂肪スペクトルなどがある。これらの影響を最小化するために，複数の方法が用いられている。ここでは，上記の交絡因子とその対処方法について解説を行う。

1. T1 bias

CSE-MRIにおけるPDFF測定において，T1 biasとは，脂肪のT1緩和時間が肝臓の水のT1緩和時間と比較して短いことを意味している。3T MRIでの肝臓における水のT1値は約1000msであるのに対し，脂肪のT1値は約350msである[9]。よって，T1強調の度合いを強くすると，相対的にT1値の短い脂肪の信号が大きくなるために，PDFFの過大評価につながる可能性がある。この

T1 biasの影響を最低限に抑えるために，低フリップ角を使用することが推奨されている。一般に，3Dシーケンスで3°前後，2Dシーケンスで10°前後のフリップアングルが用いられている。

2. R2*減衰

R2*減衰はエコー間での信号低下を引き起こす。特に，肝臓では脂肪と鉄の沈着が同時に起こる場合がある。鉄沈着はR2*の増加につながるため，エコー間での信号減衰に大きな影響を与える。それはPDFFに影響を及ぼし，PDFFの再現性を低下させる。このR2*減衰を補正するために，3個以上のエコーを利用し，R2*を推定する手法が用いられる。**図2**はR2*補正の有無によって得られるPDFFの値が異なることを示している[10]。──がR2*減衰を考慮したエコー時間と信号強度の変化を示しており，真のPDFFは37％である。しかしこの実線上でTEの異なるエコーを複数得た場合に，R2*減衰を考慮せずに推定されたPDFFは5エコー（■）からの計算では29％，10エコー（◆）の場合は42％となっており，真の値と一致していない。R2*推定のためのエコー数は，6エコーを使用することがスキャン時間を考慮した場合でも最適であると報告されている[11]。magnitudeベースのマルチエコーを用いたフィッティングモデルを以下に示す。

$$S_n = (S_w + C_n S_f) E_n \cdot e^{-R_2^* TE_n}$$

ここで，S_nはn番目のエコーによる信号強度，S_wとS_fは推測される水と脂肪

の信号強度，C_nは後述するn番目のエコーにおける水と脂肪のケミカルシフトを補正するための係数，TE_nはn番目のエコー時間，E_nはオフレゾナンスや渦電流の影響を含む係数である。ここで，R2*もS_wやS_fと同様に推定が行われる。

3. 脂肪のスペクトル

一般に，水と脂肪間のケミカルシフトとして3.5ppmが用いられているが，実際には脂肪には複数の種類があり，それぞれ異なるケミカルシフトと存在比を持っている[12]。そのため，水とすべての脂肪での真のin-phase，out-of-phaseでエコーを得ることは困難である。各脂肪成分のケミカルシフトや存在する割合は実験的に示されているため，これらを考慮した係数C_nをPDFFの推定に利用する。m個のピークの脂肪モデルを利用する場合は，以下のように示される。

$$C_n = \sum_{i=1}^{m} w_i e^{j(2\pi \Delta f_i TE_n)}$$

ここで，iはおのおのの脂肪に対応し，w_iが脂肪の存在比による重みづけ係数，Δf_iは対応した脂肪のケミカルシフト，TE_nがn番目エコーのエコー時間を表している。この係数を利用して，脂肪のマルチスペクトルを考慮したPDFFを得ることができる。

CSE-MRIの精度

CSE-MRI法は，肝臓やほかの臓器の研究や臨床で広く使用されており，複数のベンダーで利用可能である。Huらは多施設，マルチベンダーの1.5Tと3TのMRIを用いて，PDFF既知の市販ファントム（Fat Fraction Phantom，Model 300：Calimetrix社）を利用し，CSE-MRIによるPDFFの精度を評価した[13]。この研究で利用された3つのベンダーのCSE-MRIシーケンスは以下のとおりである。

・LiverLab package：シーメンス社
・mDIXON Quant：フィリップス社
・IDEAL IQ：GE社

ここでは，complexベースとhybrid magnitude-complexベースのCSE-MRIが使用された。この研究によって，各ベ

ンダーが提供しているCSE-MRIによって得られるPDFFが，生理学的範囲全体にわたって，高い直線性と低いバイアスであることが実証された。また，PDFFの偏りは，ベンダー，磁場強度，プロトコールに依存するが，適切なプロトコールを利用することにより，磁場強度やベンダーに関係なく真の値との差は非常に小さいことが示された。この差は非常に小さいため，肝臓の画像および評価に関するほとんどの人間の臨床的な使用例において重要ではないと考えられる。この研究以前のマルチベンダーによる研究では，独自に設計された同一のソフトウエアが多く用いられていた。しかし，ベンダーが提供するデフォルトのソフトウエアを使用し，臨床で考慮すべき変動要因を考慮に入れた場合でも，CSE-MRIによるPDFF測定は高い精度を維持することが示された。

臨床利用

　CSE-MRIによるPDFF測定は非侵襲的かつ定量的に行えるため，NAFLD患者の管理や肝生検の代替手段として，さらにはNASH患者の臨床試験で治療効果の評価にも使用されている。現在，NAFLD・NASHに対する治療薬の開発が活発に行われており，臨床試験での治療効果の評価には，NASHの組織学的反応が指標として使用されている。これは，脂肪化の程度，実質炎症の程度，風船様肝細胞の出現頻度の評価を合わせた0～8のスコア（NAFLD activity score：NAS）が用いられる。このNASは，一般にスコアが大きいほど重症度が大きいことを意味している。NASにおいて2点以上の改善が見られ，線維化の悪化が見られない場合に効果があったと分類される。この組織学的反応の代替となる非侵襲的なマーカーの開発は大きな課題となっている。エゼチミブ（コレステロール低下剤）の試験では，組織学的反応を示した患者はPDFFが治療開始前に対して29.3％低下したのに対し，反応を示さなかった患者はPDFFが2.0％上昇した[14]。また，ペグベルフェルミンを用いた第II相臨床試験では，組織学的反応評価のための肝生検を行わずに，CSE-MRIによるPDFFやMRエラストグラフィが効果判定に用いられた。この試験では，治療前後で相対的に30％以上のPDFF減少が認められた[15]。また，2020年のメタアナリシスでは，ベースラインに対してPDFFが30％以上低下した患者の51％が組織学的反応を示したのに対して，PDFFが30％以上低下しなかった患者では14％だった[16]。したがって，組織学的反応はMRI-PDFFの変化と強く関連しており，治療によるPDFFの30％以上の低下がNASHの臨床試験における効果判定の重要なエンドポイントであると言える[17]。

◎

　CSE-MRIを用いたPDFF測定は，非侵襲的で定量的な方法として，特にNAFLDやNASHの患者の肝臓の脂肪含有率を評価する際に有用であることが示されている。その精度は高く，複数のベンダーで利用可能であり，さらには臨床試験における治療効果の評価にも使用されている。これらの疾患の管理と治療における重要なツールとして，その使用は今後も広がることが予想される。

●参考文献
1）Ajmera, V., et al. : Magnetic Resonance Imaging Proton Density Fat Fraction Associates With Progression of Fibrosis in Patients With Nonalcoholic Fatty Liver Disease. Gastroenterology, 155（2）: 307-310.e2, 2018.
2）Vilar-Gomez, E., et al. : Fibrosis Severity as a Determinant of Cause-Specific Mortality in Patients With Advanced Nonalcoholic Fatty Liver Disease : A Multi-National Cohort Study. Gastroenterology, 155（2）: 443-457.e17, 2018.
3）Bravo, A., Sheth, S., Chopra, S. : Liver biopsy. N. Engl. J. Med., 344（7）, 495-500, 2001.
4）Ratziu, V., Charlotte, F., Heurtier, A., et al. : Sampling variability of liver biopsy in nonalcoholic fatty liver disease. Gastroenterology, 128（7）: 1898-1906, 2005.
5）Regev, A., Berho, M., Jeffers, L.J., et al. : Sampling error and intraobserver variation in liver biopsy in patients with chronic HCV infection. Am. J. Gastroenterol., 97（10）: 2614-2618, 2002.
6）Dixon, W.T. : Simple proton spectroscopic imaging. Radiology, 153（1）: 189-194, 1984.
7）Zhang, Y.N., Fowler, K.J., Hamilton, G., et al. : Liver fat imaging-a clinical overview of ultrasound, CT, and MR imaging. Br. J. Radiol., 91（1089）: 20170959, 2018.
8）Yu, H., Shimakawa, A., Hines, C.D., et al. : Combination of complex-based and magnitude-based multiecho water-fat separation for accurate quantification of fat-fraction. Magn. Reson. Med., 66（1）: 199-206, 2011.
9）Hamilton, G., Middleton, M.S., Cunha, G.M., et al. : Effect of gadolinium-based contrast agent on the relaxation properties of water and fat in human liver as measured in vivo by 1H MRS. Proc. Int. Soc. Magn. Reson. Med., #1516, 2013.
10）Weingärtner, S., Desmond, K.L,. Obuchowski, N.A., et al. : Development, validation, qualification, and dissemination of quantitative MR methods : Overview and recommendations by the ISMRM quantitative MR study group. Magn. Reson. Med., 87（3）: 1184-1206, 2022.
11）Hines, C.D., Yu, H., Shimakawa, A., et al. : T1 independent, T2* corrected MRI with accurate spectral modeling for quantification of fat : Validation in a fat-water-SPIO phantom. J. Magn. Reson. Imaging, 30（5）: 1215-1222, 2009.
12）Zhong, X., Nickel, M.D., Kannengiesser, S.A., et al. : Liver fat quantification using a multi-step adaptive fitting approach with multi-echo GRE imaging. Magn. Reson. Med., 72（5）: 1353-1365, 2014.
13）Hu, H.H., Yokoo, T., Bashir, M.R., et al. : Linearity and Bias of Proton Density Fat Fraction as a Quantitative Imaging Biomarker : A Multicenter, Multiplatform, Multivendor Phantom Study. Radiology, 298（3）: 640-651, 2021.
14）Patel, J., Bettencourt, R., Cui, J., et al. : Association of noninvasive quantitative decline in liver fat content on MRI with histologic response in nonalcoholic steatohepatitis. Therap. Adv. Gastroenterol., 9（5）: 692-701, 2016.
15）Sanyal, A., Charles, E.D., Neuschwander-Tetri, B.A., et al. : Pegbelfermin（BMS-986036）, a PEGylated fibroblast growth factor 21 analogue, in patients with non-alcoholic steatohepatitis : A randomised, double-blind, placebo-controlled, phase 2a trial. Lancet, 392（10165）: 2705-2717, 2019.
16）Stine, J.G., et al. : Change in MRI-PDFF and Histologic Response in Patients With Nonalcoholic Steatohepatitis : A Systematic Review and Meta-Analysis. Clin. Gastroenterol. Hepatol., 19（11）: 2274-2283.e5, 2021.
17）Tamaki, N., Ajmera, V., Loomba, R. : Noninvasive methods for imaging hepatic steatosis and their clinical importance in NAFLD. Nat. Rev. Endocrinol., 18（1）: 55-66, 2022.

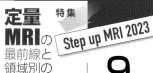
9. 薬物動態モデルによる肝定量評価の最新動向

山田　哲　信州大学医学部画像医学教室

　現在，本邦では経静脈的造影MRIに使用可能なガドリニウム (Gd) 造影剤として，細胞外液性Gd造影剤，肝細胞特異性Gd造影剤（ガドキセト酸ナトリウム：gadoxetate disodium）がある。このうち，肝細胞特異性Gd造影剤は，2008年に本邦で臨床応用が開始されて以来，従来の細胞外液性Gd造影剤を用いたperfusion MR解析で得られていた肝血流動態のみならず，肝細胞取り込み能の定量化が可能であることから特に注目されている。本稿では，肝細胞特異性Gd造影剤の薬物動態モデルの一つであるコンパートメントモデルを概説し，定量的肝細胞取り込み能評価への臨床応用の最新動向について紹介する。

肝細胞特異性Gd造影剤の薬物動態モデル

　ガドキセト酸ナトリウム（Gd-EOB-DTPA：EOB）は，細胞外液性Gd造影剤であるGd-DTPAに脂溶性側鎖であるエトキシベンジル基が付加されたものである。静注されると体循環から組織へ移行し，細胞外液中に分布した後，肝細胞膜に発現している有機アニオントランスポーター（organic anion transporter：OATP）によって特異的に肝細胞に取り込まれ，投与量の約40%が胆汁中に排泄される。尿中への排泄は投与量の約60%とされている[1]。このため，EOBの薬物動態は，細胞外液性Gd造影剤と共通の薬物動態と，EOBに特有の薬物動態に分けて考えると理解しやすい。Gd造影剤は，体循環血中に投与された後，組織の毛細血管に到達すると速やかに濃度勾配に従って血管外の細胞外液中に拡散し，血管内外で平衡状態に達する。細胞外液性Gd造影剤の血中からの消失は，血中から組織への移行が主である分布相と，血中から尿中への排泄が主である消失相からなる2相性を示し，このような薬物動態は2-コンパートメントモデルで説明可能であるとされている[2]。また，濃度勾配による拡散は濃度に比例するため，細胞外液中のGd造影剤の薬物動態は，中枢コンパートメント（体循環）と末梢コンパートメント（肝組織）からなるコンパートメントモデルに当てはめて考えることができる。厳密には，肝組織では血管内と血管外の2つの細胞外液腔（肝ではそれぞれ類洞とDisse腔に相当）と，細胞内，胆管内の合計4つの末梢コンパートメントを定義可能であるが，2つの細胞外液腔の間の物質の移行がきわめて速く，瞬時平衡が成り立つと仮定した場合，2つの細胞外液腔は同一のコンパートメントとして考えることができる。さらに，細胞内への取り込みの後，観察時間内の胆管内への排泄が無視しうるほど少ないと仮定すると，EOBの薬物動態は，2つの中枢コンパートメント（動脈と門脈）と2つの末梢コンパートメント（細胞外液腔と細胞内）からなる2-in-1-uptake-1-out-2-コンパートメントモデルとして簡略化できる（図1）。ここで，時間 t における動脈と門脈内の造影剤濃度を $C_a(t)$ と $C_p(t)$，肝組織内の細胞外液腔と肝細胞内の造影剤濃度を $C_e(t)$ と $C_i(t)$，動脈と門脈から組織への造影剤の到達時間を τ_a と τ_p，動脈と門脈から細胞外液腔への移行速度係数を K_{1a} と K_{1p}，細胞外液腔から体循環への移行速度係数を k_2，細胞外液腔から細胞内への取り込み速度係数を K_i とすると，細胞外液腔と細胞内のそれぞれのコンパートメントにおける造影剤濃度の経時的な変化は，各種薬物動態パラメータを用いて以下の微分方程式のように記述することができる[3]。

$$dC_e(t)/dt = K_{1a} \cdot C_a(t - \tau_a) + K_{1p} \cdot C_p(t - \tau_p) - (k_2 + K_i) \cdot C_e(t) \cdots (1)$$

$$dC_i(t)/dt = K_i \cdot C_e(t) \quad \cdots\cdots\cdots (2)$$

　厳密には，K_i は肝細胞膜に発現しているOATPによる造影剤取り込みを反映したMichaelis-Menten式に従う非線形係数であり，解を求めるためには非常に多時相の観測データが必要となる。しかしながら，実臨床で使用される細胞外液中の造影剤濃度がOATPによる取り込み速度に比較して非常に小さいと仮定すると，K_i を線形係数として式を単純化することができ，実臨床で実施可能な比較的少ない時相データからも，非線形最小二乗法などの手法を用いて薬物動態パラメータを推定することが可能となる[4]。次項では，これらの薬物動態モデルおよび薬物動態パラメータを用いた肝定量評価の臨床応用例，最新動向について紹介する。

〈0913-8919/23/¥300/論文/JCOPY〉

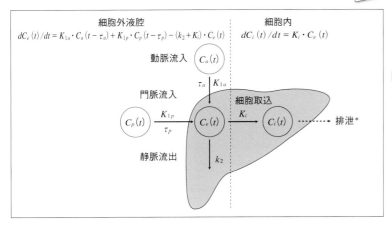

図1　2-in-1-uptake-1-out-2-コンパートメントモデル

$C_a(t)$：時間 t における動脈内の造影剤濃度
$C_p(t)$：時間 t における門脈内の造影剤濃度
$C_e(t)$：時間 t における肝組織内の細胞外液腔の造影剤濃度
$C_i(t)$：時間 t における肝細胞内の造影剤濃度
τ_a：動脈から組織への造影剤の到達時間
τ_P：門脈から組織への造影剤の到達時間
K_{1a}：動脈から細胞外液腔への移行速度係数
K_{1p}：門脈から細胞外液腔への移行速度係数
k_2：細胞外液腔から体循環への移行速度係数
K_i：細胞外液腔から細胞内への取り込み速度係数
＊ただし，肝細胞内からの排泄は考慮しないものとする

図中の式：
細胞外液腔：$dC_e(t)/dt = K_{1a} \cdot C_a(t - \tau_a) + K_{1p} \cdot C_p(t - \tau_p) - (k_2 + K_i) \cdot C_e(t)$
細胞内：$dC_i(t)/dt = K_i \cdot C_e(t)$

動脈流入　$C_a(t)$
門脈流入　$C_p(t)$
細胞取込
$C_e(t)$　$C_i(t)$
排泄＊
静脈流出
τ_a　K_{1a}
K_{1p}　τ_p　K_i
k_2

薬物動態モデルによる肝定量評価の臨床応用例と最新動向

前項で紹介した肝細胞特異性Gd造影剤のコンパートメントモデルによる肝定量評価の臨床応用として，主に肝線維化診断および肝機能評価への応用が進められている[4)～8)]。

Juluruらのさまざまな肝線維化ステージの22名の被験者を対象とした前向き症例対照研究によると，肝細胞取り込み速度係数（K_i）は線維化ステージと有意な相関（r＝－0.55，95％信頼区間 [－0.79～－0.14]，P＝0.01）を示し，高度線維化（F3～4）と非高度線維化（F0～2）の区別におけるROC曲線下面積（AUC）は0.84（[0.65～1.00]）であったとしている[5)]。また，薬物動態モデル解析により得られた定量的指標である K_i のAUCは，肝細胞造影相における信号強度から求められた非定量的指標である contrast enhancement index（CEI）と比較して有意に高く（P＝0.0248），薬物動態モデル解析の優位性が示されたことは特筆すべき点と考えられる。

また，Yamadaらは，33名の肝疾患患者を対象として，同様の薬物動態モデルで得られた薬物動態パラメータとMRエラストグラフィ（MRE）で測定された肝硬度との関連性についての前向き臨床研究を報告している[4)]。報告によると，肝硬度と薬物動態パラメータの相関係数（r）は，動脈流入速度係数（K_{1a}）で0.706（[0.696～0.708]，P＜0.0001），門脈流入速度係数（K_{1p}）で－0.699

（[－0.7049～－0.6948]，P＜0.0001），肝細胞取り込み速度係数（K_i）で－0.615（[－0.6283～－0.6180]，P＜0.0001），これらの係数を組み合わせた Hepatic Perfusion-Uptake Index（HPUI ＝－K_{1a}＋K_{1p}＋K_i）の相関係数は－0.783（[－0.7845～－0.7758]，P＜0.0001）であり，一般的な血液検査結果〔血小板数 r＝0.663 [0.6682～0.6588]，P＜0.0001：アルブミン r＝0.528 [0.5260～0.5039]，P＝0.0016：総ビリルビン r＝0.226 [0.2235～0.2527]，P＝0.2259：PT％ r＝0.566 [0.5729～0.5573]，P＝0.0006：albumin-bilirubin linear predictor（ALBI-LP）r＝0.545 [0.5353～0.5558]，P＝0.0010〕と比較して有意に高かったとしている。さらに，ステップワイズ線形回帰分析の結果，HPUIとALBI-LPと血小板数はそれぞれ独立した肝硬度の予測因子であり，これらの予測因子を組み合わせた肝硬度予測式を用いた肝細胞がん発がんの高リスク群とされる肝硬度＞5.0kPaの予測能はAUCで0.956と，ほかの予測因子と比較して有意に高かったとしている。肝細胞特異性Gd造影剤の薬物動態モデルを用いた肝定量評価は，肝血流のみならず肝細胞取り込み能を定量可能な魅力的な手法であるが，肝合成能や脾機能などの肝血流や肝細胞取り込み能以外の臨床的肝機能指標と組み合わせることで，多面的かつより正確な肝定量評価が可能となることが示された臨床的意義は大きいと考えられる。

一方，薬物動態モデルを用いた肝機能評価の臨床応用への取り組みとして，さまざまな技術的な改善が試みられてい

る[6)～8)]。

Simethらは，通常は非線形的最適化手法によって求められる薬物動態パラメータの線形的推定手法について報告している[6)]。報告によると，13例の高時間分解能EOB造影MRIから非線形モデルと線形モデルを用いて得られた肝細胞取り込み速度係数（K_i）の相関係数の中央値は0.91と高く，20例の低時間分解能EOB造影MRIから線形モデルを用いて得られた K_i はインドシアニングリーン（ICG）で測定された定量的肝機能と高い相関（r＝－0.72，P＝0.0004）を示し，測定値は先行研究ともよく一致したとしている。非線形モデルは高い計算コストや外れ値による解の不安定性が問題となるが，計算コストが低く，外れ値に対して安定する線形モデルの開発は，薬物動態モデルを用いた肝定量評価の臨床応用の実現可能性を高めるために大きく貢献するものと考えられる。

また，計算コストの改善方法として，人工知能的手法の応用も進められている。Simethらは，前出の線形コンパートメントモデルと人工ニューラルネットワーク（ANN）を用いて得られた肝細胞取り込み速度係数（K_i）の相関について報告している[7)]。報告によると，データ取得時間が16分間の場合の normalized root-mean-squared error（NRMSE）は，高時間分解能データに線形モデルを適用した場合，低時間分解能データに線形モデルを適用した場合，低時間分解能データにANNを適用した場合で，それぞれ0.60，1.77，1.21であり，取得時間が短くなると，従来用いられる非線形モデルでは，NRMSEが大幅に増加する傾向があったとしている。また，12分間

より短いデータ取得では，ANNはいずれの時間分解能データであっても統計的に有意な程度まで線形モデルを上回ったとしている。本研究の特筆すべき点として，ANNの学習過程において，generative adversarial network（GAN）という人工知能技術を用いて，動脈と門脈の入力波形を人工的に生成し，データ増強がなされている。今後も人工知能技術の応用による薬物動態モデルを用いた肝定量評価における計算コストの低減や解析結果の精度向上，実施に際しての簡便性の改善が期待されるところである。

また，昨今のMR撮像技術の改善により，高時間分解能データ取得が現実的なものとなってきていることから，より複雑な薬物動態モデルを用いた肝定量評価への応用も進められている。Truhnらは，16名の患者を対象に，造影剤投与後30分間にわたって収集したデータを肝細胞排泄の影響を考慮したコンパートメントモデルに当てはめ，4つの薬物動態パラメータ〔細胞外容積分画（V_e），動脈血流分画（AFF），肝細胞取り込み速度（K_u），排泄半減時間（$T_{1/2, e}$）〕を抽出し，従来モデルとの比較を報告している[8]。報告によると，肝細胞排泄を考慮した薬物動態モデルは取得データに対して良好な適合を示し，得られた薬物動態パラメータの平均値は従来モデルで得られた値と同等であり，バラツキが有意に少なく適合度が向上したとしている。このような，より厳密な薬物動態モデルによって得られる新規薬物動態パラメータのイメージングバイオマーカーとしての臨床的意義の解明は，本領域の発展に大きな影響を与える重要な臨床的課題であると考えられる。

一方，これまでに紹介してきたような薬物動態モデルに基づく厳密な薬物動態パラメータの推定とは別に，薬物動態モデルに基づく簡便な臨床指標の開発も進められている。肝予備能評価における簡便な臨床指標である hepatocellular uptake index（HUI）は，その一例である[9]。通常，EOB造影MRIが撮像されるのは造影剤投与後から20分以内であり，この間の造影剤の胆汁中への排泄が無視しうるほど少ないと仮定すると，時間tにおける細胞内の造影剤濃度は前出の式（2）

で示すとおり，$\int \{K_i \cdot C_e(t)\} \cdot dt$で表される。すなわち，EOBの細胞への取り込みは，組織の細胞外液腔に到達した造影剤量と細胞への取り込み速度によって規定され，血流とトランスポーター機能の両者を反映することが見て取れる。さらに，EOB造影MRIにおける肝の造影効果は，細胞外液中に存在するEOB濃度と，細胞内に取り込まれたEOBの積算濃度の総和を反映していると仮定できる。一方，肝組織と脾組織において，細胞外液の分布容積（V_d）はきわめて類似しており，肝線維化の程度にかかわらず一定であることが知られている[10]。したがって，細胞外液中の造影剤濃度が平衡に達している肝細胞造影相において，肝の細胞外液腔に存在するEOBによる造影効果は脾の造影効果で近似可能であり，EOBの造影効果を評価する際には重要な指標となる。この特徴を利用した定量的な肝機能の指標としてHUIが提唱されており，以下の式によって求められる。

$$HUI = V \cdot (L_{20} - S_{20}) / S_{20} \cdots\cdots (3)$$

このHUIの計算式（3）の意味するところは，EOB投与後20分における脂肪抑制併用T1強調画像における全肝の平均信号強度（L_{20}）と脾の平均信号強度（S_{20}）の差分が肝細胞内に取り込まれたEOBの造影効果を表し，さらに，脾の信号強度（S_{20}）で除し正規化することによって，単位体積あたりの肝細胞に取り込まれたEOBの濃度が近似され，これを肝体積（V）で積分することで，肝全体におけるEOBの肝細胞内への取り込み量を推定していることにある。HUIは，同じく肝細胞へのOATPを介した基質の取り込みの指標であるインドシアニングリーン血漿消失率とよく相関し[9]，肝切除術後肝不全予測における残肝予備能の推定や，肝切除術後の残肝機能の回復予想における有用性などが数多く報告されている[11, 12]。

将来展望

このように，肝細胞特異性Gd造影剤の薬物動態モデルによる肝定量評価は，モデル自体の進歩とともに，さまざまな

薬物動態パラメータが簡便かつ安定して得られるようになってきており，得られた指標のイメージングバイオマーカーとしての臨床的意義の解明こそが，今後の臨床的な重要課題である。特に，びまん性肝疾患への応用のみならず，限局性肝病変への応用はいまだ発展途上の分野であり，今後の発展が大いに期待される分野であると考えられる。

●参考文献
1) バイエル薬品株式会社：医薬品インタビューフォーム「EOB・プリモビスト®注シリンジ」第6版．2021．
https://pharma-navi.bayer.jp/sites/g/files/vrxlpx9646/files/2021-12/EOB_IVF_202112070.pdf
2) 杉山雄一，山下伸二，加藤基浩：ファーマコキネティクス 演習による理解．南山堂，東京，2003．
3) Schuhmann-Giampieri, G. : Nonlinear pharmacokinetic modeling of a gadolinium chelate used as a liver-specific contrast agent for magnetic resonance imaging. *Arzneimittelforschung*, 43 (9) : 1020-1024, 1993.
4) Yamada, A., Fujinaga, Y., Suzuki, T., et al. : Quantitative estimation of progression of chronic liver disease using gadoxetate disodium-enhanced magnetic resonance imaging. *Hepatol. Res.*, 48 (9) : 735-745, 2018.
5) Juluru, K., Talal, A.H., Yantiss, R.K., et al. : Diagnostic accuracy of intracellular uptake rates calculated using dynamic Gd-EOB-DTPA-enhanced MRI for hepatic fibrosis stage. *J. Magn. Reson. Imaging*, 45 (4) : 1177-1185, 2017.
6) Simeth, J., Johansson, A., Owen, D., et al. : Quantification of liver function by linearization of a two-compartment model of gadoxetic acid uptake using dynamic contrast-enhanced magnetic resonance imaging. *NMR Biomed.*, 31 (6) : e3913, 2018.
7) Simeth, J., Cao, Y. : GAN and dual-input two-compartment model-based training of a neural network for robust quantification of contrast uptake rate in gadoxetic acid-enhanced MRI. *Med. Phys.*, 47 (4) : 1702-1712, 2020.
8) Truhn, D., Kuhl, C.K., Ciritsis, A., et al. : A New Model for MR Evaluation of Liver Function with Gadoxetic Acid, Including Both Uptake and Excretion. *Eur. Radiol.*, 29 (1) : 383-391, 2019.
9) Yamada, A., Hara, T., Li, F., et al. : Quantitative evaluation of liver function with use of gadoxetate disodium-enhanced MR imaging. *Radiology*, 260 (3) : 727-733, 2011.
10) Suzuki, T., Yamada, A., Komatsu, D., et al. : Evaluation of splenic perfusion and spleen size using dynamic computed tomography : Usefulness in assessing degree of liver fibrosis. *Hepatol. Res.*, 48 (1) : 87-93, 2018.
11) Notake, T., Shimizu, A., Kubota, K., et al. : Hepatocellular uptake index obtained with gadoxetate disodium-enhanced magnetic resonance imaging in the assessment future liver remnant function after major hepatectomy for biliary malignancy. *BJS Open*, 5 (4) : zraa048, 2021.
12) Wang, Q., Brismar, T.B., Gilg, S., et al. : Multimodal perioperative assessment of liver function and volume in patients undergoing hepatectomy for colorectal liver metastasis : A comparison of the indocyanine green retention test, 99mTc mebrofenin hepatobiliary scintigraphy and gadoxetic acid enhanced MRI. *Br. J. Radiol.*, 95 (1139) : 20220370, 2022.

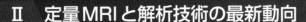

10. 肝MRエラストグラフィの技術 極 [KIWAMI]

沼野　智一　東京都立大学健康福祉学部放射線学科

物質の機械的性質の一つである硬さは，物体に力を加えた時に生じる変形（歪み）と，それを元の形に戻そうとする復元力（応力）によって定義される。手は物体に歪みを生じさせると同時に，掌や指先に存在する神経が応力を感知することで，硬さを知ることができる。さらに，これらの神経は温度も同時に感知する。手で触るという行為によって，われわれは「ほぼリアルタイム」で硬さと温度を知ることができる。これを医学に応用したものが「触診」であり，触診は古代ギリシャ時代から利用され続ける優秀な診断技術と言える。とは言うものの，触診は定量的な評価が難しく，深い部位への適用が困難になる場合がある。MRI装置や超音波画像診断装置などを利用したエラストグラフィは，触診が苦手とする「定量的な硬さ評価」と「深い部位への適用」を可能にする画像診断技術である。MRIを利用したMRエラストグラフィ（MR elastography：MRE）は，1995年に報告[1]されて以来，脳[2]，乳房[3]，肝臓[4],[5]，前立腺[6]，骨軟部領域[7]などに応用され，本邦では2022年度の診療報酬改定によって「肝エラストグラフィ」がE202（磁気共鳴コンピューター断層撮影）で600点の加算となり，nonalcoholic steatohepatitis（NASH）による肝線維化診断に利用されている。本稿では，MREの基礎と肝MREの撮像技術に軸足を置いて，技術の極[KIWAMI]を概説する。

剪断波の利用

硬さを知るためには，何らかの力によって対象部位を歪ませる必要がある。MREでは，前述の「歪み・応力」として，体表面に設置する振動子（パッシブドライバ）による振動波を利用する。振動波を含む「波」には縦波（疎密波）と横波（剪断波）があり，代表的な疎密波は音波や地震の初期微動（P波）などである。他方の代表的な剪断波は，弦楽器の弦振動や地震の主要動となるS波などである。疎密波と剪断波の音速には大きな差があり，生体内を伝播する疎密波の音速は，剪断波に比べて100〜1000倍となる。MRIは時間分解能に優れた画像診断装置ではないので，疎密波は音速が速すぎるために画像化が困難となる。よってMREでは，対象部位を伝播する剪断波を画像化することで硬さを求める。

剪断波の画像化

MRIは，一般的な画像診断で利用されるMR強度画像（図1 a）に付随して，MR位相画像（図1 b）を出力することができる。しばしば，MR位相画像にはphase wrap（位相ラップ）と呼ばれる縞状のパターンが生じる。MR位相画像の画素値は「位相」なので，0〜2πまでしか表示できない。この場合，画素値が2πを超えた箇所に位相ラップが生じ，隣り合う画素値が不連続となる箇所が生じる。これにより，前述の縞状のパターンが出現する。これに対して，phase unwrap（位相アンラップ）と呼ばれる，2πを超える画素値を認識させる画像処理（図1 c）を行うと，画素値の不連続箇所を解消することができる[8],[9]。MREは，位相アンラップ処理されたMR位相画像（図1 d）を利用することで，対象内部を伝播する剪断波を画像化する。

グラディエントエコー法によるMREパルスシーケンスダイアグラムを示す（図2 a）。MREパルスシーケンスにはmotion encoding gradient（MEG）と呼ばれる傾斜磁場が印加され，MEGはシーケンスの「微小な変位に対する感度」を増強する。MEGによる効果は，横磁化が発生している間に作用するので，RF励起後からエコーを収集する間の，横磁化が発生している間にMEGを印加する。MEGの効果を説明するために，図2 bで振動（変位）とMEGが横磁化に及ぼす影響を説明する。なお，説明を簡単にするために，各種エンコードや横緩和などによる横磁化の変化は無視する。時間とともに上下に変位する横磁化を，扇子で表す（図2 b α〜ε）。扇子が広がる角度は横磁化の位相分散を示し，向きは位相シフトを示している。最初に，図2 b α〜γでは極性が正のMEGが印加されているので，横磁化の位相分散が発生する。これと同時に，横磁化の上方向への変位と正のMEGは同調しているので，位相シフトも発生する。次に，図2 b γ〜εではMEGの極

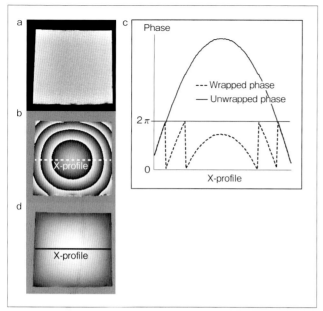

図1　位相ラップと位相アンラップ
　a：MR強度画像
　b：MR位相画像
　c：位相アンラップの概略図
　d：位相アンラップ処理後のMR位相画像

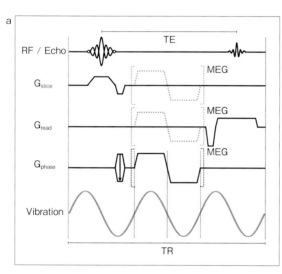

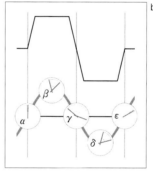

図2　MREとMEG
　a：グラディエントエコー法によるMRE
　b：変位とMEGが横磁化に与える影響

性が正から負に切り替わっているので，横磁化の位相収束が発生する。一方，横磁化の下方向への変位と負のMEGは，引き続き同調しているので，位相シフトが大きくなる。これにより，MEGが変位を位相シフトに変換し（図2 b α vs. ε），この情報はMR位相画像に畳み込まれる（図3 a）。この時，振動強度が極端に強力でないかぎり，変位の情報はMR強度画像に画像化されない（図3 b）。このように，MREはMR位相画像を利用するので，MR強度画像を利用する各種強調画像法とは一線を画す。

　MREでは検査精度を高めるために，MEG周期と振動位相が異なる複数回の撮像を実施する。一般的には，初期振動位相が0°，90°，180°，270°で同調し

た撮像を4回実施し，得られたMR位相画像に画質改善のためのフィルタ処理を施した波画像（ウエーブイメージ）を得る（図4）。MEGは印加した軸のみに変位の感度を持つので（この解釈は，拡散強調画像のmotion probing gradient：MPGと同じ），三次元的に正確な変位の情報を得るためには，それぞれX，Y，Z軸のみにMEGを印加した撮像が必要となる（4初期振動位相×3軸＝12回撮像）。このように，正確な変位の情報を得るためには時間的コストを必要とするので，すべてのMREで「12回撮像」を実施するわけではない。MEGは位相エンコードや周波数エンコードと同時に印加することができないので，MREパルスシーケンスのエコー時間（TE）は長くなる。TEの延長はT2（もしくはT2＊）

の影響を受けやすくなるので，極端にT2が短い組織をMREの対象にする場合，十分な検査精度を保てない可能性があるので注意を要する。

ウエーブイメージから弾性率画像へ

　波動の性質として，剪断波の波長と音速は，通過する物質の硬さによって変化する。物質の硬さが上昇すると剪断波の波長は延長（音速は増速）し，軟らかくなると短縮（減速）する。MREでは，物質の硬さによって変化する剪断波の波長（あるいは振幅）をMR位相画像に可視化することができるので，これらの情報から剪断弾性率（弾性率）を算出・画像化する。観測対象が均一の組

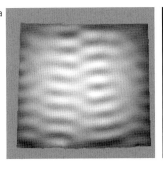 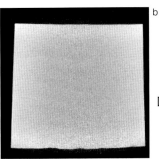

図3　MR位相画像による
剪断波の画像化
a：MR位相画像（位相
　アンラップ処理後）
b：MR強度画像

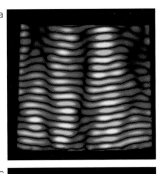 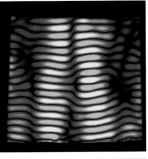 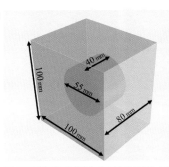 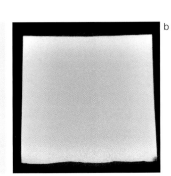

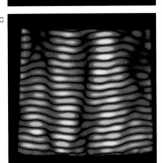 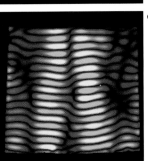 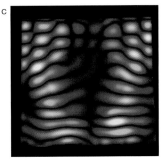 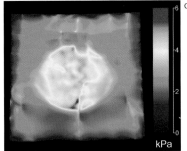

図4　初期振動位相が異なるウエーブイメージ
　　　a：初期振動位相0°，b：90°
　　　c：180°，d：270°

図5　弾性率の画像化（振動周波数100Hz）
　　　a：ファントムの内部構造，b：MR強度画像
　　　c：ウエーブイメージ，d：エラストグラム

織で，その弾性率に線形性と等方性が担保されている場合，次の式が成り立つ。

$$\mu = \rho \cdot f^2 \cdot \lambda^2 \quad\text{……………}(1)$$

ここで，ρは組織の密度，fは剪断波の周波数，λは剪断波の波長である。生体の場合，組織の密度は$1\,\text{g}/\text{cm}^3$で近似が可能であり，剪断波の周波数はパッシブドライバの振動周波数と同じである（撮像時にユーザーが設定）。ウエーブイメージから剪断波の波長を測定できれば，式（1）から局所ごとの弾性率μを求めることができる。これを利用するアルゴリズムにlocal frequency estimation（LFE）[10]がある。図5に，アクリルアミド製ゲルファントムのMRE（振動周波数100Hz）を示す。振動波はファントム底部から上部に向かって進行している。ファントムの内部には円筒形の構

造体（図5 a）があり，内部構造体のアクリルアミド濃度は6w/v%，バックグラウンドの濃度は5w/v%なので，内部構造体はバックグラウンドよりも硬い。内部構造体とバックグラウンドのアクリルアミド濃度差が小さいので，MR強度画像（図5 b）では内部構造体の画像コントラストが得られない。一方，ウエーブイメージでは，剪断波の波長が内部構造体によって変化し（図5 c），その波長変化が弾性率の違いとして，エラストグラムに画像化（図5 d）されている。このように，MREはMR強度画像で描画できない画像コントラストを弾性率の違いとして画像化することができる。

LFEのように，波長から弾性率を求める方法のほかに，波動方程式を利用する方法もある。剪断波が観測対象を伝播する時に，体積が変化しないと仮定すると，次の式が成り立つ。

$$\mu = -\frac{(\rho \cdot \omega^2 \cdot u)}{\Delta u} \quad\text{……………}(2)$$

ここで，ωはパッシブドライバの角周波数，uは剪断波によって生じる変位（振幅），Δはラプラシアン（変位を空間的に二階偏微分する作用素）である。角周波数はパッシブドライバの振動周波数から読み替えが可能なので，ウエーブイメージから剪断波の振幅を測定できれば，式（2）から弾性率μを求めることができる。これを利用するアルゴリズムにalgebraic inversion of the differential equation（AIDE）[11]がある。

MREの特性

最初に，剪断波の波長とエラストグラムの空間分解能について説明する。図6に振動周波数の違いによるウエーブイ

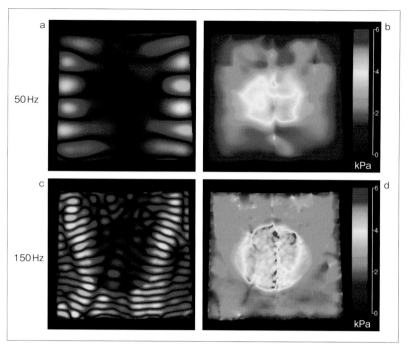

図6　振動周波数と空間分解能
　　a：ウエーブイメージ（50Hz），b：エラストグラム（50Hz）
　　c：ウエーブイメージ（150Hz），d：エラストグラム（150Hz）

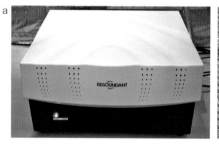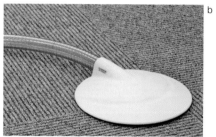

図7　肝MREの振動発生装置
　　a：アクティブドライバ
　　b：パッシブドライバ

メージとエラストグラムを示す。使用したファントムは図5で使用したものと同じであり，上段は振動周波数50Hz，下段は150Hzである。振動周波数が高くなると，剪断波の波長が短くなる（図6 a vs. c）ので，エラストグラムの空間分解能が向上する（図6 b vs. d）。しかしながら，振動周波数が高くなると，一般的な波動の性質により振動波の貫通力が低下し，より深い部位での剪断波発生が困難になる。十分な変位量を持った剪断波が発生しないかぎり，MREは実施できないので，振動の貫通力と空間分解能をトレードオフした適切な振動周波数を設定する必要がある。肝MREの振動周波数は，このトレードオフから60Hzが推奨されている。

次に，振動周波数と粘性について説明する。MREが画像化しているのは，弾性と粘性が混じり合った粘弾性率であり，撮像対象が粘弾性体の場合は，振動周波数が変化すると粘性の効果も変化する。一般的に，生体は粘弾性体なので，振動周波数60Hzで得られたエラストグラムと90Hzのエラストグラムは，粘性の効果が異なるので比較できない。肝MREでは，振動周波数60Hzでの実施がQIBA Profile：MRE of the Liverで示されており，肝臓は粘弾性体なので，60Hz以外での実施は極力避けるべきである（実施してはいけない）。

肝MRE概要

本邦では，NASHによる肝線維化診断に肝MREが利用されている。肝線維

化とは，損傷部が過度の組織増生を伴って治癒することで，肝臓内に過剰な結合組織が蓄積した状態である。線維化自体は症状を引き起こさないが，門脈圧亢進症や肝硬変を招きうる。さらに，その症状が進行すると，肝臓がんに至る場合もある。肝線維化の進行度を診断する肝生検は侵襲的な検査となるが，肝MREは非侵襲的に線維化（硬さ）を評価する。さらに，肝生検は刺した箇所の肝線維化の進行度しか診断できないが，肝MREは肝生検よりも広い領域の診断が可能である。このように，肝MREは肝生検に変わる画像診断技術として注目されている。

パッシブドライバの設置方法

肝MREでは，音圧を利用した振動発生装置（アクティブドライバ）を使用する（図7 a）。アクティブドライバ内部にはボイスコイル（≒スピーカ）が内蔵されており，これが任意周波数の正弦波音圧を発生させる。アクティブドライバには樹脂製パイプの一端が接続されており，樹脂製パイプのもう一端には直径18.5cmの円盤状振動子（パッシブドライバ）が接続されている（図7 b）。連結した「アクティブドライバ−樹脂製パイプ−パッシブドライバ」には気密性が保たれているので，アクティブドライバが発生した音圧は，そのままパッシブドライバの音圧振動となる。QIBA Profile：MRE of the Liverでは，パッシブドライバの設置位置を，右鎖骨中心線と剣状突起レベルが直交する点に設置するように指示している（図8）。この時，パッシブドライバは体幹部の曲率によって，体軸をZ軸とした回転角「ヨー」が発生する（図8 e, f）。この時「ヨー」の角度は，パッシブドライバと体表面の隙間に「スポンジなどを楔のように挟み込む」ことで維持し，パッシブドライバは弾性体ベルトでタイトに固定する。正しい位置に設置したパッシブドライバは肋骨を振動させるので，肋骨のさまざまな箇所から球面波が発生し，これらが肝内に散乱や反射などの影響が少ない「コヒーレント性の高い」剪断波を発生させる（ホ

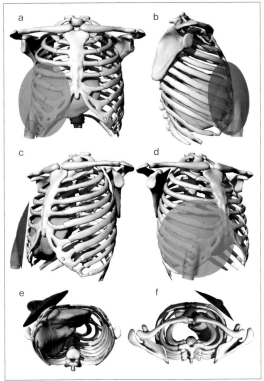

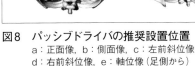

図8　パッシブドライバの推奨設置位置
　　　a：正面像, b：側面像, c：左前斜位像
　　　d：右前斜位像, e：軸位像（足側から）
　　　f：軸位像（頭側から）

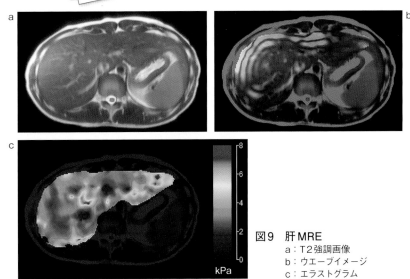

図9　肝MRE
　　　a：T2強調画像
　　　b：ウエーブイメージ
　　　c：エラストグラム

イヘンスの原理）。図9bのウエーブイメージを確認すると，パッシブドライバからの距離が離れているS₆やS₇にも，肋骨が十分な振動強度の剪断波を発生させている。これは前述したホイヘンスの原理を示した結果となる。肝MREでは，肝臓を振動させるよりも，肋骨を振動させる意識を持ってパッシブドライバを設置することが望ましい。

コヒーレント性の高いウエーブイメージを得るために

　すべてのMREにおいて，対象内部を伝播する剪断波は，反射，散乱，回折などの影響を必ず受ける。特に，生体を伝播する剪断波はこれらの影響をより強く受け，見かけ上の波長（変位）を変化させる。MREは波長（変位）から弾性率を算出するが，反射などによる見かけ上の波長（変位）変化を自動判別することは困難であり，誤った弾性率を算出する可能性がある。筆者の経験では，適切なパッシブドライバを適切に固定する

ことが，コヒーレント性の高い（反射，散乱，回折などの影響が少ない）ウエーブイメージを得るための必須条件であり，これを達成するためには，剪断波発生メカニズムの理解が必要である。コヒーレント性の低いウエーブイメージは，その後の画像処理を駆使してもコヒーレント性の改善が不可能なので，MREはコヒーレント性の高い剪断波を発生させるための撮像手技が最も重要である。

◎

　本稿によって，MREに興味を持っていただける方が一人でも増えれば幸いである。

●参考文献
1) Muthupillai, R., Lomas, D.J., Rossman, P.J., et al. : Magnetic resonance elastography by direct visualization of propagating acoustic strain waves. *Science*, 269（5232）: 1854-1857, 1995.
2) Liu, G.R., Gao, P.Y., Lin, Y., et al. : Brain magnetic resonance elastography on healthy volunteers : A safety study. *Acta Radiol.*, 50 (4): 423-429, 2009.
3) Plewes, D.B., Bishop, J., Samani, A., et al. : Visualization and quantification of breast cancer biomechanical properties with magnetic resonance elastography. *Phys. Med. Biol.*, 45（6）: 1591-1610, 2000.
4) Rouviere, O., Yin, M., Dresner, M.A., et al. : MR elastography of the liver : Preliminary results. *Radiology*, 240 (2) : 440-448, 2006.
5) Yin, M., Talwalkar, J.A., Glaser, K.J., et al. : Assessment of hepatic fibrosis with magnetic resonance elastography. *Clin. Gastroenterol. Hepatol.*, 5 (10): 1207-1213 e2, 2007.
6) Arani, A., Plewes, D., Krieger, A., et al. : The feasibility of endorectal MR elastography for prostate cancer localization. *Magn. Reson. Med.*, 66（6）: 1649-1657, 2011.
7) Dresner, M.A., Rose, G.H., Rossman, P.J., et al. : Magnetic resonance elastography of skeletal muscle. *J. Magn. Reson. Imaging*, 13（2）: 269-276, 2001.
8) Moon-Ho Song, S., Napel, S., Pelc, N.J., et al. : Phase unwrapping of MR phase images using Poisson equation. *IEEE Trans. Image Process.*, 4（5）: 667-676, 1995.
9) Barnhill, E., Kennedy, P., Johnson, C.L., et al. : Real-time 4D phase unwrapping applied to magnetic resonance elastography. *Magn. Reson. Med.*, 73（6）: 2321-2331, 2015.
10) Manduca, A., Oliphant, T.E., Dresner, M.A., et al. : Magnetic resonance elastography : Non-invasive mapping of tissue elasticity. *Med. Image Anal.*, 5（4）: 237-254, 2001.
11) Oliphant, T.E., Manduca, A., Ehman, R.L., et al. : Complex-valued stiffness reconstruction for magnetic resonance elastography by algebraic inversion of the differential equation. *Magn. Reson. Med.*, 45（2）: 299-310, 2001.

11. 4D flow MRIの最新動向

寺田　理希　磐田市立総合病院放射線診断技術科

4D flow MRIはMR撮像法の一種で，血流ダイナミクス（血液の流れの特性）を評価できる。3D cine PC法で得られる3方向の位相画像とMR angiography（MRA）画像を使用し，血管内の種々多様な血管内流体解析を可能にする。近年では，4D flow MRIは一般的MRI用語となりつつあり，診断や血管性病変発生の推定，予防，予後推定や治療方針の決定のパラメータとして用いるために，多くの施設で行われてきている。今回は，4D flow MRIを理解していただくため，技術的背景から臨床的有用性について紹介する。

4D flow MRIの特徴

4D flow MRIは，三次元画像に流体の三次元速度ベクトルを心時相で時相分割した血流情報を合わせて血流解析を行う検査法の総称である。この手法で必要な画像は，血管外観を構築できるMRA画像と血流情報を持つ位相画像である。MRA画像は，phase contrast（PC）MRA画像，time of flight（TOF）法，arterial spin labeling（ASL）法などを使用した非造影MRA画像や造影MRA画像を使用することが一般的である。心臓など心拍の動きに合わせたMRA画像が必要な場合には，コヒーレント型gradient echo（GRE）シーケンスによるcine MRA画像を使用する。位相画像では，2D cine PC MRIを使用する方法が古くから用いられており，流速を測定することが可能であった[1]~[9]。この方法では，流体が層流であるという前提で流速を測定しており，非層流成分を計測対象とすることができないため，使用制限がある。また，多断面での撮像による撮像時間の延長や，空間分解能が低いこと，SNRが低いことなど多くの問題があり，4D flow MRIとしての臨床使用は難しいのが現状であった。効率的に多断面で3方向の位相画像を得ることのできる三次元収集型のcine PC法（3D cine PC MRI）[10]~[16]を使用した4D flow MRIでは，関心領域内の流速ベクトルが全体的に測定可能であり，速度ベクトル由来のさまざまな指標〔血管壁や内皮に対する力学的影響に関する付随情報（壁剪断応力：WSS，振動剪断インデックス：OSIなど）[10]~[11]，流れの定量化（断面の最大流速や平均流速，流量），流れを線状に可視化（STL），エネルギー損失[17]~[19]，turbulent kinetic energy（TKE）[20],[21]，流線情報など〕を得ることが可能で，血流に基づくさまざまな解析が可能となる。

4D flow MRIによる新しい画像情報は革新的評価であり，全身の血流に基づく疾患の評価，治療，効果判定に役立つと思われる。

4D flow MRIの基本的撮像原理

PC法の特徴は，GRE法を使用して対になった傾斜磁場（bipolar gradient）を使用することである。bipolar gradientにより，静止部では位相シフトが0になるのに対して，印加方向の血流部では位相シフト（位相のズレ）を生じさせる。bipolar gradient位相シフト量は，bipolar gradientの強度（velocity encoding：VENC）や血流速に依存して変化する。この位相差を信号として，遅い血流から速い血流まで目的血管の流速に合わせた最適なVENCの設定により，高いSNRを得ることができる。

4D flow MRIでは，このPC法を心電図と同期することにより，心周期に応じた位相画像の描出が可能で，流速や流れの方向の評価ができる。

三次元収集法では短いTRとTEを使用し，スライスと位相方向にエンコーディングを行いながら，x, y, z軸の3方向にbipolar gradientによる速度エンコードを行い，空間三次元に時間軸を含めた四次元データを効率良く収集し，心周期ごとの実データである位相画像と強度画像の四次元血流情報を同時に得ることができる[10],[14]~[16]。

4D flow MRIの精度について

4D flow MRIでは，精度管理が重要となる。精度検証項目としては，速度プロファイルの正確性，空間分解能とSNRの速度計測精度に及ぼす影響，空間分解能が速度プロファイルの血管形状や壁剪断応力の精度に及ぼす影響，速度ノイズの影響，臨床における精度検証などが考えられる。

速度プロファイルは，3軸に均一なVENCが付加されなければ正確に得るこ

〈0913-8919/23/￥300/論文/JCOPY〉

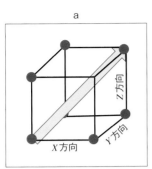
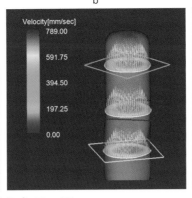
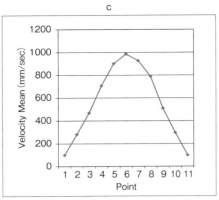

図1　Flow-phantom による速度プロファイル
　a：ファントム断面画像：X, Y, Z軸に均等な定常流ファントムを作成し，血流と同様な粘調度に調整した40％グリセリン溶液を
　　　平均速度60cm/sの定常流で流し測定をしている。
　b：各セクションの速度ベクトル画像：各セクションのベクトルが放物線を描き良好に描出されていることがわかる。
　c：セクションの速度プロファイル曲線：プロファイル曲線でも両辺から中心部にかけて均一な速度であり，中心部で最高速度
　　　100cm/sの値を示し，正確なプロファイル曲線であることが示されている。

とはできない。速度プロファイルを正確に得ることで，さまざまな解析の正確性は向上する。速度プロファイルを測定した結果を図1に示す。各セクションのベクトル画像は放物線を描き，良好に描出されている（図1 b）。また，プロファイル曲線では，両辺から中心部にかけて均一な速度で，中心部は最高速度100cm/sの値を示し正確なプロファイル曲線であることが示されている（図1 c）。

空間分解能とSNRの速度計測精度に及ぼす影響は，福山氏による論文で報告されている[22]。6mm管以上であれば，直径の30％以下のボクセルサイズで断面平均流速は10％以下の誤差に収まり，直径の10％以下のピクセルサイズで中心部最高流速は10％以下の誤差に収まると示されている。また，脳血管を想定した3mm管では，ボクセルサイズが0.67mm×0.67mm×0.67mm（直径の22％）の時に断面平均流速の誤差は20％以下になったが，10％以下にはならなかった。これは，SNRが充分でなかったためと考えられる。したがって，4D flow MRIの精度を保つには，SNRを十分に得た上で，断面平均流速では直径の30％以下のボクセルサイズ，最高流速では直径の10％以下のボクセルサイズが必要である。特に脳血管のような3mm程度の血管が対象の場合は，SNRとボクセルサイズのバランスを考慮したパラメータの設定が必要である。

空間分解能が速度プロファイルの血管形状や壁剪断応力の精度に及ぼす影響では，ボクセルサイズが相対的に大きいほど部分体積現象が生じ，中心部の最高流速は過小評価され，血管壁では速度が0cm/sにならず過大評価される可能性がある。このことは，4D flow MRIデータに基づいた血管壁近傍での速度プロファイルの立ち上がりが鈍いため，真の血管壁剪断応力よりも低くなることを意味する。そのため，空間分解能を高くすることが重要である。

速度ノイズの影響では，VENCは，速度ノイズ $[(\sqrt{2}/\pi)(VENC/SNR)]$ に大きくかかわるパラメータである。最適なVENC速度の設定は，速度ノイズを減少させることでVNRを向上させ，確度・精度の高いデータの収集が可能となる。velocity noise ratio（VNR）は，造影剤を使用すること，磁場強度の高い装置を使用すること，パラメータの最適化などでSNRを高くすることで向上させることができる。また，VENCの設定時は，最大流速値を超えない範囲でできるだけ低めに設定することが重要である[23]。

4D flow MRIの高速撮像法

4D flow MRIの撮像時間は，通常収集の場合，位相数×心拍数×スライス数×繰り返し回数であり，臨床での撮像は困難なほどの長い撮像時間となる。そこで臨床応用していくためには，高速撮像法の使用が必須となる。また，撮像時間が長いことにより空間分解能に影響すること，モーションアーチファクトの影響が大きくなるなど，問題が多く存在する。

高速撮像法としては，周辺時相のデータを共有化するview per segment，データを間引き展開するパラレルイメージング[24), 25]，4D flow MRIでは心時相を持つため，この時間軸成分の間引きと展開を行う時間軸成分利用型のパラレルイメージング[26)〜28]，データをランダムに間引くことでアーチファクトを減少させ繰り返し演算でデータを復元しSNRが低下しないcompressed sensing，高速のリードアウトでk空間データを高速に充填するecho planar imaging（EPI）など，多種多様な高速撮像法が存在する。これらの手法を組み合わせて使用することにより，5分程度で撮像が可能となる。高速撮像法によってSNR低下やアーチファクトの出現などによる解析データの精度低下のトレードオフを生じる場合があり，特徴を理解した使用を考慮する必要がある。

4D flow MRIの臨床的有用性

1. 脳・頸部系

中枢神経系では，脳血管，頸部血管，脳脊髄液などが4D flow MRIの対象となる。

脳血管系では，血流速度，方向，渦

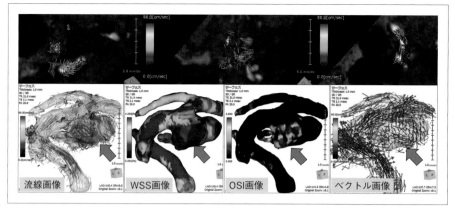

図2　左内頸動脈瘤の4D flow MRI
　流線画像は、動脈瘤（↑）内に渦流を確認できる。また、動脈瘤の壁は、内頸動脈よりも低いWSSであり、OSIが高値となっている。ベクトル画像は動脈瘤内の乱れた様子を観察できる。

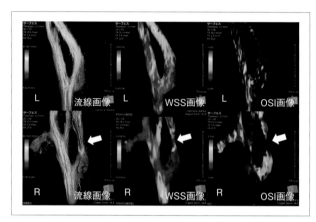

図3　頸動脈の4D flow MRI
　上段の左頸動脈は正常で、内頸動脈起始部背側に流れの剥離、再循環による流れの乱れが流線画像で観察できる。下段の右頸動脈は、内頸動脈で狭窄（◁）があり、狭窄部を起点にジェット流が観察できる。また、内頸動脈起始部背側は、WSSの低下とOSIの増加が左頸動脈に比較して顕著に変化している。

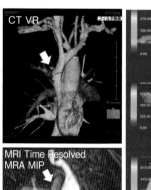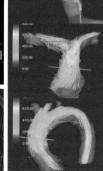

図4　部分肺静脈還流異常症の4D flow MRI
　造影CTのVRと造影MRIの⇨の部位で合流が認められる。4D flow MRIでは右上葉の流れが上大静脈に流れ込む血流が認められ、1心拍あたり0.5mL程度の流量があることが計測できる。また、肺動脈と大動脈の流量の測定からQp/Qsを得ることができ、合流部からの流量を推定することも可能である。術前評価に有用である。
（参考文献33）より引用改変）

流、血流パターンなどを解析することで、脳血管内の血流の乱れや循環動態の変化を評価できる。主に脳動脈瘤、血管狭窄、血管閉塞が対象となる。脳動脈瘤に最も多く使用されており、発生、増大、破裂の過程に血流動態や血管壁に対する影響が大きく関与していると考えられ、臨床での解析が行われている。血流や動脈形状は、血管壁に対するWSSを変化させ、血管炎症の一因となるとされる。血管内皮細胞機能の恒常性のためには適切なWSSが必要であり、慢性的な低いWSSへの曝露は血管壁に損傷を与え、アポトーシスや動脈硬化の要因と報告されている[29]。また、WSSの高低がリスクにかかわるとの報告もあり、これらの機序が解明されれば大変に有用であると思われる。図2に脳動脈の症例を示す。左内頸動脈の背部に突出する動脈瘤（図2↑）を認めている。3T MRI装置を使用し、MRA画像はTOF法を、位相画像は3D cine PC法を使用

し、両画像の位置補正を行った上でフュージョンさせ、血流解析を行っている。精度向上のため、空間分解能は0.75mmで、撮像時間は約5分である。流線画像では、動脈瘤内に渦流を確認できる。また、動脈瘤の壁は、内頸動脈よりも低いWSSであり、OSIが高値となっている様子も観察できる。

　頸部血管では、分岐部の血流パターンの認識により、プラークに関する術前評価やステント留置術後の評価などが可能となる。また、狭窄部の血流の評価にも役立つ（図3）。

　脳脊髄液の動態評価は、古くから2D PC法で行われてきたが、単断面での評価であった。4D flow MRIを使用することで、三次元方向への流れや方向が評価できるとの報告がある。しかし、心電図同期が基本となる撮像であり、脳

血管の拍動や呼吸性移動の影響も大きく、限界もあると思われる。

2. 胸部領域

　胸部領域では、心臓疾患、胸部大動脈、肺動脈が4D flow MRIの対象となる。

　心臓疾患では、左室流出路が肥厚して流出路狭窄によるジェット流が生じることでらせん流を評価できる肥大型心筋症（hypertrophic cardiomyopathy：HCM）[30]、拡張型心筋症（dilated cardiomyopathy：DCM）のTKEによる血流動態[31]、心筋梗塞における心機能や血流評価[32]などが行われている。また、先天性心疾患では、流線画像を使用した血流動態評価や血流量を評価して術前評価に使用することが可能である。図4では、部分肺静脈還流異常症（partial

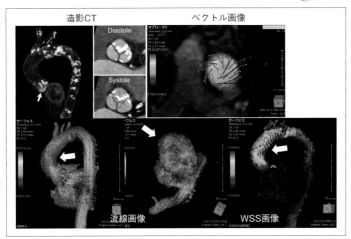

図5　大動脈弁狭窄症の4D flow MRI
造影CTにおいて多数の石灰化を認める。特に大動脈弁周囲に高度な石灰化を認め大動脈弁狭窄症と診断される症例。
4D flow MRIのベクトル画像の上行大動脈横断像は，後壁に沿って渦流速が認められる。流線画像は，上行大動脈の領域にらせん流を観察できる。また，WSSの変化が大きくなっている様子も観察できる。
（出典元：Internal Medicine. Volume 54 Issue 13 Pages 1669-1970）

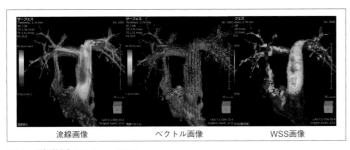

図6　肺動脈4D flow MRI
正常例であり，流線画像とベクトル画像は肺動脈内の層流を観察できる。WSS画像は，層流により高い値が得られていて異常は認めない。

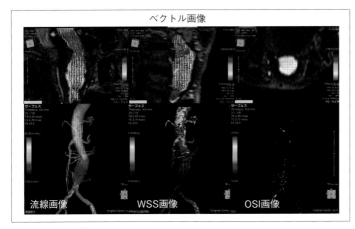

図7　腹部大動脈瘤の4D flow MRI
断面によるベクトル画像は，瘤内の乱れた様子を観察できる。流線画像では瘤内に乱れた流れを確認でき，WSSは低下してOSIが高値となっている。

anomalous pulmonary venous connection：PAPVC）の症例を示す[33]。血管外観を作成するMRAは造影剤を使用したtime resolved MRAを使用し，右上葉の肺静脈が上大静脈に合流することがわかる。また，4D flow MRIの流線画像でわずかな血流があることも観察できる。術前に肺血流量と全身血流量の比（Qp/Qs）を診断することができ，有用である。

胸部大動脈領域では，大動脈瘤では，健常者では発生しない拡張期に起因す

る長軸方向のvortical flowと垂直方向のhelical flowが流線画像で可視化可能となる。その乱流に伴う血管壁への影響について，WSSやOSIで評価することも可能である。また，2尖弁などによる大動脈弁狭窄疾患の場合にも同様な解析をすることで，上行大動脈への影響を評価できる。図5では，大動脈弁の高度な石灰化による大動脈弁狭窄症例での4D flow MRIを示す[34]。

肺動脈領域では，肺高血圧症における肺動脈幹の渦流の形成を流線画像で評価できる。また，WSSの血管リモデリングにおける関係性などの評価がなされている。渦流の形成やWSSの評価により，肺高血圧症の診断，治療後の評価，予後予測に役立つ可能性がある。図6に，肺動脈の画像を示す。

3. 腹部領域

腹部領域では，腹部大動脈瘤，腹腔動脈狭窄症，腎動脈狭窄，門脈にかかわる疾患など，さまざまな腹部血管性病変が対象となる。腹部大動脈瘤では，流線画像により動脈瘤内部の渦流，らせん流や乱流を評価でき，WSSによる定量評価により破裂のリスク予測の評価が期待されている。また，ステントグラフト内挿術（EVAR）術後の流線画像による血流の可視化，WSS，エネルギー損失の変化などの評価も有用である。図7に腹部大動脈瘤の画像を示す。また，腹部領域では，腹腔動脈，上腸間膜動脈，腎動脈などの血流評価も可能であり，応用範囲は広い（図8）。

今後の展望

4D flow MRIは，形態評価に加えて血管内流体解析をできる新しい検査法である。4D flow MRIでは，高速撮像法の使用による撮像時間の短縮，高いSNRの取得，高分解能化など，トレードオフの中での精度の高い位相画像描出が望まれる。最適化など多くの検討が今後の課題であり，普及への必要事項であると考える。

今後，最適化された4D flow MRIにより，多くの施設で脳・頸部領域，胸部領域，腹部領域など，さまざまな領

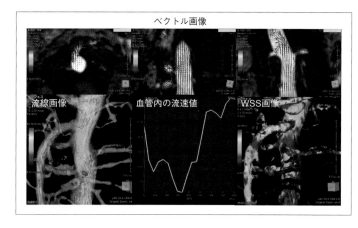

ベクトル画像

流線画像　　　血管内の流速値　　　WSS画像

図8　腹部動脈の4D flow MRI
ベクトル画像は動脈内の層流を観察できる。流線画像とWSS画像では，動脈内が層流であり異常は認めない。また，セクションによる血流測定が可能である。

域で血行力学的パラメータが解析されることにより，エビデンスが増加し，血行動態に起因する病変の診断や血管性病変発生の推定，予防，予後推定や治療方針の決定のため，重要な情報を提供できることが予測される。

●参考文献
1）Nayler, G.L., Firmin, D.N., Longmore, D.B. : Blood flow imaging by cine magnetic resonance. *J. Comput. Assist. Tomogr.*, 10（5）: 715-722, 1986.
2）Pelc, N.J., Herfkens, R.J., Shimakawa, A., et al. : Phase contrast cine magnetic resonance imaging. *Magn. Reson. Q.*, 7（4）: 229-254, 1991.
3）Mohiaddin, R.H., Yang, G.Z., Kilner, P.J. : Visualization of flow by vector analysis of multidirectional cine MR velocity mapping. *J. Comput. Assist. Tomogr.*, 18（3）: 383-392, 1994.
4）Rebergen, S.A., Wall, E.E., Doornbos, J., et al. : Magnetic resonance measurement of velocity and flow : Technique, validation, and cardiovascular applications. *Am. Heart. J.*, 126（6）: 1439-1456, 1993.
5）Frayne, R., Steinman, D.A., Rutt, B.K., et al. : Accuracy of MR phase contrast velocity measurements for unsteady flow. *J. Magn. Reson. Imaging*, 5（4）: 428-431, 1995.
6）Dumoulin, C.L. : Phase contrast MR angiography techniques. *Magn. Reson. Imaging. Clin. N. Am.*, 3（3）: 399-411, 1995.
7）Napel, S., Lee, D.H., Frayne, R., et al. : Visualizing three-dimensional flow with simulated streamlines and three-dimensional phase-contrast MR imaging. *J. Magn. Reson. Imaging*, 2（2）: 143-153, 1992.
8）Lotz, J., Doker, R., Noeske, R., et al. : *In vitro* validation of phase-contrast flow measurements at 3T in comparison to 1.5T : Precision, accuracy, and signal to- noise ratios. *J. Magn. Reson. Imaging*, 21（5）: 604-610, 2005.
9）Lee, V.S., Spritzer, C.E., Carroll, B.A., et al. : Flow quantification using fast cine phase-contrast MR imaging, conventional cine phase-contrast MR imaging, and Doppler sonography : *In vitro* and *in vivo* validation. *Am. J. Roentgenol.*, 169（4）: 1125-1131, 1997.
10）Markl, M., Chan, F.P., Alley, M.T., et al. : Time-resolved three-dimensional phase-contrast MRI. *J. Magn. Reson. Imaging*, 17（4）:

499-506, 2003.
11）Bammer, R., Hope, T.A., Aksoy, M., et al. : Time-resolved 3D quantitative flow MRI of the major intracranial vessels : Initial experience and comparative evaluation at 1.5T and 3.0T in combination with parallel imaging. *Magn. Reson. Med.*, 57（1）: 127-140, 2007.
12）Markl, M., Harloff, A., Bley, T.A., et al. : Time-resolved 3D MR velocity mapping at 3T : Improved navigator-gated assessment of vascular anatomy and blood flow. *J. Magn. Reson. Imaging*, 25（4）: 824-831, 2007.
13）Ku, D.N., Gidden, D.P., Zarins, C.K., et al. : Pulsatile flow and atherosclerosis in the human carotid bifurcation. Positive correlation between plaque location and low oscillating shear stress. *Arteriosclerosis*, 5（3）: 293-302, 1985.
14）Terada, M., Takehara, Y., Isoda, H., et al. : Low WSS and High OSI Measured by 3D Cine PC MRI Reflect High Pulmonary Artery Pressures in Suspected Secondary Pulmonary Arterial Hypertension. *Magn. Reson. Med. Sci.*, 15（2）: 193-202, 2016.
15）Terada, M., Takehara, Y., Isoda, H., et al. : Technical Background for 4D Flow MR Imaging. *Magn. Reson. Med. Sci.*, 21（2）: 267-277, 2022.
16）Markl, M., Frydrychowicz, A., Kozerke, S., et al. : 4D Flow MRI. *J. Magn. Reson. Imaging*, 36（5）: 1015-1036, 2012.
17）Bahlmann, E., Gerdts, E., Cramariuc, D., et al. : Prognostic value of energy loss index in asymptomatic aortic stenosis. *Circulation*, 127（10）: 1149-1156, 2013.
18）Itatani, K., Miyaji, K., Qian, Y., et al. : Influence of surgical arch reconstruction methods on single ventricle workload in the Norwood procedure. *J. Thorac. Cardiovasc. Surg.*, 144（1）: 130-138, 2012.
19）Nabeta, T., Itatani, K., Miyaji, K., et al. : Vortex flow energy loss reflects therapeutic effect in dilated cardiomyopathy. *Eur. Heart. J.*, 36（11）: 637, 2015.
20）Binter, C., Gotschy, A., Sundermann, S.H., et al. : Turbulent kinetic energy assessed by multipoint 4-dimensional flow magnetic resonance imaging provides additional information relative to echocardiography for the determination of aortic stenosis severity. *Circ. Cardiovasc. Imaging*, 10（6）: e005486, 2017.
21）Dyverfeldt, P., Hope, M.D., Tseng, E.E., et al. : Magnetic resonance measurement of turbulent kinetic energy for the estimation of irreversible pressure loss in aortic stenosis. *JACC. Cardiovasc. Imaging*, 6（1）: 64-71, 2013.

22）Fukuyama, A., et al. : Influence of spatial resolution in three-dimensional cine phase contrast magnetic resonance imaging on the accuracy of hemodynamic analysis. *Magn. Reson. Med. Sci.*, 16（4）: 311-316, 2017.
23）Lee, A.T., Pike, G.B., Pelc, N.J. : Three-point phase-contrast velocity measurements with increased velocity-to-noise ratio. *Magn. Reson. Med.*, 33（1）: 122-126, 1995.
24）Nett, E.J., Johnson, K.M., Frydrychowicz, A., et al. : Four-dimensional phase contrast MRI with accelerated dual velocity encoding. *Magn. Reson. Imaging*, 35（6）: 1462-1471, 2012.
25）Huang, F., Akao, J., Vijayakumar, S., et al. : k-t GRAPPA : Ak-space implementation for dynamic MRI with high reduction factor. *Magn. Reson. Med.*, 54（5）: 1172-1184, 2005.
26）Lai, P., Huang, F., Larson, A.C., et al. : Fast four-dimensional coronary MR angiography with k-t GRAPPA. *Magn. Reson. Imaging*, 27（3）: 659-665, 2008.
27）Okuda, S., Yamada, Y., Tanimoto. A., et al. : Three-dimensional cardiac cine imaging using the kat ARC acceleration : Initial experience in clinical adult patients at 3T. *Magn. Reson. Imaging*, 33（7）: 911-917, 2015.
28）Jung, B., Stalder, A.F., Bauer, S., et al. : On the undersampling strategies to accelerate time-resolved 3D imaging using k-t-GRAPPA. *Magn. Reson. Med.*, 66（4）: 966-975, 2011.
29）Malek, A.M., et al. : Hemodynamic shear stress and its role in atherosclerosis. *JAMA*, 282（21）: 2035-2042, 1999.
30）Allen, B.D., et al. : Three-dimensional haemodynamics in patients with obstructive and non-obstructive hypertrophic cardiomyopathy assessed by cardiac magnetic resonance. *Eur. Heart. J. Cardiovasc. Imaging*, 16（1）: 29-36, 2015.
31）Zajac, J., et al. : Turbulent Kinetic Energy in Normal and Myopathic Left Ventricles. *J. Magn. Reson. Imaging*, 41（4）: 1021-1029, 2015.
32）Carrado, P.A., et al. : Reduced regional flow in the left ventricle after anterior acute myocardial infarction : A case control study using 4D flow MRI. *BMC. Med. Imaging*, 19（1）: 101, 2019.
33）Yamashita, T., Mochizuki, T. : 4D flow MRI as a preoperative assessment tool for patients undergoing lobectomy for partial anomalous pulmonary venous return. *Int. J. Case. Rep. Images*, 14（1）: 99-102, 2023.
34）Yoshihara, S., Terada, M., et al. : Post-stenotic Helical Aortic Flow on 4D-flow MRI. *Intern. Med.*, 54（13）: 1669-1670, 2015.

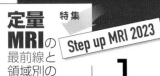
1. 脳神経領域における最近のトピック

東　美菜子　宮崎大学医学部病態解析医学講座放射線医学分野

　本稿では，synthetic MRIを用いた脳腫瘍の評価，アミロイドβ（amyloid β：Aβ）蓄積という共通点を持つアルツハイマー病（Alzheimer's disease：AD）と脳アミロイド血管症（cerebral amyloid angiopathy：CAA），AD治療薬投与後に認めるアミロイド関連画像異常（amyloid-related imaging abnormalities：ARIA）など，最近の話題について述べる。

Synthetic MRIを用いた脳腫瘍の評価

　synthetic MRIは，1回約6分の撮像で，複数のTI，TEから，T1値，T2値，プロトン密度を取得し，これらの定量値に基づき，任意のTR，TE，TIを設定して，さまざまなコントラスト強調像や組織マップを作成するものである。髄鞘化や加齢性変化といった正常構造の経時的変化，ガドリニウム（Gd）造影剤の頻回投与における脳内沈着の評価，多発性硬化症やADなど多くの疾患の評価に関する研究がなされ[1]~[5]，脳腫瘍を対象とした定量的評価の研究も複数見られる。

　悪性神経膠腫をconventional MRIで評価する際，造影T1強調像での増強効果や，その周囲に広がるT2延長域（peritumoral region：PTR）が定性的に評価される。PTRは組織学的に腫瘍の微小浸潤や血管性浮腫を含むとされるが[6]~[8]，conventional MRIではPTR内の両者の区別は困難である。これに対し，conventional MRIでは同定できないわずかなPTR内の造影増強効果を

synthetic MRIを用いて定量的に評価できるとの報告が散見され，破綻した血液脳関門（blood-brain barrier：BBB）からのわずかなleakを検出しているものと考察されている[9]~[11]。また，治療経過とともに変化するわずかな造影増強効果の変化も定量的に評価できるとされ，今後，治療のマネジメントに有用な情報と期待されている。

　T2-FLAIRミスマッチは，腫瘍内にT2強調像で高信号，かつ，FLAIRで内部信号低下と辺縁高信号のrimを示すもので，IDH-mutant, 1p/19q-non codeleted (astrocytoma, IDH-mutant)を示唆する所見として知られる（**図1**）。このT2-FLAIRミスマッチがsynthetic MRIを用いて定量的に評価され，T2緩和時間（カットオフ値178ms）による

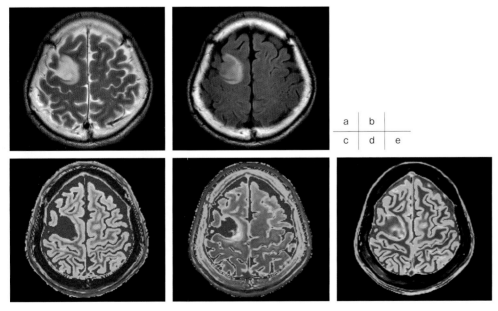

	a	b	
	c	d	e

図1　30歳代，男性，astrocytoma, IDH-mutant grade 2（自験例）
a：T2強調像（conventional MRI）
b：FLAIR（conventional MRI）
c：synthetic MRI T1 map（平均T1緩和時間 2973ms）
d：synthetic MRI T2 map（平均T2緩和時間 230ms）
e：synthetic MRI proton density（PD）map（平均PD 94.6%）
右前頭葉に比較的境界明瞭な腫瘤性病変を認め，T2強調像で高信号を示す領域内（a）にFLAIRで相対的低信号域を認める（b）（T2-FLAIRミスマッチ）。

astrocytoma, IDH-mutantとOligoden-droglioma, IDH-mutant and 1p／19q-codeletedの鑑別では，感度100％，特異度100％，正解率100％，陽性的中率100％，陰性的中率100％，AUC＝1.00という良好な結果が得られ，放射線科医による視覚的な定性評価よりも高い診断能が示されている[12]。

アルツハイマー病と脳アミロイド血管症

ADとCAAは，いずれも病因の根底にAβが関連し，Aβのクリアランス障害による蓄積が見られる[13]。

1. アルツハイマー病

ADでは，Aβの凝集塊が細胞間に蓄積し，アミロイド斑が形成され，疾患を進行させる。近年，老廃物排出の仕組みとしてglymphatic system仮説が提唱され，血管周囲腔を介した排出が知られているが，ADにおいて，glymphatic systemの機能不全の関与が考えられている。MRIを用いたglymphatic systemの機能不全の非侵襲的評価方法として，diffusion tensor image analysis along the perivascular space (DTI-ALPS) が報告されている。これは，側脳室体部外側の白質での血管周囲腔方向の拡散能が，血管周囲腔，および主な白質線維の走行方向と直交する方向の拡散能との比（ALPS-index）で示されたものである[14]。血管周囲腔に沿った拡散能を示すALPS-indexとmini mental state examination (MMSE) に相関が見られ，ALPS-indexの低下はglymphatic systemの機能不全を反映していると考えられている[14]。

ADの病因に関しては，BBB破綻の関与も知られており，早期に生じるとされる[15]。BBB破綻は，ADのほか，パーキンソン病，筋萎縮性側索硬化症，多発性硬化症などの疾患における進行性のシナプスおよびニューロンの機能不全および喪失との関与が報告されており，また，加齢性変化への関与も知られている[15]。これまでに，MRIを用いたBBB破綻に関するさまざまな研究が行われて

いる。dynamic contrast enhancement-MRI (DCE-MRI) では，造影剤の血液から脳への漏出の程度を評価でき，BBBの透過性亢進はK^{trans}上昇で示されるが，DCE-MRIを用いた報告では，軽度認知障害（MCI）やAD患者の海馬におけるK^{trans}上昇が見られ，BBB破綻を反映した所見と考えられている[16), 17]。造影3D-FLAIRは，Gd濃度の低い領域や流速が遅い領域での増強効果が強く，造影剤の染み出しを評価する際に有用とされ，髄膜炎や播種の評価に日常診療でも使用されるが，ADやMCI患者，健常高齢者を対象に行った研究では，皮質周囲に増強効果が見られ（ADの40％，MCIの30％，健常高齢者の19％），BBB破綻を反映した所見と考察されている[18]。非造影では，BBBを介した水クリアランス（BBB k$_w$ index）を測定し，水透過性を評価する手法としてdiffusion-prepared arterial spin labelling (DP-ASL) が提唱され，BBB k$_w$ indexが低下しているほどBBBによるクリアランス機能が低下していることが示されている[19]。

2. 脳アミロイド血管症

CAAは，Aβ沈着を背景に持つ脳小血管病（small vessel disease：SVD）で，基本的に皮質髄膜血管や皮質内髄質血管にAβが蓄積する。孤発型と遺伝型があり，孤発型は臨床的に高齢者の脳葉型出血（皮質下出血）の原因として挙げられるが，健常高齢者でも血管壁のAβ蓄積が見られることが多く，加齢とともに頻度が高くなる。また，ADの約80〜90％に本症が見られる。血管壁にAβが沈着すると，血管内皮細胞の障害や血管の硬化が起こり，さらに進行すると，血管破裂やBBB破綻による出血や，血管の閉塞性変化による虚血性変化を示すようになる。

本症の診断基準の改訂版が2022年に発表され（Boston criteria version 2.0），剖検病理所見や臨床所見，画像所見を基に分類がなされており，画像所見についてはMRIの所見が用いられる[20]。probable CAA・possible CAAには，白質病変として半卵円中心の高度血管周囲腔拡大や大脳白質病変多発

が追加されている。

CAA関連炎症（CAA related inflammation：CAA-ri）は，病理学的には，Aβが沈着した血管周囲の多核巨細胞浸潤を示す血管周囲炎と，Aβ沈着血管の肉芽腫性血管炎が見られ，急性〜亜急性に頭痛や意識障害，認知機能低下，けいれん発作などで発症する。MRIでは，皮質直下に及ぶ浮腫，皮質の多発微小出血（cerebral micro-bleed：CMB），造影効果，脳表へモジデリン沈着（cortical superficial sidero-sis：cSS），皮質下出血などが見られる[21]（図2）。

アミロイド関連画像異常

近年，CAA-riの画像所見と，AD治療薬投与後に認めるARIAとの類似点が注目されている。ARIAは，治療薬である抗AβモノクローナルAβ抗体の投与後，脳小血管に沈着したAβが除去され，BBBの透過性が亢進し，血清タンパク成分や赤血球が，脳実質や軟髄膜領域に漏れ出した結果，脳浮腫や出血の所見としてMRIで評価されるもので，治療初期に生じやすい[22), 23]。ARIAのMRI所見は，脳浮腫と脳溝への血清タンパク成分滲出を示すARIA-E (edema／effusion) とARIA-H (hemorrhage) と命名されている。ステロイドを中心とした免疫抑制療法が有効とされるが，MRI所見と臨床症状を併せて重症度が判断され，マネジメントに反映される[23]。国内における承認の見通しが立ったアミロイド除去薬の臨床導入も念頭に置き，適切な画像検査・診断を行う必要がある。

●参考文献
1) Kim, H.G., Moon, W.J., Han, J.J., et al. : Quantification of myelin in children using multiparametric quantitative MRI : A pilot study. *Neuroradiology*, 59 (10) : 1043-1051, 2017.
2) Hagiwara, A., Fujimoto, K., Kamagata, K., et al. : Age-Related Changes in Relaxation Times, Proton Density, Myelin, and Tissue Volumes in Adult Brain Analyzed by 2-Dimensional Quantitative Synthetic Magnetic Resonance Imaging. *Invest. Radiol.*, 56 (3) : 163-172, 2021.
3) Kang, K.M., Choi, S.H., Hwang, M., et al. : T1 Shortening in the Globus Pallidus after Multiple Administrations of Gadobutrol : Assessment with a Multidynamic Multiecho Sequence. *Radiology*, 287 (1) : 258-266,

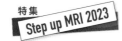

a	b	c
d	e	f

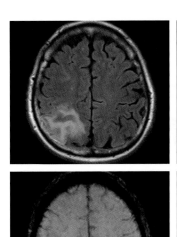
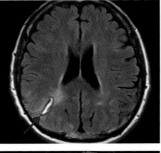
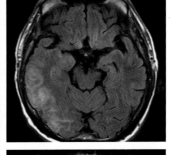
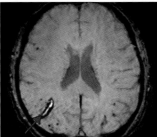
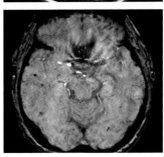

図2　60歳代，男性，CAA-ri
a〜c：FLAIR
d〜f：SWI
FLAIRで，右頭頂葉から後頭葉，側頭葉にかけ，皮質・皮質下に高信号域を認め，腫脹している（a〜c）。磁化率強調像（SWI）では，皮質下白質に広く点状低信号が分布している（d〜f）。ヘモジデリン沈着（d➡）や皮質下出血（b，e➡）を認める。

2018.

4) West, J., Aalto, A., Tisell, A., et al. : Normal appearing and diffusely abnormal white matter in patients with multiple sclerosis assessed with quantitative MR. *PLOS ONE*, 9 (4) : e95161, 2014.

5) Lou, B., Jiang, Y., Li, C., et al. : Quantitative Analysis of Synthetic Magnetic Resonance Imaging in Alzheimer's Disease. *Front. Aging Neurosci.*, 13 : 638731, 2021.

6) Yamahara, T., Numa, Y., Oishi, T., et al. : Morphological and flow cytometric analysis of cell infiltration in glioblastoma : A comparison of autopsy brain and neuroimaging. *Brain Tumor Pathol.*, 27 (2) : 81-87, 2010.

7) Barajas, R.F., Phillips, J.J., Parvataneni, R., et al. : Regional variation in histopathologic features of tumor specimens from treatment-naive glioblastoma correlates with anatomic and physiologic MR Imaging. *Neuro. Oncol.*, 14 (7) : 942-954, 2012.

8) Eidel, O., Burth, S., Neumann, J-O, et al. : Tumor infiltration in enhancing and non-enhancing parts of glioblastoma : A correlation with histopathology. *PLOS ONE*, 12 (1) : e0169292, 2017.

9) Dasgupta, A., Geraghty, B., Maralani, P.J., et al. : Quantitative mapping of individual voxels in the peritumoral region of IDH-wildtype glioblastoma to distinguish between tumor infiltration and edema. *J. Neurooncol.*, 153 (2) : 251-261, 2021.

10) Blystad, I., Warntjes, J.B.M., Smedby, Ö., et al. : Quantitative MRI using relaxometry in malignant gliomas detects contrast enhance-ment in peritumoral oedema. *Sci. Rep.*, 10 (1) : 17986, 2020.

11) Blystad, I., Warntjes, J.B.M., Smedby, Ö., et al. : Quantitative MRI for analysis of peritumoral edema in malignant gliomas. *PLOS ONE*, 12 (5) : e0177135, 2017.

12) Kikuchi, K., Togao, O., Yamashita, K., et al. : Quantitative relaxometry using synthetic MRI could be better than T2-FLAIR mismatch sign for differentiation of IDH-mutant gliomas : A pilot study. *Sci. Rep.*, 12 (1) : 9197, 2022.

13) Greenberg, S.M., Bacskai, B.J., Hernandez-Guillamon, M., et al. : Cerebral amyloid angiopathy and Alzheimer disease-one peptide, two pathways. *Nat. Rev. Neurol.*, 16 (1) : 30-42, 2020.

14) Taoka, T., Masutani, Y., Kawai, H., et al. : Evaluation of glymphatic system activity with the diffusion MR technique : Diffusion tensor image analysis along the perivascular space (DTI-ALPS) in Alzheimer's disease cases. *Jpn. J. Radiol.*, 35 (4) : 172-178, 2017.

15) Zlokovic, B.V. : The blood-brain barrier in health and chronic neurodegenerative disorders. *Neuron*, 57 (2) : 178-201, 2008.

16) Barnes, S., Ng, T.S.C., Montagne, A., et al. : Optimal acquisition and modeling parameters for accurate assessment of low Ktrans blood-brain barrier permeability using dynamic contrast-enhanced MRI. *Magn. Reson. Med.*, 75 (5) : 1967-1977, 2015.

17) Barnes, S., Ng, T.S.C., Santa-Maria, N., et al. : ROCKETSHIP : A flexible and modular software tool for the planning, processing and analysis of dynamic MRI studies. *BMC Med. Imaging*, 15 : 19, 2015.

18) Freeze, W.M., Schnerr, R.S., Palm, W.M., et al. : Pericortical Enhancement on Delayed Postgadolinium Fluid-Attenuated Inversion Recovery Images in Normal Aging, Mild Cognitive Impairment, and Alzheimer Disease. *Am. J. Neuroradiol.*, 38 (9) : 1742-1747, 2017.

19) Uchida, Y., Kan, H., Sakurai, K., et al. : APOE ε4 dose associates with increased brain iron and β -amyloid via blood-brain barrier dysfunction. *J. Neurol. Neurosurg. Psychiatry*, jnnp-2021-328519, 2022.

20) Charidimou, A., Boulouis, G., Frosch, M.P., et al. : The Boston criteria version 2.0 for cerebral amyloid angiopathy : A multicentre, retrospective, MRI-neuropathology diagnostic accuracy study. *Lancet Neurol.*, 21 (8) :714-725, 2022.

21) Theodorou, A., Palaiodimou, L., Malhotra, K., et al. : Clinical, Neuroimaging, and Genetic Markers in Cerebral Amyloid Angiopathy-Related Inflammation : A Systematic Review and Meta-Analysis. *Stroke*, 54 (1) : 178-188, 2023.

22) Cogswell, P.M., Barakos, J.A., Barkhof, F., et al. : Amyloid-Related Imaging Abnormalities with Emerging Alzheimer Disease Therapeutics : Detection and Reporting Recommendations for Clinical Practice. *Am. J. Neuroradiol.*, 43 (9) : E19-E35, 2022.

23) Roytman, M., Mashriqi, F., Al-Tawil, K., et al. : Amyloid-Related Imaging Abnormalities : An Update. *Am. J. Roentgenol.*, 220 (4) : 562-574, 2023.

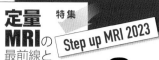

2. 体幹部（膵）領域における最新技術を用いた定量MRI診断

神吉　昭彦／外園　英光／福倉　良彦　川崎医科大学放射線診断学

膵疾患の診断には，超音波，CTやMRIなど，種々の画像検査が用いられるのが一般的である。MRIは，膵実質や膵管，周囲の軟部組織を非侵襲的に高いコントラストで画像化することが可能である。しかしながら，T1，T2や拡散強調像および造影画像などによる定性的評価においては，多くの疾患の画像的特徴がしばしば重複する。さらに，信号強度は撮像条件により変動し，患者間や異なる時点での直接的な信号強度の比較は許容されず，このことはMRIの診断的価値の低下の一因となっている。

近年，定量MRI技術の進歩により，細胞および分子レベルでの生物学的，生理学的，病理学的プロセスの定量化を通じた正確かつ客観的な評価が可能となっている。これらの技術により，撮像や患者ごとの異なる条件下での比較が可能となり，膵疾患においても診断能が向上する可能性がある[1]。

本稿では，膵臓における，最新技術を用いた定量MRIの有用性を，私見も交えながら概説する。

緩和時間計測

通常，T1緩和時間の計測には，inversion recovery法，saturation recovery法，look-locker法やvariable（dual）flip angle法などの手法が用いられる。呼吸停止下での撮像を基本とする膵臓の撮像においては，saturation recovery法もしくはlook-locker法やvariable（dual）flip angle法が用いられることが多い。T2緩和時間の計測には，Carr Purcell Meiboom Gill法もしくはハーンエコー法やソリッドエコー法によるマルチエコーのスピンエコー，T2-prepared steady-state free precessionやT2-prepared spoiled gradient recalled echo法などが用いられる。T2*緩和時間はグラディエントエコー法やecho planar imaging法にて息止め下に計測可能であり，なかでもin-phaseとopposed-phase画像を複数ポイント撮像するマルチエコーDixon法によって，脂肪分画と同時に取得する方法が多く用いられている。いずれの緩和時間の計測方法においてもそれぞれ長所・短所があり，目的に応じた撮像法を用いる必要がある。

これまでの膵臓における緩和時間計測の有用性の報告の多くは，βサラセミアにおける膵実質への鉄の沈着評価にT2*緩和時間が用いられている以外，ほとんどがT1緩和時間に限られている。膵臓のT1緩和時間は，線維化や脂肪化，炎症の程度により変動し，慢性膵炎や2型糖尿病の検出・重症度評価に用いられている[2,3]（図1）。また，自己免疫性膵炎においてもT1緩和時間の延長とステロイド治療後の緩和時間の改善が報告されており，治療効果の評価への有用性も示されている[4]。

造影前後のT1緩和時間より算出可能である細胞外容積分画（extracellular volume fraction：ECV）解析は，主に心筋の線維化評価に用いられているが，膵疾患の診断への応用も試みられている[5,6]。膵がんにおけるECVは，ダイナミック造影MRIにより得られる容積輸送定数（K^{trans}）や血管外細胞外液腔（v_e）と非常によく相関するため，膵がんの画像的バイオマーカーとしての役割も報告されている（図2）。

プロトン密度脂肪分画計測

近年では，プロトン密度脂肪分画計測に，T2*緩和を考慮した複数ポイントのDixon撮像法による，T2*緩和時間と同時取得が可能である手法が多く用いられている。詳細は，他項を参照していただきたい（33〜35ページ）。

これまでに，プロトン密度脂肪分画計測における慢性膵炎の診断への有用性の報告が散見されている。一方，2型糖尿病に関しては，プロトン密度脂肪分画との関連の報告結果はさまざまであり，一定の見解は得られていない。近年，早期膵がんに特徴的な画像所見として，限局性の膵萎縮・脂肪置換や線維化などの随伴所見が注目されている[7]。福井ら[8]

〈0913-8919/23/¥300/論文/JCOPY〉

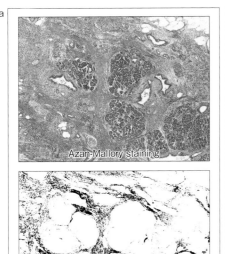

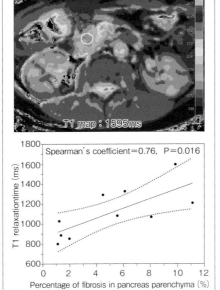

図1　T1緩和時間計測
a：60歳代，女性。浸潤性膵管癌。アザン染色で膠原線維（青）を識別し，組織学的線維化率を定量的に計測（線維化率9.9%）。
b：T1マップで，膵頭部膵実質のT1値（1595ms）を計測。膵実質のT1値と組織学的線維化との間には相関関係が見られる。

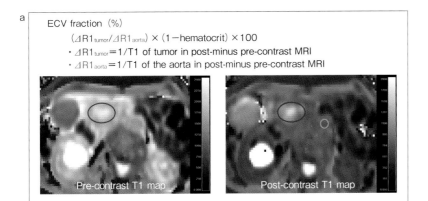

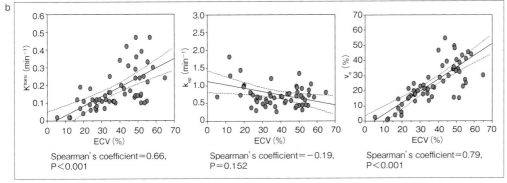

図2　ECV解析
a：70歳代，男性。浸潤性膵管癌。造影前と造影後平衡相のT1マップより，ECVが算出可能である。
b：膵がんのECV値は，血管透過性画像にて得られるK^{trans}やv_eと良好な相関関係にある。

は，膵がんの膵実質内のプロトン密度脂肪分画は対照群よりも高く，多変量解析では膵がんの唯一の独立したリスク因子であったことを報告している。また，外園ら[9]は，膵管内乳頭粘液性腫瘍に併存した膵がん症例においては，膵実質内のプロトン密度脂肪分画が正常膵や非浸潤性膵管内乳頭粘液性腫瘍に比べて高く，プロトン密度脂肪分画計測の膵管内乳頭粘液性腫瘍における併存膵がんの診断的有用性を報告している（**図3**）。

拡散強調像

　膵臓は対象が小さく，高い空間分解能が要求される。また，呼吸や消化管による動きや，近傍の空気による磁化率アーチファクトの影響を受けやすい臓器である。これまで，膵臓の拡散強調像は，磁化率アーチファクトの影響を受けやすく，また，高空間分解能画像の取得が困難であった。しかしながら，ハー

ドウエアの進歩やパラレルイメージングの開発に始まり，マルチショット撮像，局所・選択励起法などによる小関心領域（small FOV）撮像（**図4**），同時複数スライス励起撮像（**図5**）および圧縮センシングや深層学習を用いた再構成技術の発達により，近年では高精度の定量値が得られるようになっている。

　膵疾患の診断に関する拡散強調像の有用性の報告は数多くなされており，そのほとんどが見かけの拡散係数（ADC）

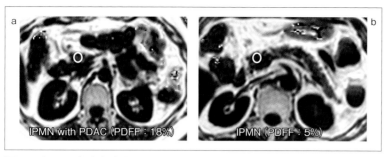

図3　プロトン密度脂肪分画
a：60歳代，女性。膵管内乳頭粘液性腫瘍併存膵がん。膵頭部の正常膵実質のプロトン密度
脂肪分画は18%である。
b：50歳代，女性。非浸潤性膵管内乳頭粘液性腫瘍。膵頭部の正常膵実質のプロトン密度
脂肪分画は5%と低値を示している。

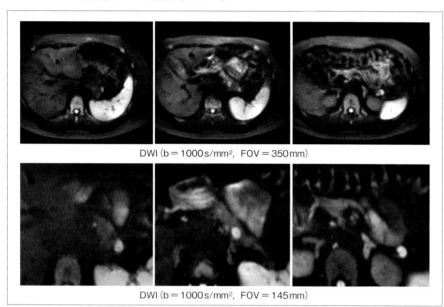

DWI (b = 1000 s/mm², FOV = 350 mm)

DWI (b = 1000 s/mm², FOV = 145 mm)

図4　小関心領域拡散強調像
30歳代，男性。多発神経内分泌腫瘍。上段の通常の関心領域 (350 mm) の拡散強調像と比較して，
下段の小関心領域 (145 mm) の撮像 (マトリックスサイズは同一) では，多発する大小の膵神経内分泌
腫瘍が明瞭に描出されている。

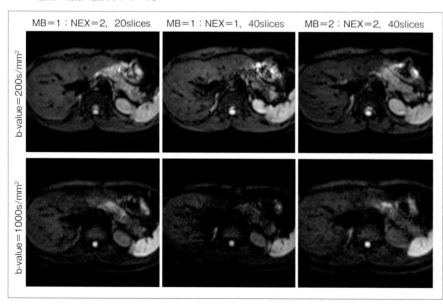

MB=1：NEX=2，20slices　　MB=1：NEX=1，40slices　　MB=2：NEX=2，40slices

b-value=200s/mm²

b-value=1000s/mm²

図5　同時複数スライス励起拡散強調像
50歳代，男性。正常膵。b値＝200 (上段) と1000 s/mm² (下段) の拡散強調像 (左列) と同一の撮
像時間で倍のスライス枚数を取得するためには，加算回数を減らして撮像 (中央列) する必要があるが，
画質は著明に劣化する。同時複数スライス励起撮像 (右列) を用いると加算回数などの撮像条件はその
ままで，倍のスライス枚数が担保された画質を取得可能である。

値やintravoxel incoherent motion (IVIM) から得られたパラメータを用いている。慢性膵炎や自己免疫性膵炎においては，正常膵実質よりADC値やIVIMから得られるf値が低値を示すとの報告が多い[10), 11)]。また，自己免疫性膵炎に関しては，治療効果の評価への有用性も示されている[11)]。

膵がんは，正常膵や膵神経内分泌腫瘍と比較して，ADC値やIVIMのf値が低値を示すとの報告がなされているが，その値には無視できないほどのオーバーラップがあり，鑑別における診断的価値は低いと考えられる[12)]。また，膵がんの悪性度の推測や治療効果の予測においても，拡散強調像により得られた定量値の有用性の報告結果は一定していない。一方，膵神経内分泌腫瘍の悪性度の推測に関しては，悪性度が高いほどADC値が低く，メタアナリシスでも拡散強調像の有用性が示されている[13)]。

エラストグラフィ

エラストグラフィは，体外からの加振状態下でMRIを撮像することにより，剪断波の波長と振幅から体内の弾性率分布を画像化する手法である。国内の実臨床では，主に肝臓を対象に利用されているが，近年，膵臓を含め，脳や乳房，前立腺などの他臓器への応用も試みられている。

膵実質の弾性率は，線維化や脂肪化および腺房細胞の密度などを反映していると考えられており，慢性膵炎の診断能は，上記の緩和時間やプロトン密度脂肪分画計測および拡散強調像により得られる定量値より高いとされている[14)]。また，線維性変化がより顕著である膵がんは，慢性膵炎や自己免疫性膵炎と比較して高い弾性率を有しているとの報告も見られ，これらの鑑別への有用性も示されている[15)]。

ダイナミック造影MRI

ダイナミック造影MRIには，グラディエントエコー法を用いた高速撮像が用いられる。過去には2Dから始まり，現在ではpartial Fourier法やパラレルイメー

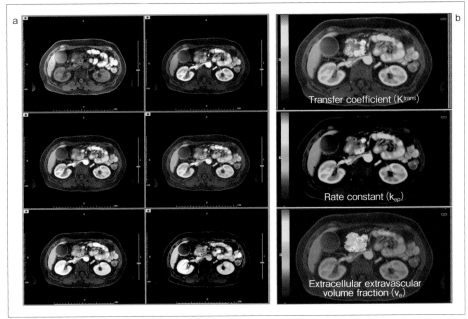

図6　自由呼吸下ダイナミック造影MRI
60歳代，男性。浸潤性膵管癌。体動補正併用呼吸同期法を用いた圧縮センシング3D T1強調像にて，時間分解能10秒の連続高速撮像が自然呼吸下で可能であり（a），腫瘍内部のKtrans，kepやveなどの定量値が得られている（b）。

ジング法を用いた3D撮像が主流となっている。近年，ビューシェアリング法，圧縮センシングや深層学習など，種々の新技術により，高時間・空間分解能の画像の取得が可能である。これらの高速撮像に，動きに強い体動補正併用呼吸同期法や放射状サンプリング法を併用することにより，膵臓においても自然呼吸下でのダイナミック造影MRIを用いた血行動態解析が可能となっている（図6）。

ダイナミック造影MRIで得られた造影剤投与後の組織の信号変化を薬物動態から解析し，組織の血管透過性を定量的に評価する血管透過性画像（permeability imaging）では，血管から間質への移行係数であるKtrans，速度定数（kep）やveなどの定量値が得られる。

膵疾患に対する血管透過性画像の有用性の報告は限られているが，正常膵や膵神経内分泌腫瘍と比較して線維性結合組織の多い慢性膵炎や膵がんでは，Ktransやkepが低値，veは高値を示す傾向にある[16), 17)]（図6）。また，最近では，膵がんの悪性度評価や治療効果の予測への有用性も報告されている[6), 16), 18)]。

◎

近年，定量値を簡便に取得可能なソフトウエアがMRI装置にも導入・臨床応用されている。これらの定量値は，これまでの相対的な信号強度と異なり，膵疾患の診断や悪性度，治療効果の予測において定量的に表現することにより，

異なる読影者間でも一致した解釈や診断を行うことが可能となり，画像評価の信頼性が高まる。今回はその一部を紹介したにすぎないが，今後の定量的計測による膵疾患の診断のさらなる発展と普及を期待する。

●参考文献
1) Fukukura, Y., et al. : Quantitative Magnetic Resonance Imaging for the Pancreas : Current Status. *Invest. Radiol.,* 2023（Epub ahead of print）.
2) Wang, M., et al. : Magnetic resonance elastography and T1 mapping for early diagnosis and classification of chronic pancreatitis. *J. Magn. Reson. Imaging*, 48（3）: 837-845, 2018.
3) Noda, Y., et al. : Correlation of quantitative pancreatic T1 value and HbA1c value in subjects with normal and impaired glucose tolerance. *J. Magn. Reson. Imaging*, 49（3）: 711-718, 2019.
4) Zhu, L., et al. : Native T1 mapping of autoimmune pancreatitis as a quantitative outcome surrogate. *Eur. Radiol.*, 29（8）: 4436-4446, 2019.
5) Tirkes, T., et al. : Quantitative MR evaluation of chronic pancreatitis : Extracellular volume fraction and MR relaxometry. *Am. J. Roentgenol*, 210（3）: 533-542, 2018.
6) Fukukura, Y., et al. : Extracellular volume fraction with MRI : As an alternative predictive biomarker to dynamic contrast-enhanced MRI for chemotherapy response of pancreatic ductal adenocarcinoma. *Eur. J. Radiol.*, 145 : 110036, 2021.
7) Toshima, F., et al. : CT abnormalities of the pancreas associated with the subsequent diagnosis of clinical stage I pancreatic ductal adenocarcinoma more than 1 Year Later : A case-control study. *Am. J. Roentgenol.*, 217（6）: 1353-1364, 2021.
8) Fukui, H., et al. : Evaluation of fatty pancreas by proton density fat fraction using 3-T magnetic resonance imaging and its associa-

tion with pancreatic cancer. *Eur. J. Radiol.*, 118 : 25-31, 2019.
9) Sotozono, H., et al. : Value of 3-T MR imaging in intraductal papillary mucinous neoplasm with a concomitant invasive carcinoma. *Eur. Radiol.*, 32（12）: 8276-8284, 2022.
10) Fujita, N., et al. : Intravoxel incoherent motion magnetic resonance imaging for assessment of chronic pancreatitis with special focus on its early stage. *Acta Radiol.*, 61（5）: 579-585, 2020.
11) Klauß, M., et al. : IVIM DW-MRI of autoimmune pancreatitis : Therapy monitoring and differentiation from pancreatic cancer. *Eur. Radiol.*, 26（7）: 2099-2106, 2016.
12) Kang, K.M., et al. : Intravoxel incoherent motion diffusion-weighted MR imaging for characterization of focal pancreatic lesions. *Radiology*, 270（2）: 444-453, 2014.
13) Zong, R.L., et al. : Diagnostic performance of apparent diffusion coefficient for prediction of grading of pancreatic neuroendocrine tumors : A systematic review and meta-analysis. *Pancreas*, 48（2）: 151-160, 2019.
14) Olesen, S.S., et al. : Single- and multiparameter magnetic resonance imaging for diagnosing and severity grading of chronic pancreatitis. *Abdom. Radiol. (NY)*, 48（2）: 630-641, 2023.
15) Shi, Y., et al. : The use of magnetic resonance elastography in differentiating autoimmune pancreatitis from pancreatic ductal adenocarcinoma : A preliminary study. *Eur. J. Radiol.*, 108 : 13-20, 2018.
16) Kim, J.H., et al. : Solid pancreatic lesions : Characterization by using timing bolus dynamic contrast-enhanced MR imaging assessment ─ a preliminary study. *Radiology*, 266（1）: 185-196, 2013.
17) Wang, N., et al. : Multitasking dynamic contrast enhanced magnetic resonance imaging can accurately differentiate chronic pancreatitis from pancreatic ductal adenocarcinoma. *Front. Oncol.*, 12 : 1007134, 2023.
18) Kang, J.H., et al. : Multiparametric MRI for prediction of treatment response to neoadjuvant FOLFIRINOX therapy in borderline resectable or locally advanced pancreatic cancer. *Eur. Radiol.*, 31（2）: 864-874, 2021.

3. 前立腺診療に関するトピックス

玉田　勉　川崎医科大学放射線診断学

　前立腺MRIは，前立腺がんの病巣の検出，悪性度の評価，局所の病期診断，前立腺標的生検や局所療法において有益な情報を提供し，日常診療の発展に大きく貢献している。本稿では，前立腺MRIのトピックスとして，MRIガイド下生検，バイパラメトリックMRIの臨床応用に対する拡散強調像の最適化および新たなコントラストや定量評価を可能とする撮像法について解説する。

MRIガイド下前立腺生検

　前立腺マルチパラメトリックMRI（T2強調像，拡散強調像，ダイナミック造影）は，根治療法の介入が必要な臨床的有意癌（グリソンスコア7以上，0.5cc以上，被膜外浸潤ありの少なくとも一つ以上を有する腫瘍）を効率良く検出する。したがって，NCCNや欧州泌尿器科学会（EAU）といった欧米のガイドラインにおいても，前立腺がんが疑われた症例に対して生検前にマルチパラメトリックMRIを施行し，その情報をガイドとした前立腺生検が推奨されている。本邦においても，2022（令和4）年度の診療報酬改定によって，MRI撮像および超音波検査融合による前立腺針生検（MR-US fusion生検）に対して8210点の保険収載となった。そのMR-US fusion生検の対象となる病巣は，マルチパラメトリックMRIの診断法であるPI-RADS（Prostate Imaging Reporting and Data System）カテゴリー3点以上とされ，従来の系統的生検に対してその標的生検は，前立腺臨床的有意癌の検出能の改善のみならず，治療前の正確な悪性度（グリソンスコア）の評価においても貢献している。実際には，超音波とMRIの3D画像データを重ね合わせて，MRIで検出された病巣を経直腸超音波ガイド下で針生検を行う（図1）。そのフュージョンの精度を担保するために，弾性融合と言われるテクノロジーが用いられている。現在，本邦において弾性融合を用いたMR-US fusion生検を行える装置として，

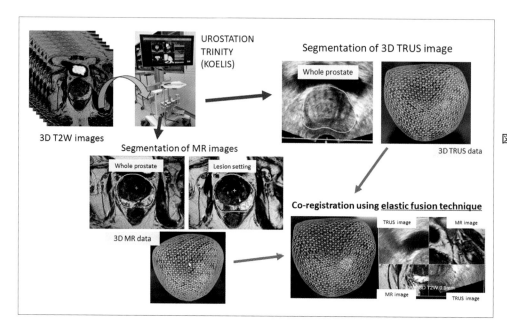

図1　MRI超音波融合画像ガイド下前立腺標的生検のワークフロー
　マルチパラメトリックMRIデータを生検装置に取り込み（薄いスライスのT2強調像が望ましい），前立腺全体の切り出しと病変（右辺縁域の赤丸）の設定を行って，病巣を含めたMRIの3Dデータを用意する。次に，経直腸超音波（TRUS）における前立腺の切り出しを行って超音波の3Dデータを用意する（TRUSで病変は不明瞭である）。弾性融合テクノロジーを用いてMRIと超音波の3Dデータをフュージョンし，TRUSガイド下にMRIで検出された病変に対して標的生検を行う。

「Artemis Fusion system」（Eigen社製），「UROSTATION TRINITY」（KOELIS社製），「UroNav」（フィリップス社製）が存在し，急速に普及している。これらの装置は，超音波画像の取得方法や，被検者や腫瘍の位置情報をトラッキングする方法がそれぞれ異なるものの，標的生検における正確性は数mm以内の誤差と言われている[1]。また，放射線科医にとっての利点の一つとして，この標的生検から得られた病理組織学的な情報を臨床研究の参照基準として用いることが許容され，従来の参照基準であった前立腺全摘術に比して，臨床研究の対象者の蓄積を加速させることができる。

前立腺バイパラメトリックMRI

前述のマルチパラメトリックMRIに対して，ダイナミック造影を省略したバイパラメトリックMRIにおける初発の前立腺臨床的有意癌の検出能を評価した研究成果が数多く報告されている。「画像診断ガイドライン2021年版」（日本医学放射線学会）においても，クリニカルクエスチョンとして，バイパラメトリックMRIが取り上げられている（詳細はガイドラインを参照のこと）。バックアップシーケンスとしてのダイナミック造影を省略したバイパラメトリックMRIの臨床応用に向けて，検査前の適切な前処置（抗コリン剤の投与など）の徹底に加えて，拡散強調像の最適化が必須であろう。従来，拡散強調像は2D single shot EPI（echo planar imaging）を用いて撮像されているが，いまだ不十分な組織コントラスト，面内の低い空間分解能，B0不均一性や渦電流に起因する解剖学的な歪み，直腸内のガスやhip implantsによる磁化率アーチファクト，T2*減衰によるブラーリングといった問題点を抱えている。不十分な組織コントラストを改善する対策としては，超高b値拡散強調像が挙げられる。近年，b＝3000s/mm²を用いた拡散強調像は，b＝2000s/mm²に比して前立腺の背景信号が抑制され，病変の検出に寄与すると報告されている[2]。

面内の分解能や磁化率アーチファクトを抑制する撮像法として，reduced FOV拡散強調像がある。この撮像法は，FOVの形状に沿ってパルスを印加（局所励起）するためにRFや傾斜磁場を最適化するといった高い技術が必要であることと，従来の撮像時間では十分なSNRを確保することが難しいといった問題点がある[3]。

解剖学的な歪みやブラーリングを改善するための撮像として，マルチショットEPI拡散強調像がある。ショット間の動きの補正は，2Dナビゲータエコーを実装することで，その影響を最小限に抑えることができる。最近の臨床研究では，マルチショットEPI拡散強調像は，single shot EPI拡散強調像に比して解剖学的な歪み，前立腺辺縁のボケや病巣の明瞭性が改善すると報告されている[4]。ただし，これらの撮像法の研究における複数の評価者を用いた読影実験では，single shot EPI拡散強調像の診断能を明らかに凌駕する結果は得られていない。したがって，これらの撮像法は，臨床的にsingle shot EPI拡散強調像の画質が不良であった場合に，補足的に撮像されることが現実的であると考えられる。

拡散強調像の新たな試み

定量指標を用いた前立腺MRI診断において，拡散強調像から得られる見かけの拡散係数（ADC）が，良悪の鑑別や悪性度の評価において有用な指標であることは周知の事実である。一方，RSNAから提唱されているMRIのQIBA（Quantitative Imaging Biomarkers Alliance）organizationの中には，拡散強調像は当然含まれているものの，T1 mappingやT2 mappingは含まれていない。前立腺がんは，前立腺の良性組織に比してT1値，T2値いずれも低いと報告されている[5]~[7]。ただし，T1 mapping，T2 mappingを同じ論文内で評価した報告は見当たらない。これに対して，MR fingerprintingは，1回の撮像でT1やT2の定量画像を取得することができる。これまでの前立腺のMR fingerprintingに関する報告を見ると，

MR fingerprintingから取得したT1値，T2値および拡散強調像から取得したADC値は，いずれも正常前立腺，良性病変およびがん病変の順に低い値となる[8]。また，それらの指標を組み合わせた悪性度の評価において，移行域はT1値とADCの組み合わせ[8]が，辺縁域はT2値とADCの組み合わせ[9]が高い識別能を有すると報告されている。なお，MR fingerprintingの原理を含めた詳細に関しては割愛する。

次に，拡散強調像の撮像において，T1 mappingおよびT2 mappingを同時に収拾できるsynthetic DWIを紹介する。この方法は，b0の拡散強調像を取得する際に，複数のTR，TEを用いた撮像を行うことで，T1 mappingとT2 mappingを同時に取得することができる[10]。したがって，synthetic DWIは，1回の撮像でADC値に加え，T1値，T2値を同時に評価することができる。また，前述のように，前立腺がんは良性前立腺組織に比してT1値，T2値が低い，すなわちT1強調像では高信号，T2強調像では低信号の病巣として描出される。そのため，拡散強調像において，前立腺がんのコントラストをより向上させるためには，T1 shine through効果を高める必要がある。T2減衰曲線，T1回復曲線における前立腺がんと良性組織の関係を見ると，T1の影響を最大限に引き出すためにはTR＝1000～2000ms，TE＝0ms程度の撮像が望まれる。ただし，TE＝0msの撮像は不可能であり，TRの短い撮像はSNRの低下を惹起する。そこで，複数のTR，TEを用いて撮像するsynthetic DWIでは，専用のソフトウエアを用いてTR，TEを自由に可変した拡散強調像を取得することができる（**図2**）。われわれのpreliminaryな研究において，定量的な腫瘍コントラストは，synthetic DWI（TR＝1000ms，TE＝0ms，b＝2000）は従来法（TR＝6000ms，TE＝70ms，b＝2000）に比して有意に高く，3名の放射線科医による読影実験では臨床的有意癌の検出特異度は2名において，ROC解析から得られるAUCは1名において，synthetic DWIは従来法に比して高いという結果であった[11]。特異

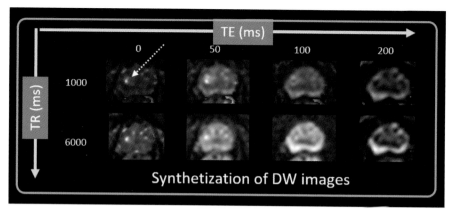

図2　Synthetic DWI
短いTR（1000ms）と短いTE（0ms）で合成した拡散強調像（b＝2000）は、そのほかのTR、TEを組み合わせた画像に比して、右移行域の前立腺がんが最も高コントラストに描出されている（◁---）。

度が高い検査法であれば、偽陽性病変が減って無駄な生検を回避できる症例が増えると同時に、前立腺MRIにおいて十分な経験を持たない放射線科医の診断精度を担保するといった意味で期待される新たな撮像法となる可能性がある。

〈謝辞〉
日頃からお世話になっている共同研究者であるフィリップス・ジャパンの上田　優氏に心より感謝したい。

●参考文献
1）Verma, S., et al. : The Current State of MR Imaging-targeted Biopsy Techniques for Detection of Prostate Cancer. *Radiology*, 285（2）: 343-356, 2017.
2）Tamada, T., et al. : Clinical impact of ultra-high b-value（3000s/mm²）diffusion-weighted magnetic resonance imaging in prostate cancer at 3T : Comparison with b-value of 2000s/mm². *Br. J. Radiol.*, 95（1131）: 20210465, 2022.
3）Tamada, T., et al. : Reduced Field-of-View Diffusion-Weighted Magnetic Resonance Imaging of the Prostate at 3 Tesla : Comparison With Standard Echo-Planar Imaging Technique for Image Quality and Tumor Assessment. *J. Comput. Assist. Tomogr.*, 41（6）: 949-956, 2017.
4）Tamada, T., et al. : Comparison of single-shot EPI and multi-shot EPI in prostate DWI at 3.0 T. *Sci. Rep.*, 12（1）: 16070, 2022.
5）Liu, W., et al. : Accelerated T2 mapping for characterization of prostate cancer. *Magn. Reson. Med.*, 65（5）: 1400-1406, 2011.
6）Klingebiel, M., et al. : Value of T2 Mapping MRI for Prostate Cancer Detection and Classification. *J. Magn. Reson. Imaging*, 56（2）: 413-422, 2022.
7）Mai, J., et al. : T2 Mapping in Prostate Cancer. *Invest. Radiol.*, 54（3）: 146-152, 2019.
8）Panda, A., et al. : MR Fingerprinting and ADC Mapping for Characterization of Lesions in the Transition Zone of the Prostate Gland. *Radiology*, 292（3）: 685-694, 2019.
9）Panda, A., et al. : Targeted Biopsy Validation of Peripheral Zone Prostate Cancer Characterization With Magnetic Resonance Fingerprinting and Diffusion Mapping. *Invest. Radiol.*, 54（8）: 485-493, 2019.
10）Ueda, Y., et al. : Estimated quantitative relaxation mapping calculated from Multiple-Repetition Multiple-Echo（MRME）based DWI acquisition in prostate. *Proc. Intl. Soc. Magn. Reson. Med.*, 31 : #1866, 2023.
11）Tamada, T., et al. : Comparison of calculated DWI and single-shot EPI DWI for prostate cancer detection at 3T. *Proc. Intl. Soc. Magn. Reson. Med.*, 21 : #1874, 2023.

4. 骨軟部領域における最新技術を用いたMRI診断

藤崎　瑛隆／青木　隆敏　産業医科大学放射線科学講座

骨軟部領域の最近のトピックス：UTE/Zero TEの臨床応用

　骨軟部領域における最近のトピックスの一つとして, ultrashort echo time (UTE) やzero echo time (Zero TE) を用いた撮像法がある。MRIはコントラスト分解能に優れ, 単純X線やCTでは評価が困難な軟部組織を非侵襲的に評価できる撮像法であり, 骨軟部領域にて広く使用されている。しかし, 線維軟骨, 靭帯, 腱, 骨皮質などの短いT2値を持つ組織は, T2強調像やT2*強調像など, 従来の撮像法では十分なコントラストが得られず, 低信号域または信号欠損域として描出される。UTEを用いることで, これらの短いT2値を持つ組織を描出可能となる。また, 臨床において, 骨皮質や小さな石灰化などの描出能は, 一般的に, MRIはCTより劣るとされるが, CTの骨条件と類似する画像を作成できるZero TEも近年撮像できるようになった。本稿では, これらの撮像技術や臨床応用について紹介する。

Ultrashort echo time (UTE)

　UTEは数十〜数百μsの超短エコー時間で信号を得ることができる撮像技術であり, 従来の撮像シーケンスでは描出することができなかった線維軟骨, 靭帯, 腱, 骨皮質など, 短いT2値を持つ組織

の信号をとらえることができる。UTEはエコー時間を短くした特殊なRFパルス (blockパルスなど) を用い, RFパルスの直後からデータ収集が始まる。自由誘導減衰 (FID) 信号を受信するために, k-spaceの中心から高周波領域へデータ充填を行うradialサンプリングが用いられる[1] (図1)。

UTEを用いた形態評価について

　骨軟部領域においては, UTEを関節軟骨や椎間板, 膝関節の半月板に関して評価した研究が数多く報告されている。特に, 関節軟骨最深層の石灰化層や椎間板の軟骨終板は, 従来の撮像法では信号を取得できなかった組織であり, UTEを用いることで信号を取得できるようになることが示されている。また, UTEは複数のエコー時間で撮像することが可能であり, サブトラクション画像を作成することで, よりコントラスト分解能の高い画像を作成することができる[2]。関節軟骨最深層の石灰化層や椎間板の軟骨終板など, T2値の低い骨軟部構造の詳細がUTEを用いたMR画像で描出可能となったことで, 種々の関節疾患や脊椎変性疾患における病態解明や早期診断につながる可能性がある。また, 線維軟骨で構成される半月板においては, 損傷や断裂によって脂肪抑制T2強調像やプロトン密度強調像などのシーケンスでも損傷／断裂部分が高信号として描出されるが, 通常の半月板

は低信号として描出される。UTEを用いて膝関節を撮像することで, 従来の撮像法では指摘できなかった軽微な損傷を検出でき, 詳細な損傷範囲を描出可能となる[3]。

UTEを用いた定量的評価について

　MRIの骨軟部領域における定量的評価方法として, T2 mapping, T2* mapping, T1ρ mapping, 遅延相軟骨造影MRI (dGEMRIC) などが挙げられるが, 実際の臨床では, 関節軟骨の定量的評価にT2 mappingが広く利用されている。UTEはエコー時間の異なる画像を複数撮像可能であり, 複数のエコー時間から近似式を基にT2*のフィッティングカーブを作成し, T2*値を算出することで, T2値の短い組織におけるT2* mappingを作成可能である。
　骨軟部領域では, UTEを用いたT2* mappingについての報告も多数見られる。脛骨の関節軟骨変性について, T2 mappingと比較した報告では, UTEを用いたT2* mappingは, T2 mappingと比較して軟骨深層の描出が良好で, 変性の検出に鋭敏であることが示されている。そして, UTEを用いたT2*値の定量的評価は, 正常軟骨と初期の変性を鑑別できると報告されている[4]。ほかにも, UTEを用いたT2* mappingが, 半月板の変性に鋭敏であることが報告されている[5]。われわれも手関節の三角線維軟骨が, 肢位の違いによってT2*値

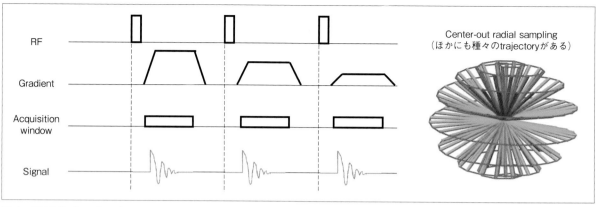

図1　UTE のパルスシーケンス

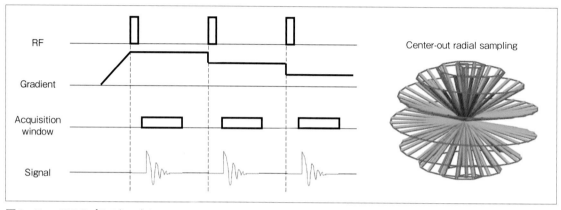

図2　Zero TE のパルスシーケンス

に差が生じることを報告した。中間位に対して前腕を回内するとT2*値が低い値を示し，手関節の生体力学を反映している可能性がある[6]。このように，UTEを用いたT2* mapping を使用することで，関節軟骨などT2値の短い組織に対しても，軽微な損傷／変性の診断や生体力学の解析などに役立つ可能性がある。

Zero echo time (Zero TE)

Zero TE は，すでに商品化されている撮像シーケンスであり，本邦でも撮像可能な施設が徐々に増えている。MRIは筋骨格系の画像診断において重要な検査であるが，骨，特に骨皮質や小さな石灰化の描出は，X線検査やCTより劣ることが多く，実際の臨床現場においては，MRIとX線検査やCTを組み合わせたマルチモダリティでの評価が必要になることも多い。骨皮質は水分子であるプロトンが少なく，T2値の非常に短い組織の一つであるが，Zero TE を用いることで，骨皮質のようなT2値の非常に短い骨軟部組織を描出できるようになる。

Zero TE では，元画像を反転することで，CTの骨条件と非常に類似した画像を作成可能である。従来の撮像シーケンスにZero TE を加えることで，単一モダリティでの診断が可能になれば，CT撮影を追加することによる被ばくや医療コストの低減が期待される。

Zero TE の撮像方法や特徴

Zero TE でも，UTEと同様にRFパルス終了後できるだけ早くデータ収集が行われる。しかし，UTEではRFパルス終了直後に読み出し勾配を立ち上げるが，Zero TE では読み出し勾配はRFパルス開始の前にランプアップされており，FIDはRFパルスの直後に取得され，エコー時間をほぼ0にできる[7]。データ収集は，k-spaceの中心から高周波領域へデータ充填を行うradial サンプリングが用いられる[1]（図2）。また，Zero TE は一般的に3D imageでの撮像となる。取得された画像を反転させることで，CTの骨条件と類似する骨が高信号として描出される画像が得られる[1]。

Zero TE の特徴の一つにサイレントスキャンがある。MRIスキャナは，磁場勾配コイルの電流が急激に変化することによって生じるローレンツ力により，大きな音響ノイズを発生する[8]。勾配スイッチングを最小化することにより，音響ノイズの発生を減少させることが可能であり，Zero TE で実現できる[9]。Zero TE で発生する音響ノイズは最大1.0dBであると報告されている[10]。

CTの骨条件と類似した画像をZero TEにて撮像，作成するためには，軟部組織のコントラストが低く，骨を強調した画像が必要となる。一般的に，flip angleを大きくするとSNRとT1コントラストが上がるため，軟部組織のコントラストを下げる（T1コントラストを最小にする）ために，Zero TE ではflip angleは1°または2°が通常使用される。また，一般的に，バンド幅を上げるとT2コントラストが下がり，ケミカルシフトアーチファクトも低減するが，SNRが下がるため，Zero TE では±50〜100kHzのバンド幅で，通常は62.5kHzまたは83.3kHzのバンド幅が使用され

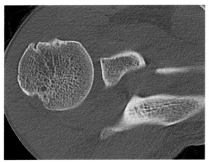
a：単純CT

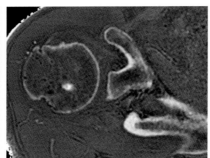
b：Zero TE

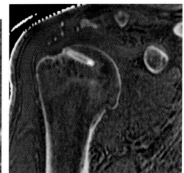
c：Zero TE 冠状断像

図3　右肩腱板断裂術後の症例

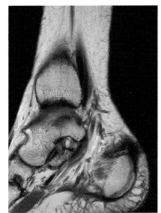
a：T2強調矢状断像　　　　b：Zero TE 矢状断像

図4　アキレス腱断裂術後の症例

ることが多い。

Zero TE についての報告や臨床応用

Zero TEの臨床応用については，骨軟部領域で数多く報告されており，従来の撮像法では不十分とされた骨や石灰化の領域にて，CTと同等の診断能を示すとされる報告が多い。頭部外傷についてCTとZero TEを比較した報告では，Zero TEを用いた画像にて骨折線が明瞭に描出され，Zero TEを用いた3D画像においても，骨折線や頭蓋骨縫合線がCTの3D画像と同様に描出されることが示されている[11]。ほかにも，肩関節の変形性変化や骨性Bankart，Hill-Sachs lesionについて，CTとZero TEを比較した報告では，骨の形態評価において両モダリティ間に強い相関を認めたと報告されている[12]。

当院でのZero TE撮像症例を紹介する。腱板断裂術後の症例では上腕骨頭背側に陥凹：Hill-Sachs lesionが見ら

れ，Zero TEを用いた画像がCTと類似していることがわかる（図3 a, b）。また，同一患者の冠状断像にて術後のアンカーが明瞭に描出されている（図3 c）。アキレス腱断裂術後のMR画像でも，T2強調像ではアンカー周囲にアーチファクトが見られるが（図4 a），Zero TEではアーチファクトが低減しており，骨との関係が評価しやすい（図4 b）。このように，金属インプラントによるアーチファクトを最小限に抑えた関節画像を提供できるのも，Zero TEの特徴の一つである。

MRIは，その優れたコントラスト分解能により，骨腫瘍の評価にも用いられるが，腫瘍内部の石灰化パターンの評価については従来のMRIだけでは不十分なことも多い。右大腿骨の内軟骨腫の症例を提示する（図5）。T1強調像にて，大腿骨内部に，周囲骨と比較し低信号の境界明瞭な結節が見られるが，内部の石灰化は評価できない（図5 b）。Zero TEでは，軟骨基質の石灰化パターンである点状，リング状の石灰化が確認できる（図5 c）。次に，後縦靱帯骨化症

（OPLL）に対して後方除圧術後の症例を提示する（図6）。脊椎病変については，通常T2強調像にて脊髄の評価を行うが（図6 a），OPLLなどの骨化については，通常，CTの方が描出に優れている。Zero TEの画像にて，第3〜第4頸椎の椎体後方に，高信号の帯状構造が見られ，OPLLが明瞭に描出されている（図6 b）。T2強調像など，従来のMRI撮像にZero TEの画像を追加することで，脊柱管内の評価と骨／石灰化の評価の両方が可能と考えられる。これらの症例のように，従来のMRIにZero TEを追加することで，石灰化や骨化の評価が可能となり，CT画像がなくても特異的な診断が可能になる場合がある。

最後に手関節症例を提示する。右手関節のキーンベック病の症例を提示する（図7）。月状骨はT1強調像にて不均一な低信号を認め，キーンベック病が示唆される（図7 a）。Zero TEを追加することで，骨のより詳細な形態学的評価が可能になる（図7 b）。また，MRIは関節リウマチの滑膜炎や骨びらんを検出することが可能で，診断や治療のモニタリングとして繰り返し施行される。しかし，従来のMRIは，CTと比較して骨びらんに対する感度が低いことが，複数の研究者によって報告されている[13], [14]。提示症例では，母指のcarpometacarpal（CM）関節に，ガドリニウム造影後の脂肪抑制T1強調像にて滑膜炎を認めるが（図8 a），Zero TEでは近接する母指中手骨や大菱形骨に骨皮質の欠損が見られ，骨びらんが明瞭に描出されている（図8 b）。

◎

Zero TEは臨床のワークフローに容易に組み込むことができるため，これま

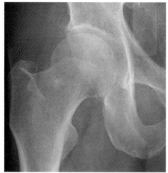
a：単純X線写真正面像

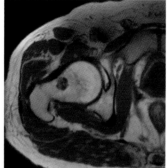
b：T1強調像

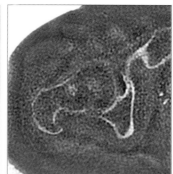
c：Zero TE

図5　右大腿骨内軟骨腫の
　　　症例

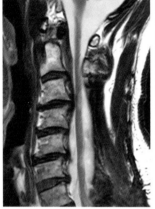
a：T2強調矢状断像

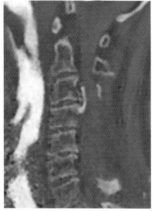
b：Zero TE矢状断像

図6　OPLLに対する後方除圧術後の症例

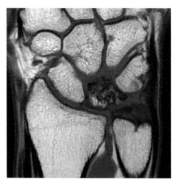
a：T1強調冠状断像

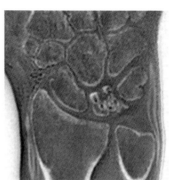
b：Zero TE冠状断像

図7　右手関節のキーンベック病の症例

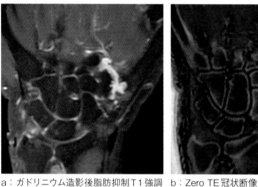
a：ガドリニウム造影後脂肪抑制T1強調
　　冠状断像

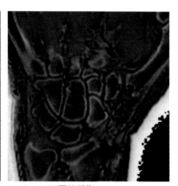
b：Zero TE冠状断像

図8　関節リウマチの症例

でMRIに加えてCTが必要であった多くの症例に対して，放射線被ばくやコストを低減できる有用な撮像技術となりうる。サイレントスキャンの特徴も合わせると，被ばくが問題となる小児では特に有用かもしれない。スキャン時間の短縮や画質の向上に向けたさらなる技術進歩を期待したい。

●参考文献
1）Fujisaki, A., Tsukamoto, J., Narimatsu, H., et al. : Zero Echo Time Magnetic Resonance Imaging : Techniques and Clinical Utility in Musculoskeletal System. J. Magn. Reson. Imaging, 8, 2023 (Epub ahead of print) .
2）Bae, W.C., Biswas, R., Chen, K., et al. : UTE MRI of the osteochondral junction. Curr. Radiol. Rep., 2（2）: 35, 2014.
3）Siriwanarangsun, P., Statum, S., Biswas, R., et al. : Ultrashort time to echo magnetic resonance techniques for the musculoskeletal system. Quant. Imaging Med. Surg., 6（6）: 731-743, 2016.
4）Williams, A., Qian, Y., Bear, D., et al. : Assessing degeneration of human articular cartilage with ultrashort echo time (UTE) T2* mapping. Osteoarthritis Cartilage, 18（4）: 539-546, 2010.
5）Williams, A., Qian, Y., Golla, S., et al. : UTE-T2* mapping detects sub-clinical meniscus injury after anterior cruciate ligament tear. Osteoarthritis Cartilage., 20（6）: 486-494, 2012.
6）Fujisaki, A., Aoki, T., Narimatsu, H., et al. : Ultrashort time-to-echo quantitative magnetic resonance imaging of the triangular fibrocartilage differences in position. Eur. Radiol., 29（6）: 3219-3223, 2019.
7）Madio, D.P., Lowe, I.J. : Ultra-fast imaging using low flip angles and FIDs. Magn. Reson. Med., 34（4）: 525-529, 1995.
8）Mansfield, P., Glover, P.M., Beaumont, J. : Sound generation in gradient coil structures for MRI. Magn. Reson. Med., 39（4）: 539-550, 1998.
9）Weiger, M., Brunner, D.O., Dietrich, B.E., et al. : ZTE imaging in humans. Magn. Reson. Med., 70（2）: 328-332, 2013.
10）Alibek, S., Vogel, M., Sun, W., et al. : Acoustic noise reduction in MRI using silent scan : An initial experience. Diagn. Interv. Radiol., 20（4）: 360-363, 2014.
11）Cho, S.B., Baek, H.J., Ryu, K.H., et al. : Clinical feasibility of zero TE skull MRI in patients with head trauma in comparison with CT : A single-center study. Am. J. Neuroradiol., 40（1）: 109-115, 2019.
12）Breighner, R.E., Endo, Y., Konin, G.P., et al. : Technical developments : Zero echo time imaging of the shoulder——Enhanced osseous detail by using MR imaging. Radiology, 286（3）: 960-966, 2018.
13）Lee, C.H., Srikhum, W., Burghardt, A.J., et al. : Correlation of structural abnormalities of the wrist and metacarpophalangeal joints evaluated by high-resolution peripheral quantitative computed tomography, 3 Tesla magnetic resonance imaging and conventional radiographs in rheumatoid arthritis. Int. J. Rheum. Dis., 18（6）: 628-639, 2015.
14）Bukhari, M., Lunt, M., Harrison, B.J., et al. : Time to first occurrence of erosions in inflammatory polyarthritis : Results from a prospective community-based study. Arthritis Rheum., 44（6）: 1248-1253, 2001.

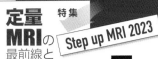

5. 乳腺領域における最新技術を用いたMRI診断

片岡　正子　京都大学大学院医学研究科放射線医学講座（画像診断学・核医学）
飯間　麻美　京都大学医学部附属病院先端医療研究開発機構・放射線診断科

breast MRIに関しては，新しい技術の開発，ある程度確立した技術を活用した診断の精度向上，診断・検診の効率化，そして定量化が最近のトピックであると言える。本稿では，まずは2023年6月にカナダ・トロントで行われた国際磁気共鳴医学会（ISMRM）での最新情報を踏まえながら，乳腺領域のMRIに関連したトピックにつきカバーする。後半では，乳腺領域のMRIにおける定量化について，国内外での研究成果や動きについてまとめる。

ISMRM 2023における breast MRI関連のトピック

　臨床における軀幹部MRIの中でも，乳がんに関するトピックは比較的関心の高い領域である。ultrafast DCE MRI，拡散強調画像（DWI）といった，従来から盛んに研究されてきたものの発展に加え，新しい撮像技術としては，quantitative susceptibility mapping（QSM）を利用しbreast MRI上での石灰化の可視化を試みた検討や，仰臥位でも使える新しい乳房コイル，MR conductivity imagingなどがOralで発表されていた。

　abbreviated（短縮）MRIによる検診は，いくつかの施設でその実現可能性も含め検討されているが，通常のダイナミック造影（DCE）と異なり造影の時間による変化，すなわちkinetic informationがないため，偽陽性が高くなるのではという懸念があった。その欠点を補うものとして，ultrafast DCE MRIの使用

が検討されてきた。Pinedaらによる発表は，前向きの乳がんスクリーニング試験において，abbreviated MRIにultrafast DCE MRIを追加して，その効果を検討したものである[1]。対象166名のうち8割がdense breastで，乳がん既発症者が11名含まれていた。生検が推奨された8名（4.8％）中6名について生検の結果が判明しており，浸潤がん3名，非浸潤性乳管癌（DCIS）1名であった。カテゴリー3も含め異常ありとした割合は7.2％，がん発見率は1000人あたり24.1人で，感度100％，特異度は97.6％と高く保たれていた。生検推奨率は，超高速画像診断を含まないほかのスクリーニング試験に比較して低い方であった。まだ人数も少なくフォローアップ期間も短いので解釈は慎重にすべきではあるものの，ultrafast DCE MRIの追加により特異度の改善，生検推奨症例の減少につながることが実際に示されつつある（図1）。

　検査時間の短縮・効率化という点では，メモリアル・スローン・ケタリングが

んセンターのMR撮像プロトコールを個別化するという試みも発表されていた[2]。最初の数分間の画像をディープラーニングで解析し，この患者がabbreviated MRIプロトコールで十分な人か，標準的ないわゆるフルプロトコールでの検査が必要な人かをトリアージするというもので，診断能を維持しつつも撮像時間，およびコスト削減が期待される。ディープラーニングツールの活用により，25％の患者ではabbreviated MRIで十分であることが示された。単純撮像のタイミングを造影後に変更する必要性や，実際に検査時間が読めない中で予約をどうするのかなどの問題はあるものの，高速撮像法がようやく診療において検査の効率化に活用される段階に入りつつあると言える。

　技術的な面で最も興味深い発表は，QSMと高解像度グラディエントエコー（GRE）撮像を最適化することによって得られた乳房内微細石灰化の描出であろう。症例数は7例と少ないが，Boehm

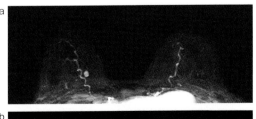
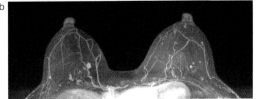

図1　Ultrafast DCE MRIの10相目（造影剤投与後約25秒）（a）およびダイナミック早期相（造影剤投与後1〜2分）（b）の水平断MIP画像
右乳房内側には8mm大の小さな腫瘤が認められる。かなり早いタイミングで描出されていることから（a），小さいが悪性病変が示唆される。右乳房内側の病変はbの通常の早期相MIPでも同定できるが，そのほかに非特異的な造影病変も左右の乳房に見られ，またこのタイミングでは良性病変も描出されるため，良悪診断は難しくなる。

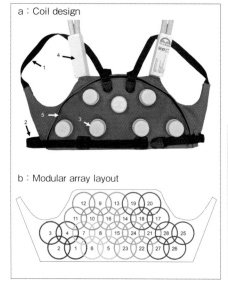

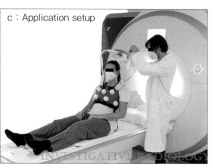

図2　ブラコイルの説明
a：コイルはベスト型になっており，肩と腰のベルト（←1，2）で被験者の体格に合わせて調節可能である。
b：28個のエレメントが7個の4チャンネル・モジュールにまとめられており，各モジュールには4本の受信ケーブルと，離調回路のモジュールごとのスイッチング用のツイスト・ケーブル・ペアが配線されている。
c：被験者へのコイル位置決めの様子
（参考文献4）より引用改変）

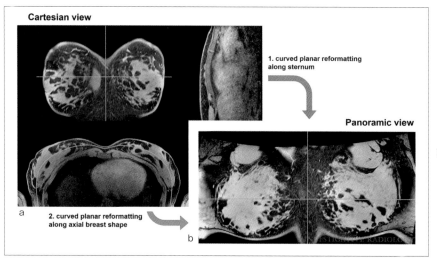

図3　乳房のパノラマ画像作成法
a：直交図に2本の線を定義する：① 矢状直交図では胸骨（オレンジ色）に沿って，② 軸直交図では乳房の形状（水色）に沿って，矢状面スライスを胸骨の中心を通るように配置。軸方向スライスは乳房の最も膨らんだ部分の位置で選択。
b：2本の線に沿って連続的に彎曲した平面を再構成する。
（参考文献4）より引用転載）

らドイツ・ミュンヘンのグループは，高解像度QSMマップで石灰化を黒い点として描出に成功している[3]。実は，石灰化とMRI上の病変の対応を厳密に知りたい場合というのも臨床ではそれなりにあり，臨床機で用いることができるようになれば，より正確な術前検査や生検前の精査が可能になるのではと期待される。

デバイスという点で目新しいのは，オーストリアのウィーン大学から発表されていたブラコイルである[4]。今までbreast MRIの撮像はうつ伏せで行うスタイルがほとんどで，何らかの理由で腹臥位が難しい人や，手術体位と近い状態の撮像が必要な場合には，ボディコイルを用いて仰臥位で撮像をしていた。しかも，それなりにボディコイルは重いのである。今回のコイルは仰臥位（腹臥位でも可）での乳房MRI用に開発され

ている（図2）。SNRも改善されている。さらに，画像表示法として，歯科のデンタルパノラマ撮影のように，乳房に沿った表示をすると効率的なのでは，という提唱がされていた（図3）。たしかに枚数の点では効率的ではあるが，このviewに慣れるには少し時間がかかるかもしれない。ただ，US，特にしばしば冠状断で表示されるABUS（自動乳房超音波診断装置）との比較は容易になるのではと推測される。

最後に，DWIの高解像度化に関しては，spatiotemporal encoding（SPEN）という歪みが抑制されたシーケンスについて[5]，われわれのグループおよびSPEN開発元かつ共同研究先であるイスラエルのワイツマン研究所からの報告があった。ワイツマン研究所のOtikovsらからは，SPENの高解像度と歪みの少なさを生か

して，T2強調画像とADCmapを併せて乳がん診断できるという可能性が示された[6]。われわれの方では，SPENによるpreliminaryな臨床画像データを，従来のsingle shot EPI（SS-EPI）法や，当院で高解像度DWIシーケンスとして用いているreadout segmentation of long variable echo-trains（readout segmented EPI：RESOLVE）と，病変の見え方やADC値において比較した[7]。少なくともSS-EPIよりは良好な画質が得られ，条件の最適化により高解像度RESOLVEに匹敵する画質が達成可能と思われた（図4）。

Breast MRIの定量化

画像診断においてイメージングバイオマーカーの活用により，病変の局在診

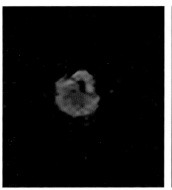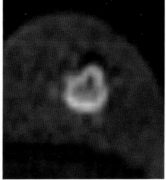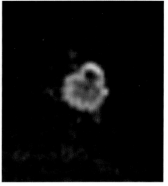

a：SPEN　　　　　b：SS-EPI　　　　　c：RESOLVE

図4　SPENとSS-EPI，RESOLVEの画像の比較

断，治療効果判定，予後予測といった評価だけでなく，臨床試験や医薬品，医療機器開発においても役立つと考えられる。「乳癌MRI検診検討委員会報告書」においても，DWIから得られるADC値において標準化を行う必要があるとされている[8]。

イメージングバイオマーカーの標準化に関しては，放射線画像から得られる定量値を標準化し，臨床試験や日常臨床で使用できるようにすることを目的とし，RSNA（北米放射線学会）の下部組織としてQIBA（Quantitative Imaging Biomarkers Alliance）が設立され，日本でもJ-QIBA（Japan-QIBA）として活動が行われている。

乳房MRIにおいては，標準化を通じ，異なる施設での画像やその画像から得られるイメージングバイオマーカーが比較可能となることで，より質の高い診断を提供可能となると考えられる。特に乳房DWIについては，ADC値の計測により一部の不要な生検を省略できたり[9]，治療効果判定予測に有用である[10]という，臨床試験に関連した共同研究報告も見られ，定量化の重要性も認識されている。

ISMRM 2023においても，DWIの一種で，組織内の水分子の拡散と灌流情報を同時に評価可能なintravoxel incoherent motion（IVIM）の標準化に向けた試みとして，ニューヨーク大学よりファントムを2施設で計測，評価した発表があった[11]。

同じくISMRM 2023では，米国のCaliberMRI社より，販売されている乳房MRIファントムの一部にセルローススポンジを挿入し，複数の流速でもってIVIM定量値の測定も行っている展示もあった。拡散係数（Dt）の値よりもバラツキはあるものの，灌流成分のIVIMパラメータであるfpの再現性も良好であった。異なる日での再現性（interday reproducibility）よりも日内再現性（intraday repeatability）が良好であり，施設間の再現性が最も低かったとの結果は想定の範囲内ではあったが，国内においても乳房専用ファントムによるDWIを含む乳房MRIの標準化が開始した段階であり，本邦での標準化も本格的に進むことが期待されている。

●参考文献
1) Pineda, F., Ren, Z., Safi, R., et al. : Screening abbreviated breast MRI with ultrafast imaging : Prospective study results. *Proc. Intl. Soc. Magn. Reson. Med.*, 31 : #0184, 2023.
2) Eskreis-Winkler, S., Bhowmik, A., Comstock, C., et al. : Personalized Breast MRI Scanning Using Deep Learning. *Proc. Intl. Soc. Magn. Reson. Med.*, 31 : #0185, 2023.
3) Boehm, C., Komenda, A., Weiss, K., et al. : High spatial resolution quantitative susceptibility mapping using in-phase echoes enables the depiction of breast microcalcifications. *Proc. Intl. Soc. Magn. Reson. Med.*, 31 : #0189, 2023.
4) Obermann, M., Nohava, L., Frass-Kriegl, R., et al. : Panoramic Magnetic Resonance Imaging of the Breast With a Wearable Coil Vest. *Invest. Radiol.*, 2023 (Epub ahead of print).
5) Schmidt, R., Seginer, A., Frydman, L. : Interleaved multishot imaging by spatiotemporal encoding : A fast, self-referenced method for high-definitiondiffusion and functional MRI. *Magn. Reson. Med.*, 75 (5) : 1935-1948, 2016.
6) Otikovs, M., Nissan, N., Furman-Haran, E., et al. : T2 and ADC correlated mapping of breast cancer lesions : A spatiotemporal encoding 3T MRI analysis. *Proc. Intl. Soc. Magn. Reson. Med.*, 31 : #0190, 2023.
7) Nakayama, R., Iima, M., Kataoka, M., et al. : High-resolution DWI in the breast by Spatiotemporal encoding (SPEN) : Clinical utility in comparison with SS-EPI and RESOLVE. *Proc. Intl. Soc. Magn. Reson. Med.*, 31 : #0192, 2023.
8) 日本乳癌検診学会：乳癌MRI検診検討委員会報告書. http://www.jabcs.jp/images/mri_guideline_fix.pdf （2023年7月8日閲覧）
9) Rahbar, H., Zhang, Z., Chenevert, T.L., et al. : Utility of Diffusion-Weighted Imaging to Decrease Unnecessary Biopsies Prompted by Breast MRI : A Trial of the ECOG-ACRIN Cancer Research Group (A6702). *Clin. Cancer Res.*, 25 (6) : 1756-1765, 2019.
10) Partridge, S.C., Zhang, Z., Newitt, D.C., et al. : Diffusion-Weighted MRI Findings Predict Pathologic Response in Neoadjuvant Treatment of Breast Cancer : The ACRIN 6698 Multicenter Trial. *Radiology*, 289 (3) : 618-627, 2018.
11) Basukala, S., Mikheer, A., Gilani, N. : Multisite Intravoxel Incoherent Motion Repeatability and Reproducibility in a Breast Diffusion Phantom at 3T. *Proc. Intl. Soc. Magn. Reson. Med.*, 31 : #0195, 2023.

MRIの神髄を極める

第51回日本磁気共鳴医学会大会（JSMRM 2023）大会長
日本磁気共鳴医学会理事長

阿部　修　東京大学大学院医学系研究科放射線医学講座

第51回日本磁気共鳴医学会大会（JSMRM 2023）は、2023年9月22日（金）〜24日（日）に軽井沢プリンスホテルウエストにおいて現地開催する。さらに、同日のライブ配信・後日のオンデマンド配信を行う予定である。前回大会では大会100回をめざすテーマが掲げられたが、その折り返し点の最初の大会となる。私自身大学院生の頃から、診療のみならずMRIを用いた研究を継続的に行っており、その研究成果発表の国内標的学会が本大会であったことを鑑みるに、自分自身は依然として浅学非才の身であるものの、大会の運営を担当できることは身に余る光栄であるとともに、その重責に気が引き締まる思いである。過去、本大会の大会長を拝見したところ、少なからず本講座OBの先生が担当してはいたが、東京大学放射線医学講座が担当した大会は、1985年第5回飯尾正宏先生がご担当して以来、実に38年ぶりの開催となることもあり、講座医局員一丸となって準備を進めている。今回、大会テーマとして「MRIの神髄を極める」を掲げているが、自身はさておき、プログラム委員会の先生方のご協力を得て提案された各領域のエキスパートの先生方にご講演いただき、現時点でのMRIの神髄をぜひ現地で見て聞いて体験して議論していただきたいと考えている。また、国外の標的学会であった国際磁気共鳴医学会のJapan Chapterの第8回研究会（滋賀医科大学放射線医学講座・渡邉嘉之大会長）も9月23日に同時開催する。JSMRM 2023にご参加いただく場合、Japan Chapterへの参加費は無料となるので、ぜひこちらにもご参加いただければ幸いである。

開催に当たり、今回、全国から移動の容易な東京ではなく軽井沢を大会開催地に選んだのは、もちろん費用や密を避けるための会場の広さなどもあるが、一番は軽井沢の自然にある。周囲に雑音が少なく煩悩に悩まされにくい環境で最新のMR研究成果に集中して触れていただき、講演間・講演後の気分転換や、日々の診療、研究、教育などで疲弊した心と体を大自然の中で癒やしていただきたい、自分も癒やされたいと考えている。2023年5月8日より新型コロナウイルス感染症が5類感染症に分類されたこともあり、会員懇親会も開催予定である。この3年間、直接お目にかかるのが難しかった旧知の友ばかりでなく、直接お目にかかる機会の少ないレジェンド、エキスパートと現地で話してみよう。レジェンドとして現地参加いただくのは小川誠二先生、荒木　力先生を予定している。小川先生は言うまでもなく機能的MRIの創始者であり、その開発秘話、研究に対する取り組み方などを拝聴するめったにない機会であり、私自身非常に楽しみにしている。荒木先生は東大放射線科の先輩であり、我田引水とのご批判を受けてしまうかもしれないが、日本のMRI黎明期からその研究にかかわるだけでなく、CT・MRIを含めた臓器を問わない画像診断の知識、MR physicsの造詣の深さについて敬服しており、レジェンドにふさわしいお一人と考えている。MRIの神髄を極めたお二人との対談を対面で拝聴し、その熱意や極意をぜひ直に味わっていただきたい。今回、時間の関係でお二人しか選ぶことができなかったが、そのほかにも本学会の先駆者にはレジェンドと呼ぶべき方が大勢いるにもかかわらず、ご招待できなかったことを大変申し訳なく思っており、ぜひほかのレジェンドの先生方とお話しできる別の機会を設定したいと考えている。

さて、今回のプログラムでは、15の教育講演、28のシンポジウム（表1）、23の企業共催セミナーを予定している。これらには、MRIを用いた各臓器の最先端研究や臨床応用ばかりでなく、研究活動のスタートアップから継続するノウハウ、ダイバーシティ＆インクルージョン、多施設共同研究の発展可能性や課題、シーズニーズの情報交換・共有など、MRIを取り巻く諸課題についても発表・討論いただく盛りだくさんの内容を企画している。教育講演では前年を踏襲して、時間を並列でなく直列に配置し、すべての教育講演を現地で聴講し、講演者に直接質問することも可能であり、また、後日オンデマンドで反復して復習することもできる。さらに、質疑応答の活性化をめざして一般口演では現地での発表を推奨してはいるが、諸事情により現地参加できない場合でもライブ配信を可能としている。最近では、密を避けるために見られなくなりつつあった紙ポスターでの発表・討論も会場の広さを活用して復活させ、現地に来ることによってat a glanceで発表内容を確認し、興味が

〈0913-8919/23/¥300/論文/JCOPY〉

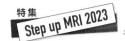

表1　シンポジウム一覧

シンポジウム1	4D Flow MRIの20年（来し方と行く末）
シンポジウム2	学会誌の未来—どう育てる？どう利用する？—
シンポジウム3	生体計測機器としてのMRI
シンポジウム4	リアルタイム定量解析
シンポジウム5	磁気共鳴医学会は，あなたの「研究活動」を応援します！
シンポジウム6	膀胱癌・前立腺癌のMRI
シンポジウム7	リンパ管イメージング
シンポジウム8	ダイバーシティ企画・交流の達人になる
シンポジウム9	What's New?—ISMRM 2023レポート—
シンポジウム10	小児MRIアップデート
シンポジウム11	先端的基礎〜前臨床MRI研究の発展
シンポジウム12	子宮癌update
シンポジウム13	Diffusion MRI of the Breast
シンポジウム14	Gd-EOB-DTPAの肝疾患診療へのインパクト：臨床使用15年の歩みと将来展望
シンポジウム15	CNS-interstitial fluidopathy：治療と画像所見の変化について
シンポジウム16	T1/T2マッピングを心臓診療に活かす
シンポジウム17	シーズニーズ　第2弾
シンポジウム18	多施設共同臨床試験・治験におけるMRIの課題と可能性
シンポジウム19	Neurofluid：CSF
シンポジウム20	アーチファクトショー
シンポジウム21	fMRIが拓くフロンティア
シンポジウム22	最先端脳科学研究とMRI研究の未来
シンポジウム23	キャンプファイヤートーク「レジェンドと話そう」
シンポジウム24	Advanced diffusion imagesの基礎から臨床応用へ
シンポジウム25	骨軟部疾患の日常診療におけるMRIの位置づけと撮像法
シンポジウム26	初学者のためのMR研究の第一歩
シンポジウム27	RTとMDで考える臨床画像のあり方2023
シンポジウム28	ほんとうにあった？ かもしれないインシデントの話
KSMRM JSMRM Joint Session	

ある発表はじっくり内容を確認できるようにする。海外からは，Neuroimaging Research Laboratory at Polytechnique (NeuroPoly) のJulien Cohen-Adad先生に頸髄MRIの定量化に関するご講演（現地参加未定でオンライン発表の可能性あり），ISMRMでの私の旧友であり脳および心臓MRIの研究を活動的に行っていた前・台湾大学教授の曾文毅（Wen-Yih Tseng）先生（現地参加予定）に認知症および生理的加齢に伴う脳形態変化の人工知能を用いた解析に関する講演，KSMRM JSMRMのジョイントセッションでは，次期KSMRM会長であるSamsung Medical CenterのJung Hee Lee先生に座長をお願いし，韓国のMRI研究のトップランナーである先生方（現地参加予定）による合計4題のご講演を予定している。

これらのプログラム作成にはプログラム委員長の雨宮史織先生をはじめ，多くのプログラム委員の先生方，実行委員長である渡谷岳行先生，鈴木雄一プログラム委員・理事，教育委員会・多様性推進委員会・国際交流委員会の先生方，学会事務局，運営事務局のご協力を得ており，ここに厚くお礼を申し上げる。さらに，本会プログラムにご参加いただく座長・講演者・一般参加者の方々とともに大会を作り上げていきたいと考えており，皆さまのご参加を切にお願い申し上げる。また，各種セミナー・広告・ブース展示などにご快諾いただいたすべての企業の方々にも深く感謝申し上げたい。子育て中で現地参加が難しいと考えている参加者向けには，小学生未満対象とはなるが，軽井沢に託児所も開設する予定である。ぜひ軽井沢にお越しいただき，直接お目にかかり，MRIの神髄を極めるべく，交流していただく場を提供できれば幸いである。

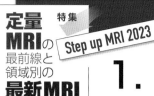
1. ISMRM 2023における MRI技術のトピックス

大野　直樹　金沢大学医薬保健研究域

2023年の国際磁気共鳴医学会(ISMRM 2023)は，カナダのトロント市内にあるMetro Toronto Convention Centreを舞台に，6月3～8日の間，現地とオンラインのハイブリッド形式で開催された。筆者は3年ぶりに現地に足を運んだが(図1)，現地の参加者数(特に日本人参加者)はコロナ禍以前と比較して，依然として少ない印象を受けた。

本稿では，ISMRM 2023において筆者が興味深いと感じたMRI技術のトピックスについて解説する。

Flexible Array Coil

演題番号#1055の"The FACE：Flexible Array for Cervical & Extraspinal 3T MR Imaging"では，頸部のMRI検査に特化した専用アレイコイル(FACEコイル)の開発について報告している[1]。頸部のMRI検査では，頭蓋底部から大動脈弓部までを感度領域に含む受信コイルを選択する必要があり，頭部用コイルと一体化した頭頸部コイル(HNUコイル)が一般に使用される。しかし，頸部の検査を行う際に，一般的なHNUコイルでは目的部位とコイル素子との間に距離が空いてしまうため，信号雑音比(SNR)が低く，空間分解能を制限せざるを得ない場合も多い。一方，この演題で紹介されている23チャネルのFACEコイルは，平均的な成人の頸部の形状に合わせつつ，さまざまな体形の被検者に対応できるように柔軟性のあるデザインに設計されている(図2)。FACEコイルで取得したファントム画像中心部のSNRは従来のHNUコイルと比較して4%高くなったのに対し，ファントム辺縁部では141～164%高くなったと報告されている。この結果から，FACEコイルは，頸椎や頸髄のように体の中心にある部位の検査では従来のコイルとおおむね同等の画質となるが，頸部のMR neurographyのように，中心から辺縁部まで感度が必要とされる場合に顕著な画質の向上が見込めることを示唆

している。図3に，FACEおよびHNUコイルで撮像した健常ボランティアの頸部MR neurographyを示す。HNUコイルと比較して，FACEコイルでは頸部辺縁部のSNRが顕著に増加し，脊髄副神経の描出能が改善していることがわかる(図3⇨)。これは，FACEコイルが従来のHNUコイルよりもコイル素子を目的部位に密着させることができ，コイルの素子数を増やすことによってパラレルイメージングにおける展開処理精度が向上したことに起因すると考えられる。以上のように，柔軟性の高い受信コイルは，個々の被検者の体形や状態に適合しやすく，画質と検査ワークフローの両面で向上が期待できる。一部のメーカーでは，すでにブランケット型の柔軟性の高い受信コイルが利用可能となっているが，他メーカーもこれに追従して同様の製品を発表することが期待される。なお，この演題はSumma Cum Laude(最優秀賞)を受賞している。

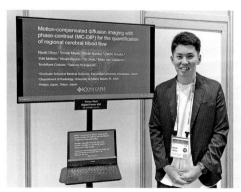

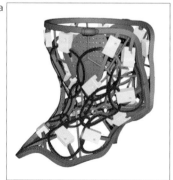

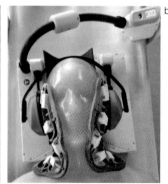

図1　ISMRM 2023においてPower Pitch Poster発表前の筆者

図2　FACEコイルのデザイン(a)とプロトタイプの外観(b)
　　(参考文献1)より引用転載)

〈0913-8919/23/¥300/論文/JCOPY〉

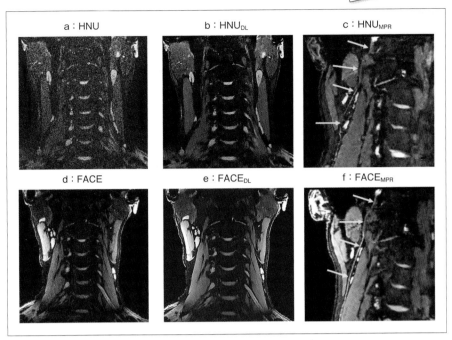

図3　HNU（a～c）およびFACEコイル（d～f）で取得した健常ボランティアのMR neurography
a, d：従来の再構成画像，b, e：ディープラーニングによる再構成画像，c, f：curved MPR画像
⇒は脊髄副神経を示す。
（参考文献1）より引用転載）

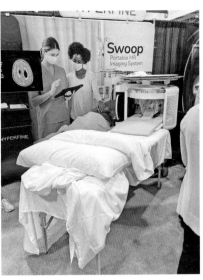

図4　Hyperfine社製ポータブルMRIの外観
ISMRM 2023機器展示場にて撮影

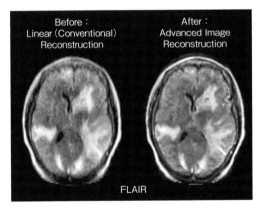

図5　ポータブルMRIで取得した頭部FLAIR画像
左：従来の画像再構成
右：ディープラーニングによる画像再構成
（参考文献3）より引用転載）

ポータブルMRI

　機器展示で最も印象的であったポータブルMRI装置を紹介する（図4）。米国ベンチャー企業のHyperfine社が開発した「Swoop Portable MR Imaging System」と呼ばれる永久磁石型MRI装置は，非常に安価であることに加え，小型で病院内のほとんどの場所に持ち運び可能であり，救急救命センターや集中治療室などのベッドサイドでMRI検査を実施できる点が特徴的である（point of care imaging）[2]。製品Webサイト[3]によれば，静磁場強度は64mT（ミリテスラ），装置の大きさは高さが約150cm，幅が約84cm，重量が約635kgとなっている。ベッドサイドでMRI検査を施行する場合，周囲の医療機器に対する漏洩磁場とRFパルスの影響が問題になりうる。この点について，超低磁場であることと，アルミ製のパッシブRFシールドとアクティブRFノイズキャンセリングを併用することによって，その影響を最小限に抑えている。装置重量が一般的なポータブル型X線撮影装置の数倍大きいが，電動駆動システムが備わっており，装置上のジョイスティックを操作することによってスムーズに移動できるように工夫されている。また，米国の標準的な電源コンセントに接続することにより，2分以内に使用開始できるようである。スキャン操作はApple社のiPad上で行い，T1強調，T2強調，FLAIR，拡散強調画像の4種類の画像が取得可能となっている。静磁場強度が臨床用MRIよりも一桁から二桁低いため，画像のSNRが低く，空間分解能の制約が大きいことが懸念される。これに対し，深層学習（ディープラーニング）アルゴリズムによる画像再構成を使用することによって，アンダーサンプリングに伴うアーチファクトの低減，画像の鮮鋭化とノイズの低減を図っている（図5）。筆者の主観では，さすがに1.5Tの超伝導MRIと比較すると画質は物足りないが，64mTと超低磁場ながら，0.4Tの永久磁石MRIと同等の画質を達成できている印象を受ける。日本国内でポータブルMRIの需要がどの程度あるかは未知数であるが，電力の安定供給が難しく，コスト面からも超伝導MRIへのアクセシビリティが低い発展途上国では，そのポテンシャルを大いに発揮する余地がある。これによって，世界中の多くの人々が容易にMRI検査にアクセスできるようになることが期待される。

　◎

　ISMRM 2023におけるMRI技術の最新動向として，Flexible Array Coilとポータブル MRI を紹介した。2024年にシンガポールで開催されるISMRM 2024では，多くの日本人研究者が現地参加・発表し，日本のプレゼンスを示すことを期待したい。本稿が読者の皆さまにとって有益な情報となれば幸いである。

●参考文献
1) Abel, F., et al. : The FACE : Flexible Array for Cervical & Extraspinal 3T MR Imaging. *Proc. Intl. Soc. Mag. Reson. Med.*, 31 : #1055, 2023.
2) Yuen, M.M., et al. : Portable, low-field magnetic resonance imaging enables highly accessible and dynamic bedside evaluation of ischemic stroke. *Sci. Adv.*, 8（16）: eabm3952, 2022.
3) Hyperfine : Swoop System製品紹介 https://hyperfine.io/products

2. 研究開発の立場から見た ISMRM 2023のトピックス

黒田　　輝　東海大学情報理工学部情報科学科

　2023年はMetro Toronto Convention Centre での対面開催を中心とした大会で，参加者合計は5873人であった。このうち，現地参加者は5336人（91％），オンライン参加が537人（9％）という構成比であり，ISMRMもようやく新型コロナウイルス感染症（COVID-19）のトンネルを抜けたようである。また，トロントでの開催は8年ぶり4度目で，2003年にトロントで最初に開催された時は，重症急性呼吸器症候群（SARS）によって開催が延期されたことが思い出される。このことも含め，会場のキツツキの像（図1）を見た時は，とても懐かしく感じた。

　筆者も4年ぶりに現地参加し，久しぶりに旧知の友人・知人に会って，握手をして，話をした。新しい研究仲間もできた。国際会議の意義は，やはりこうして世界中の人々が物理的に一堂に会して直接会話することにあり，それが何よりもうれしく，かつ研究の発展のために重要なことなのだと改めて感じた。燃料費をはじめとした物価高騰と円安によって，航空便もホテルも4年前に比べて1.5～2倍ぐらいのコストになっており，学生を連れて旅をするのもなかなか大変（筆者は学生と一緒にトロント大学の寮に宿泊した）であったが，現地参加の価値には代え難いと感じた。

大会概要

　本大会の大会長（Program Chair）はイタリアResearch Institute Eugenio Medea神経放射線科のDr. Nivedita Agarwalであった。演題数は5478件で，これは2019年大会の5068件を1割程度上回り，会員の皆が大会に戻ってきたことを実感した。発表形式として特筆すべきは，AMPC Selected AbstractおよびPreclinical, Machine Learningなどの特定領域のTraditional Posterが復活したことである。会場におけるTraditional Posterのエリアはやや閑散としていたが，以前より紙ポスターをどうするかという議論があり，今回は試験的にこのような試みをしたものと思われた。

研究・開発における トピックス

1. 全体の傾向

　Plenary Sessionのテーマはその年の大会の傾向をある程度反映するので挙げてみると，月曜日がMoral & Ethical Issues in MRI Research，火曜日がMind the Gap：From Magnetic to Electrical & Other Physical Properties of Biologic Tissues，水曜日がPET-MR Today & Tomorrow：the Power of Fusion，木曜日がTailoring MRI to Local Needs：A Journey Around the Globeで，倫理・技術・多様性などに広く目が向けられた構成であった。特に，最終日である木曜日のセッションは，東南アジアやアフリカにおけるMRIの普及・教育状況を紹介するもので，多様性を重視するISMRMの姿勢が明確に出ていた。このことは，2026年大会が南アフリカ・ケープタウンで開催されることにも表れている。各named lectureは，Mansfield Lectureが"Beyond Diagnostics：MR Guides the Way"，NIBIB New Horizons Lectureは"Brain Tumor Imaging Biomarkers & AI：A Clinical Roadmap"，Ernst Lectureは"Celebrating the Convergence Science of Medical Imaging"で，interventional MR，AIなどをカバーしており，臨床・基礎あるいは適用領域などの観点からバランスの良さを感じた。教育セッションではClinical Focus Meeting（CFM）on Neuro MRI：Imaging the Fire in the Brainが強調され，ここは神経放射線科の大会長らしさが出ていた。

　以下では，筆者が研究・開発の観点から重要と思われたトピックについて述べる。

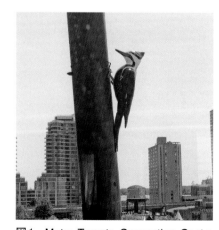

図1　Metro Toronto Convention Centre 南側入り口横のキツツキの像
カナダの芸術家集団FASTWÜRMSによる1979年の作品。鉄柱は高さ30.5m，キツツキは体長4.9mという巨大なもの。

〈0913-8919/23/¥300/論文/JCOPY〉

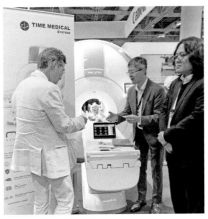

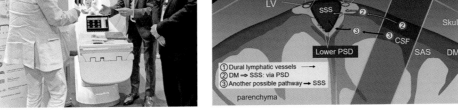

図3 上矢状静脈洞（SSS）付近において考えうるCSFの排出経路の模式図
①は造影剤を用いた研究で得られた硬膜リンパ管を介したCSFの流出経路。②はTime-SLIP法を用いた本研究で観察された硬膜（DM）から傍矢状硬膜（PSD），さらに，SSSに至るCSF経路。③一部の個体で観察された別の経路。この図においてPSDは上部と下部に分割された形で示されている。
（#2999より転載）

図2 新生児用1.5T MRシステムNEONA

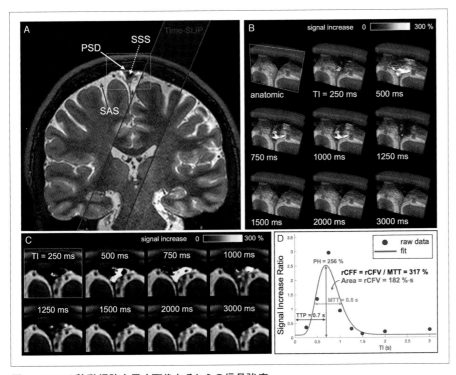

図4 CSFの移動経路を示す画像とそれらの信号強度
　A：Time-SLIP法のラベル領域（赤斜線部）を示す冠状面像
　B：髄膜領域の拡大像（黄色点線部）にさまざまな反転時間（TI）に対するラベル信号の増加を重ねたもの
　C：黄色点線部付近の冠状面における信号増加。ラベル領域の硬膜および傍矢状硬膜（PSD）から上矢状静脈洞（SSS）へのCSFの移動を示す。
　D：SSSにおけるタグ付きCSF信号の定量結果
　（#2999より転載）

2. 多様なMRI製品の登場

　今回は久しぶりの現地参加ということもあって，新たなMRI製品の登場が目についた。まず，新生児用に特化された1.5T装置として，「NEONA」（Time Medical Systems社製）なる装置が展示されていた（図2）。FDA・薬機法未承認であるが，新生児集中治療室（NICU）内やその近傍に設置できるコンパクトなもので，バイタルモニタとRFコイルの機能を組み込まれたMR対応インキュベータが準備され，新生児検査に有用な設計になっている。また，ほかにも臨床使用をめざした5T（プロトン共鳴周波数213MHz）の「Jupiter」（United Imaging Healthcare社製）が展示されていた。さらに，動物実験用装置として，9.4Tの「NOVA」（Time Medical Systems社製），同じく9.4Tで液体ヘリウムを使用しない「MRS*DRYMAG 9.4T」（MR Solutions社製），7T MRにPETを組み合わせた「nanoScan」（Mediso社製）なども展示され，MR市場への多様なメーカーの参入があることがわかった。

3. Neurofluidにおける新展開

　脳脊髄液（cerebrospinal fluid：CSF），間質液（interstitial fluid：ISF）あるいはこれに血漿を加えた細胞外液（extracellular fluid：ECF）などを総称したneurofluidsの動態，移動経路，役割などの解明は，もはや神経科学領域の一大課題となり，今回も多くのセッション・発表が見られた。主なセッションとしてはImaging Neurofluids：New Methods & Applications I（#2999～#3018）およびII（#3176～#3193），Novel MR Techniques & Clinical Applications in Neurofluids（#1452～#1466）が設けられていた。これらのセッションから重要と思われた発表をピックアップする。

　まず，#2999 "Intrinsic CSF outflow declines with age in healthy humans detected by spin-labeling MRI" では，ボランティアを対象として，time-spatial labeling inversion pulse（Time-SLIP）法を用いて，図3のように髄膜の層を横切る形で傍矢状硬膜付近にタギングパルスを置くことにより，CSFがクモ膜下腔から硬膜および傍矢状硬膜へ，さらに，傍矢状硬膜から上矢状静脈洞へという2段階の移動をしていることを，画像ならびに定量値として示していた（図4）。さらに，壮年群の上矢状静脈洞におけるCSFの流出量が若年群に比較して有意に低下していることを示し，加齢と神

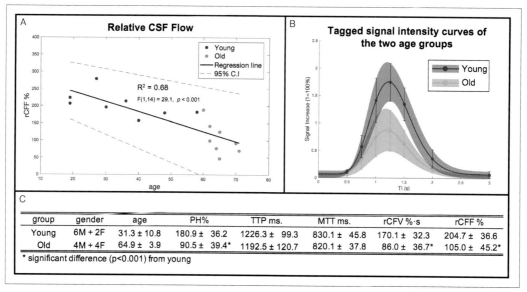

図5 若年群と壮年群の矢状静脈洞におけるCSF流出量の比較
A：19～71歳までの16人のボランティアにおけるSSS領域全体のタグ付きCSF流出量の定量結果。年齢に伴うCSF流出量の減少を示している。
B：若年群と壮年群におけるタグ付きCSF流出率の比較。壮年群においては若年群に比べて流出量が有意に減少することを示している。
C：2群におけるCSF流出に関する定量指標。PH（peak height），rCFV（relative CSF flow），およびrCFF（relative CSF volume）は2群間で有意に異なっていた。
（#2999より転載）

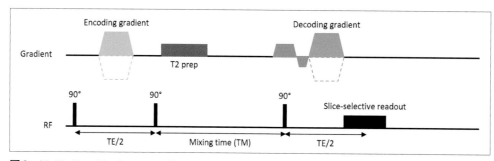

図6 Multi-slice Displacement Encoding with Stimulated Echoes（DENSE）シーケンス概要
誘発エコーにおけるmixing time（TM）を挟む形で，SI方向の速度エンコード勾配がかけられ，TM内の位相回転量がCSFの変位に対応する。信号の読み出しはスライス選択性の励起と読み出し勾配によって行われる。TM中のT2-prepは横磁化を消し，CSF信号のみを得るためである。エンコードごとに複数のスライスを取得し，スライスシャッフリングと組み合わせることにより，スライスごとにTMの範囲が取得され，これによりCSFの正味速度（つまり，TMで線形に増加する変位）を心拍や呼吸に関連する動きから分離することができる。
（#3191より転載）

経変性疾患の関係を示唆していた（図5）。

　脳実質内におけるneurofluid perfusionを観察する試みは筆者も含めいくつかのグループが行っているが，微速の動きをとらえるに当たって，心拍ならびに呼吸による速い往復性のCSF運動の影響が問題となる。#3191は，図6に示されるDENSE[1]と呼ばれるシーケンスを用いて，このような拍動性の動きと微速流を分離し，neurofluidの速度からCSFの分泌・吸収を評価しようという試みである。基本的な考え方は，観測される位相差が次式のように心拍動性，呼吸性，ならびに灌流の速度による位相差の和で表されるというものである。

$$\varphi = \varphi_0 + \sum_{i=1}^{n} x_{c,i}\varphi_{c,i} + \sum_{j=1}^{m} x_{r,j}\varphi_{r,j} + \dot{\varphi}_{net}\,TM$$

　ここに，nとmは心拍および呼吸の周期数（本研究では共に10周期を使用）である。係数x_cおよびx_rは，心拍と呼吸のモニタ信号から得た各時相における動きに対する重みである。図7に示されるように，呼吸性の動きはある程度一貫して得られているのに対して，心拍動性の動きは不明瞭であったが，CSFの往復運動以外の成分は，図8のようにマッピングされていた。この結果によると，CSFの微速流は6名の被験者において

$4.41 \pm 1.57\,\mu\mathrm{m/s}$となっており，理論的に求められる$5\,\mu\mathrm{m/s}$程度という値に近い値が得られている。今後，モデル関数ならびにデータ処理法の改良が望まれるが，分離検出の考え方として面白いと思われた。この領域はほかにも興味深い発表が多かったので，必要に応じてぜひ上述のセッションの演題をご覧いただきたい。

4. 体内植込み型医療機器の MR安全性

　体内植込み型医療機器のMR安全性に関しても演題数はきわめて多く，しかもISMRMとISMRT（International

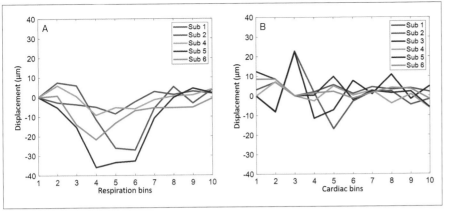

図7 6名の被験者に関する呼吸性（A）および心拍動性（B）の動きに関するCSF速度測定結果
呼吸性の変位は5名の被験者に対して比較的一貫性があったが，心拍動性の動きは明確ではなかった。
（#3191より転載）

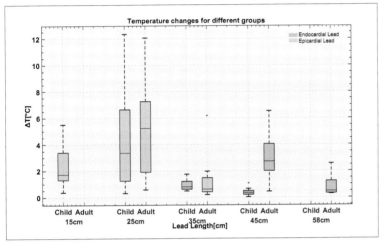

**図9 小児ならびに成人ファントムにおける合計120通りの異なる
リード経路における，リード先端の温度上昇**
（#1979より転載）

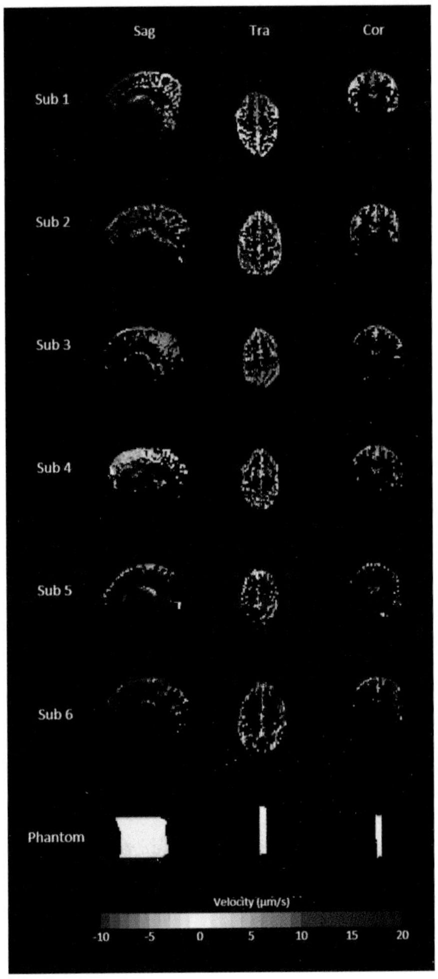

図8 6名の被験者と1つの静的ゲルファントムにおけるCSFの正味速度のマップ
赤は正の速度（頭側向き）を示し，青は負の速度（尾側向き）を示す。クモ膜下腔におけるCSFの往復性ではない速度がとらえられている。静的ゲルファントムでは，渦電流による影響と思われる運動エンコード方向の速度値（約＋1～－1μm/s）が示された。
（#3191より転載）

Society for MR Radiographers & Technologists）が相互乗り入れしたようなセッションとなっていた。まずeducationとしては，Implant Safety, Safety：Pediatrics, MR Safety National Guideline Initiative：Nordic Region, Physics of MRI Safety for Cliniciansがあった。学術セッションとしてはMR Safety I（#2686～#2704），MR Safety II（#2863～#2879），Pitch：MR Safety：Everything's Under Control！（#0594～#0613）に加えて，Pediatric Cardiopulmonary MRI（#1977～#1996）においても関連発表があった。

これらのうち，#1979と#1994は共通の課題として，小児用の心外膜リードの発熱とその成長に伴うRF発熱の違いを扱ったものであった。#1979は，2歳5か月の小児患者，ならびに成人患者を型取ったファントムを作成し，120例の臨床CT画像を基にリードを配置して，1.5T MRIからRF磁場を印加し，5通りの長さを有する心内膜および心外膜リード先端部における温度上昇を，小児と成人で比較したものである。図9に示されるように，まず，小児・成人とも64MHzの電磁波の半波長に当たる25cmのリードにおける発熱が最も高いこと，小児においては心外膜リードの方が心内膜リードよりも有意に発熱が大きいこと，成人においては両リードの発熱に有意差はないことが示された。さ

らに，同じ心外膜リードにおいて，成人の方が小児よりも発熱が大きいことも示された。これらの結果は，#1994の数値シミュレーションによる検討でも示されている。#1994では，図10に示す2歳5か月および6歳の数値人体モデルに対して，縫合型の心内膜リードとスクリュー型の心外膜リードの1.5T MRIにおけるRF発熱を検討していた。結果として，図11に示されるように，まず，どちらのモデルにおいても心外膜リードの発熱は，心内膜リードを大きく上回った。また，いずれのリードでも，電極を左心系に置いた場合における発熱が右心系に置いた場合を上回った。心外膜リードは，通常左心系に電極を置くこと

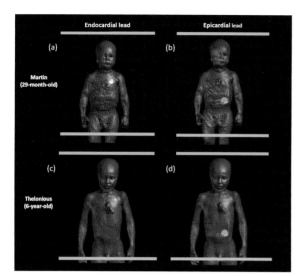

図10　X線CT画像に基づく心内膜リード（a，c）と心外膜リード（b，d）を備えた生後2歳5か月の小児の数値人体モデル「Martin」（a，b）ならびに6歳児の数値人体モデル「Thelonious」（c，d）
（♯1994より転載）

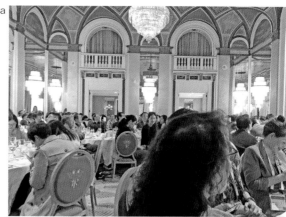

図12　2023年6月7日（水）にFairmont Royal Yorkホテルで開催されたOCSMRMのChina Nightの様子
a：300人以上が一堂に集まった。
b：OCSMRM 2022-2023 PresidentのProf. Hao Huang

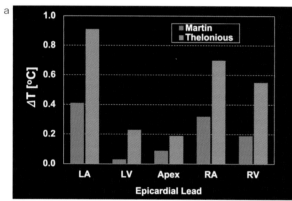

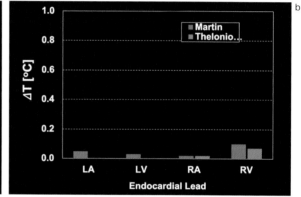

図11　2歳5か月モデルMartinと6歳モデルTheloniousにおける，心外膜（a）と心内膜（b）リードにおける温度上昇
全体に心外膜リードの方が温度上昇が大きく，かつ心外膜リードにおいては6歳モデルの方が温度上昇が大きいことがわかる。
（♯1994より転載）

が多く，その経路は心内膜リードを左心系に置いた場合よりも経路が体側に近くなる。さらに，通常臨床では，心内膜リードは右心系に置かれる。これらのことから，心外膜リードは電極にスクリューのような先鋭部がないものの，体側寄りのリード経路のため，リードの接線に沿うRF電界の成分が増加し，発熱が大きくなることが明らかになった。加えて，心内膜リードの場合の2歳5か月モデルと6歳モデルを比べると，後者における発熱が一貫して高い結果となった。これは体の成長によりリードの「たわみ」が伸び，RF電界の接線成分が増加したためと思われ，♯1979の結果と一致するものであった。このような心臓デバイスリードのRF発熱をはじめとした安全性に関する発表については，上述のセッ

ションを一巡りしていただくとよい。

その他

　筆者は水曜日夜のOCSMRM（The Overseas Chinese Society for Magnetic Resonance in Medicine）のChina Night Party（図12）にJSMRMのメンバーとして招待されて参加した。本大会では日本の先生方の現地参加者も多かったが，中国の方々は少なくとも300名以上が出席していて圧倒される印象であった。

　一方，本大会では，京都大学の片岡正子先生がISMRM Board of Trusteeに選出された。さらに，量子科学技術研究開発機構の青木伊知男先生ならびに名古屋大学の田岡俊昭先生のお二人が

Senior Fellowに選出された。先生方のご業績を讃え，お祝い申し上げるとともに，ますますのご活躍を祈念したい。これからも日本のすばらしい先生方が，どんどん国際舞台の中心に立ち，日本の研究者の存在感がさらに顕著になってゆくことを祈りながら筆を置くことにする。

　　　　　　＊太字および（　）内は演題番号

〈謝辞〉
最終日のセッションに出られなかった私にNeurofluids関連セッションの内容をご教示くださった押尾晃一先生に，深くお礼申し上げます。

●参考文献
1）Sloots, J.J., Biessels, G.J., de Luca, A., et al. : Strain Tensor Imaging : Cardiac-induced brain tissue deformation in humans quantified with high-field MRI. Neuroimage, 236 : 118078, 2021.

3. 腹部領域を中心とした ISMRM 2023における 最新のMR撮像技術

玉田　大輝　ウィスコンシン大学マディソン校

　本稿では，腹部領域のハードウエアや定量MRI，AIといったMR撮像技術に関連した最新情報を紹介する。これらのトピックは，ここ数年続くトレンドであるが，ISMRM 2023では，ブレークスルーとなりうるいくつかの注目技術やコンセプトが提案されている。また，企業展示では腹部への応用が有望な製品もいくつか発表されており，非常に興味深い大会であった。

ISMRM 2023における 撮像技術のトピック

　ISMRM 2023における撮像技術に関連したトピックは，定量化・AIといった，ここ数年続くトレンドを踏襲していた。以前は高磁場MRI関連に尖った研究が集中していたが，ここに来て低磁場という新たなトレンドが加わり，研究が多様化している。もちろん分野によっては停滞感が否めないものの，個々の発表では新しい研究が数多く登場しており，確実に技術的な進歩が見られた。

　ちなみに，今大会のホストは，開催当時のISMRMプレジデントであったウィスコンシン大学教授Scott B. Reeder博士であった。彼はカナダ出身の腹部領域が専門の放射線科医であり，MRIのエンジニアでもある。肝臓の脂肪含有率・R2*定量化手法であるchemical shift encoded (CSE)-MRI (GE社製MRIにおけるIDEAL-IQ，シーメンス社におけるLiverLabのqDixon) の発明者として広く知られている。

ハードウエアは低磁場に 関連した研究が増加

　ハードウエア関連のセッションでは，例年どおり無線RFコイルや高磁場向けのパラレル送信の演題が多く見られた。近年は，フレキシブルコイルや特殊用途向けのコイルの発表が目立っている。2023年話題になった発表としては，メタマテリアルライナー[1]を用いた進行波MRI (Traveling Wave MRI) である (#0218)。進行波MRIと言えば，導波管を用いた手法[2]が有名であるが，カットオフ周波数の問題で高磁場での利用に限定されていた。このメタマテリアルライナーは，カットオフ周波数よりも低い周波数での電磁波の伝播を可能とする回路設計であるため，3Tという比較的低磁場でも利用可能である。つまり，このコイルは従来のバードケージ型RFコイルの代替となりうる画期的な技術であり，B1+感度が不均一な腹部で高い有用性を発揮すると思われる。まだコンセプト段階であるため，依然として電力効率など不明な点があるものの，もし将来的にこの技術が実現した場合，非常に大きなブレークスルーとなるのは間違いない。

　また，2022年同様に，low-field MRIおよびポータブルMRIに特化したセッションが複数設けられ，いずれも立ち見になるほど盛況となっていた。腹部領域における低磁場MRIには，均一なB1+分布と小さな磁化率効果という2つの明らかな利点がある。一方で，SNRに限界があるため，実際の応用や有用性についてはあまり広く議論されていなかった。ISMRM 2023では，さまざまなアプリケーションが低磁場MRIで利用可能であることが示された。例えば，シーメンス社とカリフォルニア大学ロサンゼルス校のグループは，0.55T MRIを用いた腹部の脂肪含有率・R2*マッピング (#0311) を発表した。また，T1/T2/脂肪含有率のマッピング (#0056) など，

高度な撮像技術も実装可能であることが示された。さらに，低磁場MRIの腹部画質について臨床的な評価も行われ，撮像時間は若干延長するものの，許容範囲内の画質であることが示唆されている（#2445）。いまだに研究途上のトピックであるが，2024年以降さらなる進展が予想される。

定量MRIに新しいトレンド

2023年も大量の定量MRIに関連したセッションが開催され，どれも盛況であった。2023年は，多施設間研究など臨床に近い内容が目立っていた。さらに，後述のとおり，定量MRIの難しさの根本原因を追究するような議論がいくつか見られ，今後の発展が期待できる内容であった。

腹部の定量マッピングは，引き続き，自由呼吸下での撮像をめざしたものが多く見られた。腹部領域においては，呼吸性のアーチファクトなど撮像上の困難が多いため，撮像時間の長い定量マッピングは現在でも容易ではない。近年は，ラジアル収集を用いた手法が広く用いられている。すべてを挙げるとキリがないが，T1（#0664），T2（#0060），T1rho（#1796），脂肪含有率（#0669），R2*／鉄沈着（#0058，#1217）などが提案されている。ラジアル収集は収集効率が低いため，撮像時間の延長（数分程度）は避けられないが，ディープラーニング再構成などを活用することで，少しずつ実用的な撮像時間に近づきつつある。

なお，MRI信号の定量化の困難さに関して，本大会でいくつか興味深い議論が行われた。定量MRIが困難である根本原因として，ベンダー間での再現性の欠如を挙げることができる。これは，主にハードウエアとソフトウエアの2種類の原因に分類できる。前者は，勾配コイル，RFコイルやマグネットの違いなど多様な可能性が考えられる。特に，腹部においてはRFコイルのB1＋分布がかなり大きな影響を与えることがわかっている（#0670）ため，容易な解決方法は今のところない。これに対して，後者のソフトウエアとは，パルスシーケンスと再構成アルゴリズムのことを指し，原理的には共通化が可能である。一部の研究者は，このベンダー間のソフトウエア的な違いが再現性の低下に大きく影響していると主張しており，TOPPE[3]やPulseq[4]といったマルチベンダーのパルスシーケンス開発環境が提案された。これらは機能的な制限が多く，一部で使われているに過ぎなかったが，ここ1～2年でそれらの問題点が解決され，普及の途上にある。2023年のISMRMでは，教育セッションや教育コース（#E4290，#E8397）でこれらのツールが議論されており，今後はベンダーから独立したパルスシーケンスの開発が広く行われる可能性がある。この流れはMRIの定量性を大幅に改善する可能性があり，今後も注視したい。

AIのワークフロー応用が急増

AI関連の発表は2023年も多く見られたが，中でもワークフローへの応用が急増した。一番注目を浴びたものとして，腹部MRIの撮像を完全自動で行う画期的なアイデア（#0003）を挙げることができる。この技術は，患者を寝台に載せた後に，ワンプッシュで患者の位置決め，撮像，撮像断面決定，画像QAまでを，YOLOと呼ばれる深層学習ネットワークを用いて行う。この演題はYoung Investigator Awardのファイナリストに選ばれ，その注目度の高さがうかがえる。

2022年のISMRMで最も注目を浴びたTransformerに関連した発表が，2023年は大量に出ていた。このTransformerは，これまでの主流である畳み込みニューラルネットワーク（CNN）ベースと異なり，畳み込み層を用いていないという特徴があり，平たく言うと，画像の細かい特徴をとらえることができる技術である。腹部領域においては，セグメンテーション（#4342）や肝細胞がん（HCC）／肝内胆管癌（ICC）のクラス分類（#2253），T1／T2画像を用いたstiffness推定（#0162）などが提案されている。また，Transformerには，一般的に，膨大なデータセットが必要と言われており，それが問題点の一つであった。テキサス大学とアリゾナ大学のグループは，画像再構成に事前学習なしのTransformerを用いて，少ないデータセット数で非常に高い性能を示すことを報告しており（#0159），今後は部分的にCNNベースの手法を置き換えていく可能性がある。

企業展示

2023年は，新型コロナウイルス感染症のパンデミックが明けてから初めての完全なイン・パーソンの学会であったため，2022年よりも企業展示が多く，こちらも盛況であった。なかでも最も目立っていたのは，2023年よりシルバーコーポレートメンバーとなったUnited Imaging Healthcareである。企業展示でも一番大きな面積を持ち，日曜日には同社が新しく発表した5T MRIについてのランチョンセミナーが開催された。5T MRIで撮像された腹部画像も披露され，普通に臨床で使えるクオリティが撮れているようであった。B1＋不均一性が顕著化しない5Tという絶妙な磁場強度のチョイスと，これまで蓄積された高磁場RF技術を組み合わせることで，3Tと7Tのいいところだけを取ったようなすばらしい完成度が実現している。

今回のISMRMも多くの新しい技術や研究が発表され，非常に盛況であった。MRIの登場や新しいAI技術の登場によって，腹部領域の撮像技術は大きく進化している。技術の多様化・複雑化によって，すべてのトピックを日々フォローすることは難しいが，ISMRMは情報をキャッチアップする良い機会であることを再認識した。

＊太字および（ ）内は演題番号

●参考文献
1）Maunder, A.M., et al. : Metamaterial Liner for MRI Excitation——Part 1 : Theory, Modeling and Design. *IEEE Access*, 10 : 41664-41677, 2022.
2）Brunner, D.O., et al. : Travelling-wave nuclear magnetic resonance. *Nature*, 457 (7232) : 994-998, 2009.
3）Nielsen, J.F., Douglas, C.N. : TOPPE : A framework for rapid prototyping of MR pulse sequences. *Magn. Reson. Med.*, 79 (6) : 3128-3134, 2018.
4）Layton, K.J., et al. : Pulseq : A rapid and hardware-independent pulse sequence prototyping framework. *Magn. Reson. Med.*, 77 (4) : 1544-1552, 2017.

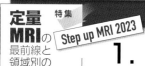
1. MRIにおけるキヤノンAI技術の最前線

深見 智聡 キヤノンメディカルシステムズ（株）MRI営業部

近年，さまざまな領域で人工知能（AI）を応用したシステムやサービスが普及しており，医療機器においても，診断支援機能や操作支援機能，画質改善に対してAIの応用が進んでいる。なかでも，ディープラーニングを用いた画像再構成技術「Deep Learning Reconstruction（DLR）」は臨床現場での使用が増えており，一般的な技術として認知されつつある。

キヤノンメディカルシステムズは，いち早くDLR技術の開発に取り組み，「Advanced intelligent Clear-IQ Engine（AiCE）」として2019年にMRI装置に搭載した。AiCEは高い精度で画像ノイズを除去し，高空間分解能画像の取得や撮像時間短縮に貢献できる（図1）。2023年8月現在，国内で300台以上のAiCE搭載装置が稼働し，臨床現場で広く受け入れられている。2023年に，これまで培ったDLR技術を基にさらなる進化を遂げた超解像技術「Precise IQ Engine（PIQE）」搭載装置を販売開始した。本稿では，PIQEを中心に，キヤノンMRIのAI技術について紹介する。

■ PIQEについて

PIQEは再構成処理により空間分解能を向上させる超解像技術である。再構成に用いるネットワーク構築にディープラーニングを使用しており，AiCEで培ったデノイズ技術を組み込むことで，精度の高い超解像化を実現している（図2）。倍率については3倍まで設定可能であり，撮像後の再構成にも対応しているため，検査後にも必要に応じて画質を調整することが可能である。

■ PIQEの有用性

PIQEは再構成処理で空間分解能を高めるため，撮像時間の延長なく解像度の高い画像を取得できる。さらに，マトリックスサイズを調整して空間分解能を上げた場合と比較して，1ピクセル内の信号量が処理前と変わらないため，コントラストが維持できる点も優れている。

また，撮像時間の短縮にもPIQEは有用である。収集マトリックスサイズを減らした画像にPIQEを使用することで，空間分解能を維持したまま撮像時間を短縮することができる（図3）。撮像時間短縮の代表的な手法であるパラレルイメージング法は，位相エンコードを間引くことで撮像時間を短縮できるが，リダクションファクターを上げていくとSNRは低下してしまう。これに対し，DLRデノイズ技術であるAiCEを併用することでSNRを改善し，高画質な画像の取得が可能になった。しかし，展開処理のエラーやコントラストの維持を考慮すると，リダクションファクターの上げ幅には限界がある。この課題に対して，パラレルイメージングにPIQEを組み合わせることで，従来の限界を超えて撮像時間の短縮が可能になる（図4）。

■ キヤノンMRIのAI技術

キヤノンMRIには，デノイズや超解像の再構成技術に加えて，アーチファクト低減や検査スループット向上を目的に，AIを活用したさまざまな機能を搭載している。

DLR技術である「Iterative Motion Correction（IMC）」は，モーションアーチファクトを低減させる技術である。一般的なモーションアーチファクトに対するアプローチの一つとしてラジアルサンプリングがあるが，コントラストの変化や撮像時間の延長という課題が残る。IMCは，カーテシアンサンプリングしたデータに対して再構成処理のみでモーションアーチファクトを低減する手法であるため，ラジアルサンプリングの課題を克服することができる。今回，新たにディープラーニングを使用して再構成ネットワークを構築することで，適用できるコントラストの幅を広げている（図5）。

また，患者ポジショニング時のワークフロー改善機能として，シーリングカメラを紹介する。寝台上部天井に設置したキヤノン製カメラが患者を撮影し，ディープラーニングを用いた画像認識アルゴリズムによって患者の特徴点をとらえ，検査部位の自動認識を行う。これ

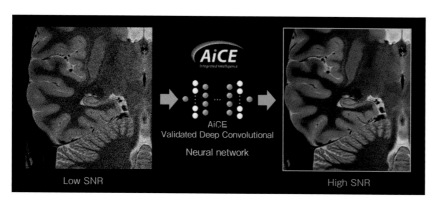

図1 画像に含まれるノイズ成分を推定し，除去することでSNRを向上させるDLR技術AiCE

〈0913-8919/23/¥300/論文/JCOPY〉

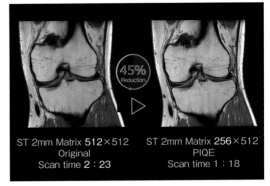

図2　PIQEを使用した高空間分解能かつ高SNR画像

図3　PIQEを使用した撮像時間短縮画像

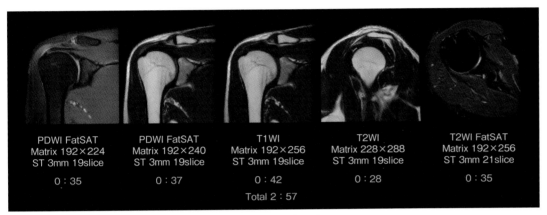

図4　PIQEによる肩関節のルーチン検査時間短縮（1.5Tデータ）

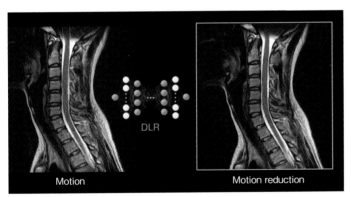

図5　ディープラーニングを用いて設計したIMC

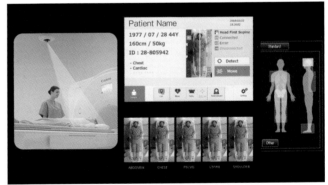

図6　ポジショニング時のワークフロー改善機能
シーリングカメラにより患者の特徴点を認識し，検出した撮像部位をインテリジェントモニタに表示する。

により投光器を用いた位置合わせが不要になり，非接触で簡便に検査を開始可能になる（図6）。

検査中においては，位置決めアシスト機能である「Auto Scan Assist」を使用することで，スループットを向上できる。全身のさまざまな部位に対応しており，AI技術を用いて位置決め画像から部位を認識し，自動で撮像断面を設定できる。

◎

今回はディープラーニング技術を応用した最新技術であるPIQEを中心に，キヤノンMRIのAI技術について紹介をした。キヤノンMRIは，検査全体のスループット向上を目的に，検査前から検査後までAI技術を活用できる。キヤノンメディカルシステムズは「Made for Life」の理念の下，医療のさらなる発展に貢献していく。

＊本記事中のAI技術については，開発設計段階にAIを使用しており，本システム自体に自己学習機能を有しておりません。

問い合わせ先

キヤノンメディカルシステムズ株式会社
MRI営業部
〒212-0015
神奈川県川崎市幸区柳町70-1
TEL：03-6369-9644
https://jp.medical.canon/

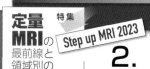
2. ディープラーニング画像再構成による定量画像がもたらす臨床診断への可能性

五十嵐太郎　GEヘルスケア・ジャパン(株)イメージング本部MR部

医用画像診断における定量画像は，組織の状態を数値化し，客観的に評価を行うことが可能となり，臨床診断および治療計画において重要な役割を果たしている。近年，MR画像の画質向上効果が得られるディープラーニングを活用した画像再構成が注目されている。この技術を定量画像にも併用することができるようになり，画質向上と併せてより堅牢な定量化を図るツールとして適用が広がっている。

本稿では，弊社のディープラーニング画像再構成技術である「AIR Recon DL」が定量画像に与える効果および臨床診断への可能性について概説をする。

■AIR Recon DLの概要

GEヘルスケア社製のディープラーニング画像再構成技術であるAIR Recon DLにおける画質改善の効果は，SNRの改善，尖鋭度の向上，トランケーションアーチファクトの低減の3つの効果を得ることができるのが特長である。AIR Recon DLでは，ディープラーニングアルゴリズムにおけるトレーニングデータに未加工の複素数データ（rawデータ）が採用されており，SNRが良く空間分解能が高い画像を最適解としたnear perfectトレーニングデータと，さまざまなSNRや空間分解能の画像のトレーニングデータセットをペアとして，推論モデルが構築される。撮像時にサンプリングされたrawデータを入力として，学習処理により構築されたこの推論モデルを適用し，near perfectトレーニングデータを最適解とした出力を行う。AIR Recon DLは，2Dシーケンスから適用が始まってきたが，最新バージョンであるMR30では，3Dシーケンスや体動補正技術であるPROPELLERのほか，T2マッピングやT1マッピングなどの定量画像にもAIR Recon DLの適用が広がっている。

■定量画像へのAIR Recon DLの適用

MRの定量画像は，画像中の信号強度を解析して，生体組織の特定の生理学的または物理学的パラメータの定量値を持った画像であり，特定のパラメータを変化させた時に生じる信号強度の変化をpixel by pixelで算出したcalculate imageとなる。この時，定量画像の画質は元画像に依存するため，撮像の際に生じる白色ノイズは正確な定量値の出力を妨げることがある。

定量画像に適用されるAIR Recon DLは，元画像の画像再構成時に適用される。元画像のSNRが改善することにより，算出される定量画像のノイズは大幅に低減し，ロバストな定量値を出力することができるようになる。AIR Recon DLにおける画像再構成アルゴリズムは，信号値を変化させることなく白色ノイズのコントロールによりSNRの改善を図っている。そのため，従来の画像再構成法とAIR Recon DL画像再構成による定量値の違いはほとんどなく，ノ

イズによる信号のバラツキを抑え，より信頼された値が出力される（図1）。

■関節のT2マッピング

軟骨の組織特性の評価にT2値を計測することで，関節軟骨の変性を伴う軟骨内水分量の変化をとらえることができる。従来の画像再構成法の元画像を見ると，関節軟骨上に白色ノイズが散見されており（図2 b），T2マッピングのカラーマップでは，深層部軟骨の信号がまだらに出力されている（図2 a）。一方，AIR Recon DL画像再構成では，関節軟骨のノイズが低減し（図2 d），関節軟骨の深層から表層にかけて，T2値の変化が滑らかなグラデーションとして観察される（図2 c）。さらに，従来法より高い空間分解能で撮像を行うことで，精度の高い解剖学的構造変化をとらえ，菲薄化した関節軟骨も正確にとらえることができるようになる。

■心筋T1マッピング

心筋の検査における定量画像は，心筋炎などの全周性に及ぶびまん性心疾

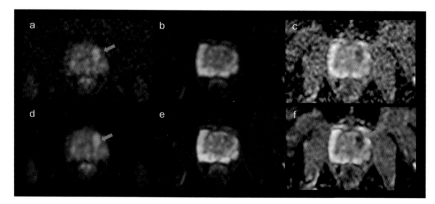

図1　FOCUS DWI（拡散強調画像）のADC mapにおける画像再構成法の比較
a：従来画像再構成法によるDWI b-value 1500
b：従来画像再構成法によるDWI b value 0
c：従来画像再構成法によるADCマップ
d：AIR Recon DL画像再構成によるDWI b-value 1500
e：AIR Recon DL画像再構成によるDWI b-value 0
f：AIR Recon DL画像再構成によるADCマップ
DWI高信号域にADC値の低下を認める。従来画像再構成法では白色ノイズによりADC低値域が不明瞭であるが，AIR Recon DL画像再構成により明瞭に観察されている（◀）。

〈0913-8919/23/¥300/論文/JCOPY〉

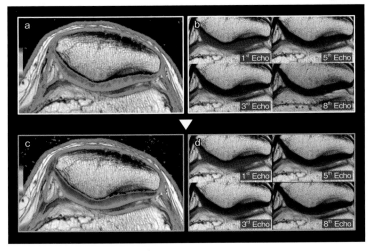

図2　膝軟骨のT2マッピング
a：従来の画像再構成法のT2マッピング
b：従来の画像再構成法の元画像
c：AIR Recon DL画像再構成のT2マッピング
d：AIR Recon DL画像再構成の元画像

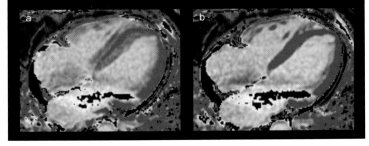

図3　MOLLI FIESTAによるT1マッピング画像
a：従来法によるT1マッピング
b：AIR Recon DLとMoCoを併用したT1マッピング

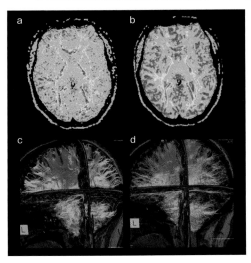

図4　脳の拡散テンソル画像
a：従来の画像再構成法FAマップ
b：AIR Recon DL画像再構成FAマップ
c：従来の画像再構成法トラクトグラフィ
d：AIR Recon DL画像再構成トラクトグラフィ

probing gradient（MPG）により拡散異方性を知る撮像法で，fractional anisotropy（FA）やADC，脳の白質線維を可視化するトラクトグラフィの作成が可能となる。通常の拡散強調画像よりMPGの軸数が多いため，SNRの確保を加算回数（NEX）でコントロールしようとすると，大幅な撮像時間の延長が必須となる。しかし，AIR Recon DLにより，NEXを変化させることなくSNRが改善するため，時間の延長なく元画像の画質を改善することが可能となる。

　従来の画像再構成法で出力されたFAマップでは，灰白質のノイズが強く白質線維の同定が困難であるのに対し（図4 a），AIR Recon DL画像再構成法で算出された画像では，ノイズが除去されたFAマップが取得されており，白質のFA値の変化が明瞭に描出されている（図4 b）。また，AIR Recon DLの尖鋭度向上効果により，トラクトグラフィにおいて細かいファイバーをとらえられ，詳細な白質線維の走行が確認される（図4 c, d）。

◎

　本稿では，弊社のディープラーニング画像再構成技術であるAIR Recon DLが定量画像に与える効果，および臨床診断への可能性について概説した。画質改善に用いられているディープラーニング画像再構成アルゴリズムは，定量画像においても，よりロバストな定量画像を提供することが可能となる。AIR Recon DLの応用は，さらなる研究と臨床への展開と併せて，医用画像診断の進化に寄与する技術として期待される。

製造販売 GEヘルスケア・ジャパン株式会社
SIGNA Pioneer
販売名：シグナ Pioneer
227ACBZX00011000
SIGNA™ Architectはディスカバリー MR750w
類型SIGNA Architectです。
223ACBZX00061000
汎用画像診断装置ワークステーション AWサーバー
22200BZX00295000
アドバンテージワークステーション
20600BZY00483000

問い合わせ先

GEヘルスケア・ジャパン株式会社
〒191-8503
東京都日野市旭が丘4-7-127
TEL：0120-202-021（コールセンター）
gehealthcare.co.jp

患の診断に有用とされている。心筋におけるT1マッピングでは，複数の測定点のフィッティングから算出されるため，出力される定量画像はおのおのの測定点に見られるランダムな白色ノイズだけでなく，呼吸の動きの影響も強く受けることがある。T1マッピングにおけるmotion compensation（MoCo）は，非剛体動き補償アルゴリズムに基づき，フレーム間の不整合を補償するために使用されている。AIR Recon DLとMoCoを併用することにより，SNRの改善と併せて呼吸や心拍による動きの補償を行い，より精度の高い T1マッピングを得ることが可能となる（図3）。

■拡散テンソル画像

　拡散テンソル画像は，多軸motion

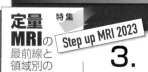

3. 成熟しつつある高速化技術から Deep Resolve がもたらす next step

菅野　康貴　シーメンスヘルスケア（株）MR事業部

　MRIの進化は，高速化技術の発展とともに歩んできた。Siemens Healthineers では，これまでGRAPPA，CAIPIRINHA，Compressed Sensing，SMS（simultaneous multi-slice），Wave-CAIPI など，多様な撮像シーケンスに対応した高速化技術を開発し，臨床に応用されている。近年では，ディープラーニングを用いた再構成技術「Deep Resolve」の開発により，高いPAT（parallel acquisition techniques）factor による高速化と超解像化が可能になった。さらに，Deep Resolve と SMS の併用によるスライス方向の高分解能化も実現している。本稿では，高速化技術が成熟してきた現在のMRI市場において，従来と同じ検査時間の中で，より高い診断価値をもたらす Deep Resolve の活用や，今後搭載予定の「Deep Resolve HASTE」や「Deep Resolve DWI」への期待について紹介する。

■ Deep Resolve の特長

　Deep Resolve は，再構成プロセスに deep learning reconstruction を用いた先進的な MR 画像再構成技術である。Deep Resolve には高速化とノイズ除去を実現する「Deep Resolve Boost」と，空間分解能を向上させる super resolution 技術を取り入れた「Deep Resolve Sharp」が含まれており，撮像時間を短縮しつつ超解像度の画像を取得可能にする[1]（図1）。

　Deep Resolve Boost は繰り返し計算

にdeep neural network（DNN）を組み込み，複数のDNNを経由することで，精度の高いノイズ低減が可能となっている。また，各iterationでは，rawデータとの整合性を高める手順を経るため，コントラストを損なわずにノイズを効率的に低減できる。さらに，教師データとしてパラレルイメージングを用いていないフルサンプリングデータと，高倍速にアンダーサンプリングされたデータを学習しており，従来よりも高いPAT factorによる撮像を可能にする。これにより，加算回数を下げることなく撮像時間の短縮が可能なため，呼吸性アーチファクトなど体動の影響に対してもロバスト性を維持でき，体幹部の撮像にも応用しやすい特長を持っている。

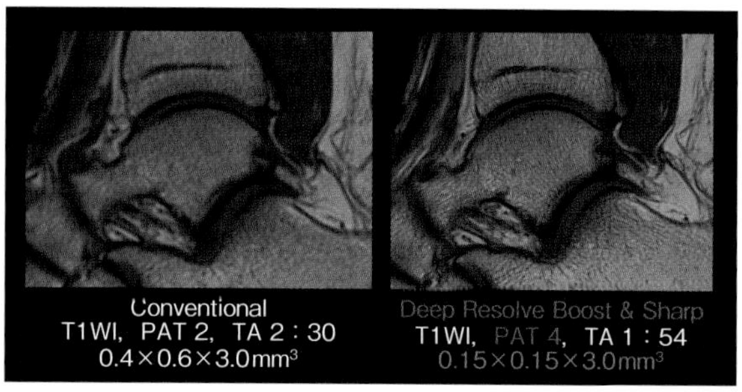

■ Deep Resolve が臨床検査に与えるインパクト

　Siemens Healthineers では，シーケンスごとに適した Deep Resolve のアルゴリズム開発を進めており，まず臨床において最も使用頻度が高いturbo spin echo（TSE）への適用を行い，撮像時間の短縮や高精細画像の取得を実現している[2]。例えば，前立腺の高分解能T2強調画像の撮像に適用した場合，従来横断像のみに4分30秒の時間を要していた撮像を，Deep Resolve により1/3の時間に短縮できるため，同じ4分30秒の撮像時間の中で冠状断像と矢状断像を追加した3断面の撮像を完了できる（図2）。このように，Deep Resolveを活用することにより，従来と同じ検査時間の中でより診断価値の高い画像の取得が期待できる。

　さらに，Dcep Resolveは多断面同時励起法であるSMSとも併用が可能であり，従来は困難であった超高倍

速による撮像に応用されている[2]。図3の例では，2D撮像において8倍速という高倍速撮像が実用化されており，1〜1.5mmの thin slice 撮像を1分台の短時間で完結している。また，1mmスライス厚で撮像された膝関節のT1強調画像においては，2D撮像でありながらMPRにおいても画質を担保できている。このように，thin sliceの2D撮像を応用することで，3D撮像の欠点であるコントラストの低下やブラーリングによるボケをカバーしながら，パーシャルボリューム効果などの影響を低減できるため，診断能向上が期待できる。

■ Deep Resolve HASTE の有用性

　Deep Resolve のさらなる拡張として，適用可能なシーケンスにシングルショット収集のHASTEとecho planar imaging（EPI）が追加され，撮像時間の短縮と画質改善が同時に実現可能になった[3], [4]。

　HASTEは，k-space全体をシングルショットで収集する手法で，データ収集時間がわずか数百ミリ秒と短いため体動の影響に強いメリットがある。一方，echo train duration の長さから生じるT2ブラーリングやSNRの低下により，空間分解能については妥協せざるを得ず，コントラストも傾向として heavy T2になりやすい特性があるため，一般的に体幹部の高分解能T2強調画像の撮像においては補助的なシーケンスとして用いられている。

　そこで，Deep Resolve を HASTE に応用することで，これらの課題を解決した。Deep Resolve により PAT factor を高く設定し echo train duration を短縮できるため，腹部の高分解能T2強調画像の撮像において T2 ブラーリングを低減し，SNRやコントラストを向上した高

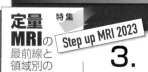

図1　Deep Resolve：高速化と超解像化を同時に実現
Conventional
T1WI, PAT 2, TA 2：30
0.4×0.6×3.0mm³
Deep Resolve Boost & Sharp
T1WI, PAT 4, TA 1：54
0.15×0.15×3.0mm³

〈0913-8919/23/￥300/論文/JCOPY〉

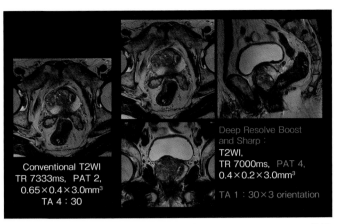

Deep Resolve Boost
and Sharp :
T2WI,
TR 7000ms, PAT 4,
0.4×0.2×3.0mm³
TA 1 : 30×3 orientation

Conventional T2WI
TR 7333ms, PAT 2,
0.65×0.4×3.0mm³
TA 4 : 30

図2　前立腺T2WI conventional TSE と Deep Resolve TSE の比較
従来の1断面の撮像時間で3方向撮像が可能となる。

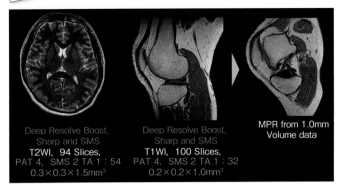

Deep Resolve Boost,
Sharp and SMS
T2WI, 94 Slices,
PAT 4, SMS 2 TA 1 : 54
0.3×0.3×1.5mm³

Deep Resolve Boost,
Sharp and SMS
T1WI, 100 Slices,
PAT 4, SMS 2 TA 1 : 32
0.2×0.2×1.0mm³

MPR from 1.0mm
Volume data

図3　Deep Resolve と SMS の併用
多断面同時励起を用いて，撮像枚数の多くなる thin slice 撮像でさらなる
高速化が可能となる。

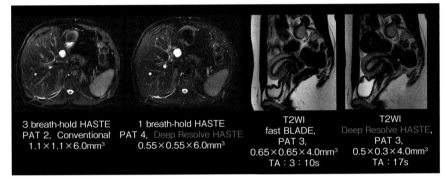

3 breath-hold HASTE
PAT 2, Conventional
1.1×1.1×6.0mm³

1 breath-hold HASTE
PAT 4, Deep Resolve HASTE
0.55×0.55×6.0mm³

T2WI
fast BLADE,
PAT 3,
0.65×0.65×4.0mm³
TA : 3 : 10s

T2WI
Deep Resolve HASTE,
PAT 3,
0.5×0.3×4.0mm³
TA : 17s

図4　腹部，骨盤部における Deep Resolve HASTE の活用例
高倍速のPAT factorにより，従来のHASTE特有のT2ブラーリングが低減でき，さらに息止め回
数を減らして患者の負担を軽減できる（左：腹部画像比較）。骨盤部では，Deep Resolve HASTE
がBLADE画像と同等以上の画質を1回の息止め撮像で提供できる（右：骨盤部画像比較）。

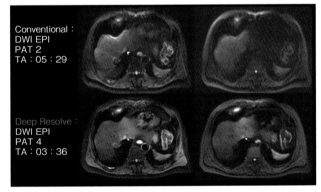

Conventional :
DWI EPI
PAT 2
TA : 05 : 29

Deep Resolve :
DWI EPI
PAT 4
TA : 03 : 36

図5　Deep Resolve DWI の画像比較
従来のDWI（上段）と比較して，Deep Resolve DWI（下段）では，
歪みが低減し，かつ加算回数を減らして撮像時間を短くしてもSNR
が高いことがわかる。

品質画像を取得できる[5]。また，複数回
の息止めを要する撮像を1回の息止めで
行うことができるため，患者負担の軽減
も同時に実現できる（図4）。女性骨盤
においても，BLADEによる体動補正を併
用するケースが多いが，Deep Resolve
HASTEを活用した1回息止めの撮像に
より，体動にロバストでありながら撮像
時間の短縮とコントラストの向上を同時
に実現できる手法として応用されている。

Deep Resolve DWI の有用性

Deep Resolveのも
う1つの拡張として，
シングルショットEPI
による拡散強調画像
（DWI）の撮像にも適
用ができるようになっ
た。Deep Resolveの
活用により，高いPAT
factorの撮像が可能に
なるため，EPIによる
DWIの撮像で問題となる歪みを大幅に
低減できる。また，SNRも向上するた
め，歪みの低減と合わせて病変部の視
認性が向上する（図5）。なお，ファント
ムを用いた検討や頭部，腹部，乳房な
どの複数部位の検討において，Deep
Resolveの画像再構成はADC値に影響
を与えないことが確認されている[6]。以
上のように，Deep Resolve DWIによる
画質改善は，より確信度の高い診断を

支援することが期待できる。

◎

　本稿では，MRI装置における最新技
術として，Deep Resolveがもたらす高
い臨床価値と，適用が拡張された
HASTEとDWIの有用性について紹介
した。Deep Resolve HASTEとDeep
Resolve DWIの応用により，撮像時間
の短縮に加え，T2ブラーリングや歪み
の低減，SNRやコントラストの向上など，
多様なメリットが得られる。Siemens
HealthineersのMRI技術の進化により，
医療従事者と患者の双方に対してより
確信度の高い診断体験が提供できるこ
とを期待している。

●参考文献
1) Behl, N. : Deep Resolve Mobilizing the
Power of Networks. *MAGNETOM Flash*, 78:
29-35, 2021.
2) Fritz, J. : Boldly Going Where No One Has
Gone Before-The Roadmap to 10-fold Accel-
erated Routine Musculoskeletal MRI Exams.
MAGNETOM Flash, 79 : 4-22, 2021.
3) Herrmann, J., et al. : Clinical Implementation
of Deep Learning Accelerated HASTE and
TSE. *MAGNETOM Flash*, 79 : 23-27, 2021.
4) Mulé, S., et al. : Fast and Reliable Liver
Imaging Using Deep Learning HASTE. *MAG-
NETOM Flash*, 79 : 28-36, 2021.
5) Ichinohe, F., et al. : Usefulness of Breath-
Hold Fat-Suppressed T2-Weighted Images
With Deep Learning–Based Reconstruction of
the Liver. *Invest. Radiol.*, 58（6）: 373-379,
2023.
6) Lee, H.S., et al. : Deep Resolve Boost (DRB)
and Sharp (DRS) for Diffusion : ADC Phantom
Evaluation. *MAGNETOM Flash*, 84 : 50-53,
2023.

　問い合わせ先

シーメンスヘルスケア株式会社
コミュニケーション部
〒141-8644
東京都品川区大崎1-11-1
ゲートシティ大崎ウエストタワー
TEL : 0120-041-387
https://www.siemens-healthineers.com/jp/

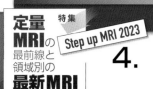

4. 次世代SmartSpeedが可能にするMR検査の新展開―「Dual AIエンジン」ストラテジー―

権　池勲　㈱フィリップス・ジャパンMRクリニカルサイエンス

　近年，MR検査の効率化や画質向上の目的で，人工知能（AI）を応用する取り組みが活発に行われている。フィリップスはAIを取り入れた画像再構成技術「SmartSpeed」を発表したが，さらなる高速化と高画質化を追求した技術革新を進めている。本稿では，SmartSpeedのAI技術を発展させた「次世代SmartSpeed」を解説し，この技術がもたらすインパクトについて述べる。

■ Dual AIエンジン

　近年，人工知能（AI）を応用したMR検査の効率化や画質向上へのたゆまぬ取り組みが続けられる中，AIモデルは，目的とするタスクに応じて設計・訓練されるのが通常の開発手法である。例えば，画像のノイズ除去を目的に作成されたAIモデルを別のタスクに使用したとしても，当然ながら高い性能は期待できない。つまり，各タスク向けに最適化されたAIモデルを適切な位置に配置する「適材適所」なAIの活用が，パフォーマンスを最大化する鍵であると言える。

　次世代SmartSpeedでは，画像再構成に2種類のAIモデルを使用する「Dual AIエンジン」ストラテジーを採用している。再構成プロセスの中で，Adaptive-CS-NetとSuper Resolution Netという2つのAIをまさに「適材適所」に組み込むことで（図1），MR撮像の高速化と高画質化の双方を同時に実現することをめざしている。

■ 撮像を高速化するAdaptive-CS-Net

　まず1つ目のAIはAdaptive-CS-Netである。Adaptive-CS-Netは，再構成プロセスの最も上流に位置するk空間でのデータ収集から各コイルのチャネル統合までの過程で使用される。このステップは，豊富なデータから，コイル感度マップをはじめとするさまざまな物理学的な情報を活用し，再構成の精度を向上させることができる。Adaptive-CS-Netでは，従来の高速撮像技術「Compressed SENSE」のOne-Goフレームワークを踏襲しつつ，Wavelet変換を深層学習モデルで置き換えている[1), 2)]。コイル感度マップなどの物理学的な情報を繰り返し再構成に組み込むこのような手法は，physics-driven（model-based）type AIと呼ばれ，高速撮像に最も適した手法であることが報告されている[3)]。また，Adaptive-CS-Netは，国際的な画像再構成のコンペティションである「fastMRI Challenge」で優勝したAIモデルであり[4), 5)]，physics-driven type AIの中でもベストインクラスの撮像高速化を可能とする。

　さらに，フィリップスでは，k空間のデータ収集において中心が密で周辺が疎となる，最適化されたvariable densityアンダーサンプリングを採用している点も強みである。Compressed SENSEから採用されたこのサンプリングパターン

は，高倍速撮像であっても効果的なノイズ除去を可能にする[6)]。フィリップスは，Adaptive-CS-Netを採用したMR撮像高速化ソリューションとして，2021年に「SmartSpeed AI」を発表したが，次世代SmartSpeedはSmartSpeed AIの機能を内包することになる。

■ 画質を向上させるSuper Resolution Net

　2つ目のAIはSuper Resolution Netである。Super Resolution Netは，チャネル結合後の複素数データに対して使用され，リンギングアーチファクト除去と超解像化を行うことで画質を飛躍的に向上させる。

　リンギングアーチファクトは，画像再構成におけるZero-filling Interpolation Processing（ZIP）処理において発生する。通常，リンギングアーチファクトを抑制するためにk空間上でAnti-ringingフィルタが適用されるが，これは画像のボケにつながり，必ずしも空間分解能が視覚的に改善しないという問題がある。次世代SmartSpeedでは，Anti-ringingフィルタの働きを弱め，かつZIP処理をSuper Resolution Netで置き換えている。これにより，高周波数成分を保持しながらリンギングアーチファクトを低減させ，空間分解能を大幅に向上させる効果が得られる。

　Super Resolution Netのもう一つの特徴的な機能は，解剖学的構造を損なうことなく低分解能画像から高分解能画像を生成する，超解像化である（図2）。収集されたk空間データ（図2 a）を画像データへ再構成した後（図2 b），Super Resolution Netを使用して画像を超解像化する（図2 c）。ここで，超解像化された画像に対応するk空間（図2 d）と，従来どおりZIP処理とAnti-ringingフィルタを適用されたk空間（図2 e）を比

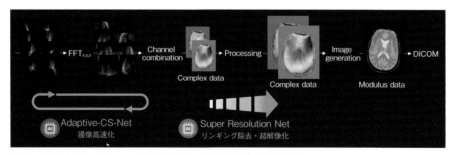

図1　次世代SmartSpeedにおける Dual AIエンジンの概念図

〈0913-8919/23/￥300/論文/JCOPY〉

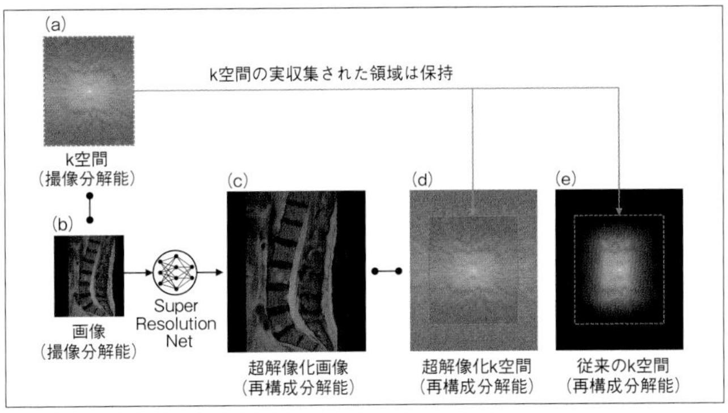

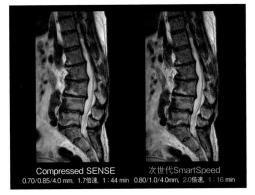

図2 次世代SmartSpeedにおける超解像化の概略図

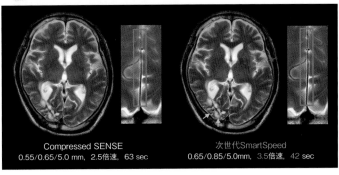

図3 脳T2強調画像における臨床応用例
（画像ご提供：東京警察病院様）

Compressed SENSE
0.55/0.65/5.0 mm, 2.5倍速, 63 sec

次世代SmartSpeed
0.65/0.85/5.0mm, 3.5倍速, 42 sec

Compressed SENSE
0.70/0.85/4.0 mm, 1.7倍速, 1：44 min

次世代SmartSpeed
0.80/1.0/4.0mm, 2.0倍速, 1：16 min

図4 腰椎T2強調画像における臨床応用例
（画像ご提供：東京警察病院様）

Compressed SENSE
0.25/0.31/3.0 mm, 2.5倍速, 1：57 min

次世代SmartSpeed
0.35/0.43/3.0mm, 3.0倍速, 1：15 min

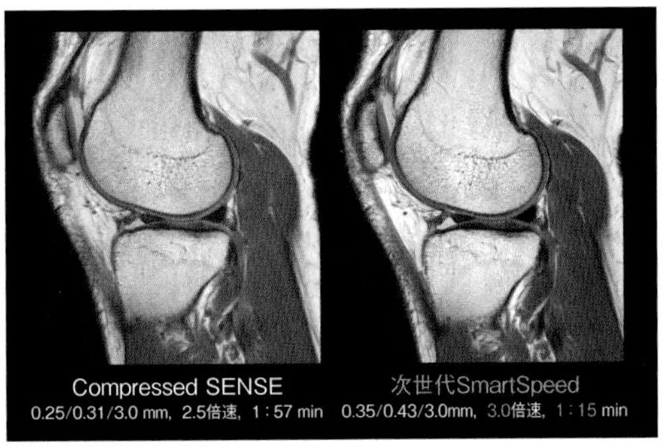

図5 膝関節プロトン密度強調画像における
臨床応用例
（画像ご提供：東京警察病院様）

◎

本稿では，撮像高速化と高画質化を両立させる次世代AIソリューションとして，次世代SmartSpeedを紹介した。Adaptive-CS-NetとSuper Resolution Netという2つのAIを「適材適所」に使用する次世代SmartSpeedは，大幅な撮像時間短縮と画質改善を同時に実現し，検査のスループット向上，患者様の負担軽減，より確信の持てる画像診断に貢献すると期待する。

較してみる。両者とも低周波数領域には実収集データ（図2 a）が保持されている一方，超解像化された画像のk空間の高周波数領域には，AIによって推定された値が埋められていることがわかる（図2 d：黄色部分）。すなわち，Super Resolution Netで得られる画像は，実収集データと同様のコントラストでありながら，高周波数成分が加わることで微細な構造の鮮鋭度が増した，まさに精密（Precise）な画像ということができる。

■ 臨床応用例

Dual AIエンジンを使用する次世代SmartSpeedは，従来に比べて大幅な撮像の高速化と画質改善を同時に実現する。脳T2強調画像の比較（図3）では，Compressed SENSEと比べて高いアクセラレーションファクタと低い撮像マトリックスサイズを利用することで，撮像時間を33％短縮している。通常，このような高倍速撮像はgファクタノイズの上昇をもたらすが，次世代SmartSpeedでは良好な画質が得られており，側頭部の血管（←）や病変部（➡）の形態が高精細に描出されていることがわかる

（図3：各左）。これは，AIの効果にとどまらない，前述のvariable densityアンダーサンプリングやコイル感度マップの活用など，フィリップスが長年開発してきたさまざまな技術が相互作用したものである。また，大脳縦裂（図3：各右）はリンギングアーチファクトが特に目立ちやすい領域であるが，Compressed SENSEと比べて次世代SmartSpeedではアーチファクトが効果的に低減されていることがわかる。

腰椎T2強調矢状断像（図4）において，次世代SmartSpeedでは撮像時間を27％短縮しながらも，解剖学的構造の辺縁をシャープに描出し，正常構造や椎体内の高信号領域はCompressed SENSEと同等のコントラストを保っていることがわかる。また，膝関節のプロトン密度強調画像（図5）では，Compressed SENSEと比べ撮像時間を39％短縮している。Compressed SENSEでは，全体的にノイズが目立ち，高いマトリックスサイズで撮像をしても辺縁が不明瞭である一方，次世代SmartSpeedでは，撮像時間を大幅に短縮しながらも，微細構造を精細に描出した画質が得られている。

●参考文献
1) Pezzotti, N., et al. : An Adaptive Intelligence Algorithm for Undersampled Knee MRI Reconstruction : Application to the 2019 fastMRI Challenge. arXiv:2004. 07339, 2020.
2) Pezzotti, N., et al. : An adaptive intelligence algorithm for undersampled knee MRI reconstruction. IEEE Access, 8 : 204825-204838, 2020.
3) Hammernik, K., et al. : Systematic evaluation of iterative deep neural networks for fast parallel MRI reconstruction with sensitivity-weighted coil combination. Magn. Reson. Med., 86 (4) : 1859-1872, 2021.
4) Knoll, F., et al. : fastMRI : A Publicly Available Raw k-Space and DICOM Dataset of Knee Images for Accelerated MR Image Reconstruction Using Machine Learning. Radiol. Artif. Intell., 2 (1) : e190007, 2020.
5) Knoll, F., et al. : Advancing machine learning for MR image reconstruction with an open competition : Overview of the 2019 fastMRI challenge. Magn. Reson. Med., 84 (6) : 3054-3070, 2020.
6) Geerts-Ossevoort, L., et al. : Compressed SENSE Speed done right. Every time. Philips FieldStrength Mag., 1-6, 2018.

問い合わせ先

株式会社フィリップス・ジャパン
〒108-8507
東京都港区港南2-13-37　フィリップスビル
フリーダイアル：0120-556-494
【フィリップスお客様窓口】
土日祝休日を除く9：00～18：00
www.philips.co.jp/healthcare

5.「ECHELON Synergy」の特徴的な新技術

京谷 勉輔 富士フイルムヘルスケア(株)放射線診断事業部ビジネス推進部

富士フイルムヘルスケア株式会社は，MRIシステムの新しいモデルとして，70cmの開口径を持つワイドボア1.5T[*1]超電導MRIシステム「ECHELON Synergy（エシェロン シナジー）」を3月27日に発売した。

ECHELON Synergyは，撮像時に断層画像の位置・角度の自動設定が可能な機能やノイズ除去技術など，AI技術[*2]を活用した機能・技術を搭載したMRIシステムで，検査ワークフローの効率化と検査時間の大幅な短縮が期待できる。その特徴的な3つの機能と，今回新しく臨床現場にご提案したい3つのアプリケーションについて解説する。

■ECHELON Synergyの3つの特徴的な機能

1.「ワンタップ」で撮像の実行をアシストするさまざまな機能

ECHELON Synergyは，ワンタップで撮像の実行をアシストするさまざまな機能を搭載している。タッチパネルのスタートボタンで本機能を起動するだけで，寝台を装置内に移動でき，受信コイルの位置を検知して寝台位置の微調整を行うことや，被検者の位置を検知して，その中心に撮像位置を微調整することができる。

また，続けて撮像時には，AI技術を活用したスライスライン設定サポート機能により，取得する断層画像の位置・角度を自動で設定することが可能である[*3]。さらには，頭部MRA画像のクリッピング画像を自動で作成することが可能[*4]であるなど，スキャン後の画像処理まで自動で実行するため，MRI検査のワークフローの効率化が期待できる。

2. 簡単なスライド操作でセッティング可能な受信コイル

これまで複数のパーツに分かれていた頭頸部用受信コイルを一体化し，アタッチメント交換不要の「FlexFit Neuroコイル」を新たに開発した。このコイルでは，頭頂部のレバーをスライドさせると，被検者の頭部形状にフィットしたセッティングが可能である。このセッティングにより，従来の「WIT Posterior Head/Neckコイル」と「WIT Anterior Headアタッチメント」を組み合わせた撮像に比べて，信号ノイズ比（SNR）の向上が期待できる（図1）。

3. 短いスキャン時間でも高画質な画像を取得できる画像処理技術

MR画像のスキャン時間と画質はトレードオフの関係にあり，高画質な画像を得るためにはスキャン時間を長く取る必要がある。ECHELON Synergyは，繰り返し演算処理を行う独自の高速撮像法「IP-RAPID」と，AI技術を活用して新たに開発したノイズ除去技術「Synergy DLR」を組み合わせることで，より短時間で高画質な画像の取得が期待できる（図2）。

■臨床現場にご提案したい3つのアプリケーション

1. HiMAR Plus（磁化率アーチファクト低減技術）

体内に金属インプラントがある被検者を撮像する場合，磁化率アーチファクトにより，インプラント付近の信号が欠損したり，画像に歪みが生じることが知られている。今回，新しく開発された「HiMAR Plus」は，異なる周波数帯域で励起および受信した信号から得られる複数の画像を合成し，アーチファクトを抑制する技術である。この技術により，従来のfast spin echo法よりも磁化率アーチファクトの低減が期待できる（図3）。

2. Multiphase ASL（非造影灌流撮像）

血流信号を飽和させた画像と血流信号を飽和させていない画像を差分することで，post labeling delay（PLD）によらず，従来のASL-perfusionよりも背景信号を抑制した画像を得ることができる撮像技術「Multiphase ASL」を開発した。この技術を利用することで得られる複数の異なるPLDの灌流画像により，血液到達の遅れをより正確に視覚化することができるようになった。

また，撮像した灌流画像を「SYNAPSE VINCENT Core」[*5]で解析することが可能である。ECHELON Synergyで取得した複数PLDの画像からarterial transit time（ATT）mapとATTを考慮したcerebral blood flow（CBF）mapを作成し，血流動態をカラー表示と数値化することで，評価を容易にするmapの作成が可能である（図4）。

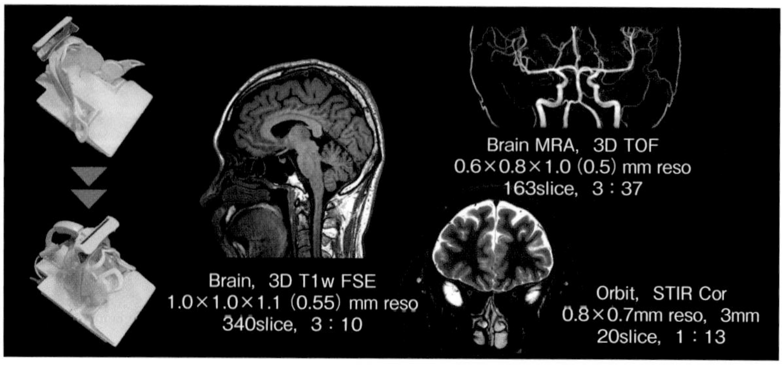
Brain MRA, 3D TOF
0.6×0.8×1.0 (0.5) mm reso
163slice, 3：37
Brain, 3D T1w FSE
1.0×1.0×1.1 (0.55) mm reso
340slice, 3：10
Orbit, STIR Cor
0.8×0.7mm reso, 3mm
20slice, 1：13

図1 FlexFit Neuroコイルで撮像したボランティア画像
アタッチメント交換不要の一体型頭頸部コイルで，被検者の頭部形状にフィットしたセッティングが，頭頂部のレバーをスライドすることにより可能である。

〈0913-8919/23/￥300/論文/JCOPY〉

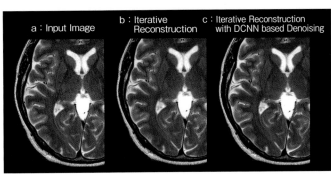

図2　画像処理技術による画像比較
a：input image
b：iterative reconstruction（IP-RAPID）
c：iterative reconstruction with DCNN based denoising
　（IP-RAPID＋Synergy DLR）

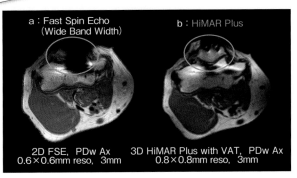

図3　肘関節の金属インプラントにおける fast spin echo と HiMAR Plus の画像比較
HiMAR Plus（b）の方が金属インプラント部分の磁化率アーチファクトが低減し，囲われた部分（○）が明瞭に描出されている。

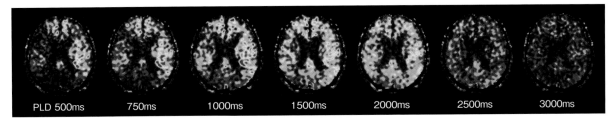

図4　Multiphase ASL
複数の異なるPLDの灌流画像により，血液到達の遅れをより正確に視覚化することが可能である。

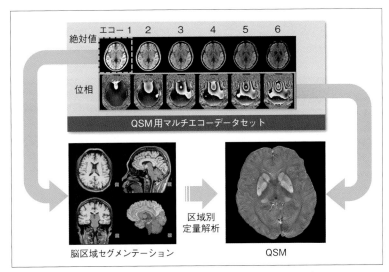

図5　SYNAPSE VINCENT Core で解析されたマルチエコーデータによる脳区域別の定量解析

---

3. Quantitative susceptibility mapping（定量的磁化率マッピング）

quantitative susceptibility mapping（QSM）法は，組織間の磁化率の差を画像化する方法である[1),2)]。ECHELON Synergy では，QSM解析に用いる3D multi-echo RF spoiled steady state acquisition with rewound gradient echo シーケンスで複数エコーの絶対値画像と位相画像を撮像し，DICOMでの画像出力が可能なため，外部ワークステーションに転送することができる。

SYNAPSE VINCENT Core[*5]は，複数のエコー時間の絶対値画像と位相画像から，脳区域ごとの定量値を算出することができる（**図5**）。QSM用マルチエコーデータセットのうち，第1エコーのT1強調絶対値画像から脳区域をセグメンテーションする。さらに，マルチエコー位相画像データセットからQSMを算出する。これにより，マルチエコーデータセットから，各脳区域の形態と磁化率変化について位置ズレなく同時に評価が可能となる。

＊1　被検者が入る装置開口部を大口径（ワイドボア）にし，より快適な検査空間を実現した磁場強度1.5TのMRIシステムです。

＊2　AI技術の一つであるmachine learningを用いて開発しました。導入後に自動的に装置の性能・精度が変化することはありません。

＊3　最終的に操作者が提示されたスライス位置を確認し，必要に応じて手動で調整します。

＊4　自動クリッピング処理後の画像に対し，最終的に操作者が表示画面上で結果を確認し，必要に応じてMIPタスクを用いて手動クリッピング処理を行います。

＊5　富士フイルムの3D画像解析システム「SYNAPSE VINCENT」の多彩な解析機能のうち放射線科領域向けに特化したソフトウエアです。

●参考文献
1）Shirai, T., et al. : Quantitative Susceptibility Mapping Using Adaptive Edge-Preserving Filtering. *Proc. Intl. Soc. Magn. Reson. Med.*, 23 : 1860, 2015.
2）Shirai, T., et al. : Quantitative Susceptibility Mapping Using Adaptive Edge-Preserving Filtering : Comparison with COSMOS in Human Brain. *Proc. Intl. Soc. Magn. Reson. Med.*, 24 : 1557, 2016.

＊ECHELON Synergy, HiMAR は富士フイルムヘルスケア株式会社の登録商標です。
＊SYNAPSE, VINCENT は富士フイルム株式会社の登録商標です。

販売名：MRイメージング装置 ECHELON Smart（従来機種）
医療機器認証番号：229 ABBZX 00028000

販売名：MRイメージング装置 ECHELON Synergy
医療機器認証番号：305 ABBZX 00004000

販売名：富士画像診断ワークステーション FN-7941型
医療機器認証番号：22000 BZX 00238000

■問い合わせ先
富士フイルムヘルスケア株式会社
https://www.fujifilm.com/jp/ja/healthcare/mri-and-ct

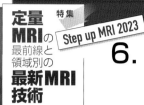
6. 「uMR Omega」V10がもたらす streamline workflow

鍛治　翼　United Imaging Healthcare Japan（株）マーケティング＆ビジネス部

今回3T MRIフラッグシップモデルである75cmの開口径を有した「uMR Omega」に，V10という新バージョンが登場した。このV10により，さまざまな新しい機能が利用可能となった。これらの機能はオペレータの負担軽減のみならず，患者満足度を向上させ，さらにスムーズな日々の検査運用を実現する。そこで本稿では，検査を簡便にかつ確実なものにする特徴的な機能を中心に紹介する。

■快適性のさらなる追究

MRI検査を行う上で，撮像時の周辺環境がもたらす快適性は患者満足度に直結し，ストレスの少ない検査は撮像成功率にも大きく寄与する。特に，快適性に大きな影響を与える患者ポジショニングに関して，患者セッティングオペレーションを刷新する新たな受信コイルソリューションとして，「SuperFlex コイル」が搭載された。このコイルは，新しいポリマー素材を採用することで軽量化を実現し，新素材のコンダクターにより，薄く高密度なエレメントを有している。フレキシブルでかつ，一新されたプリアンプ設計により，従来懸念されていた深部信号伝達も改善した。3種類のコイルラインアップにより，あらゆる検査部位

と体位に対して，柔軟に応用可能となった（図1）。さらに，75cmボアとの併用は，特に整形領域で快適性と画質向上の両立を実現した。

また，V10では，「QScan」による静音シーケンスが実装されている。これは，撮像時に発生する騒音の原因となるグラディエントの立ち上がりを緩やかにすることで，騒音を抑えるねらいがある（図2）。しかし，原理上，echo spaceが長くなることによるブラーリングが生じてしまう。そのため，パラメータ変更を余儀なくされ，撮像時間が延長するなどの懸念点があった。しかし，後述する「ACS」や「DeepRecon」などのAI技術を活用した新しい画像再構成法と併用するこ

とで，撮像時間延長の問題点が改善される。その結果，延長のない撮像時間と静音を両立しながら，妥協のない画像を得ることが可能となる。

■確実な再現性の高い検査

ルーチン検査では，オペレータに依存することなく，再現性の高い安定した検査を行うことが重要となる。ここでは，深層学習を用いて位置決めをアシストする「EasyPlan」を紹介する。本アプリケーションは，V10から新たに3部位が加わり，頭部，脊椎，肩，腹部，心臓，膝，全身検査など，計11か所を対象に，撮像断面およびFOVを自動で決定する。特に，ルーチン検査で煩雑な操作が発

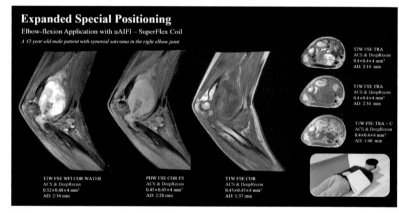

図1　SuperFlex コイル肘使用例

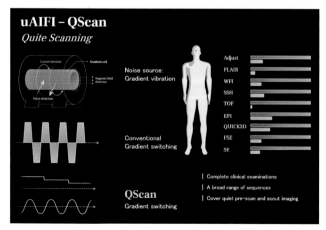

図2　QScan 概念図

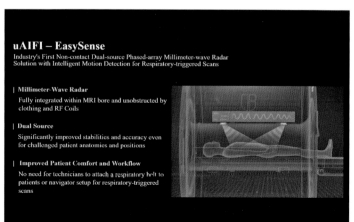

図3　EasySense

〈0913-8919/23/￥300/論文/JCOPY〉

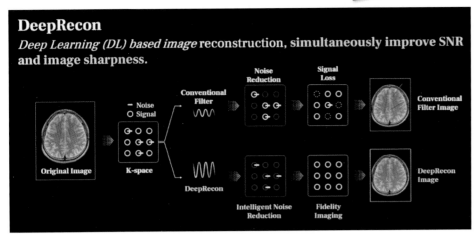

図4 Conventional filter と DeepRecon のアルゴリズムの比較

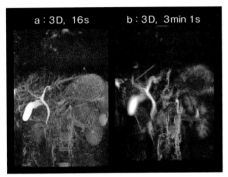

図5 息止め3D MRCP (a) と呼吸同期不良による描出不良例 (b ←)

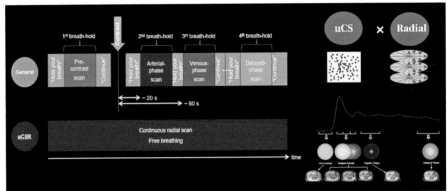

図6 uCSR概念図

生する心臓において，ボリューム撮像により得られた画像から2ch，3ch，4ch，short axisの断面を自動認識し，cine撮像などを各断面に合わせてスムーズに撮像することが可能となる。また，想定されるプロトコールをあらかじめ組んでおき，患者状況に合わせて，体動補正系シーケンスであるARMS（FSE系radialスキャン）による撮像や，uFreeR（3D GRE系radialスキャン）に切り替えて撮像することで，検査をスムーズに行うことが可能となる。

呼吸同期撮像時には，ガントリ内部に設置したMillimeter-Wave Radarを通して，コンタクトレスで患者の呼吸を感知することができる「EasySense」が搭載された（図3）。体位の制限がなく，衣服やコイルを装着した状態でも使用できるため，患者の状態による影響を受けにくい。これら機能により，検査時間の短縮のみならず，オペレータによる手技のバラツキも低減する。

■ 新しい撮像法がもたらす 検査成功率の向上

すでに搭載されている高速撮像技術であるACS（Assisted Compressed Sensing）に加えて，深層学習を組み合わせた新たな高速撮像法DeepReconを導入した。DeepReconの深層学習では，数百万に及ぶトレーニングデータが利用されている。image filteringでデノイズを行い，さらに，k-scape filteringで予測した高周波領域のデータを埋めることで，高SNRと高分解能の両方を実現する画像を提供する（図4）。

DeepReconは撮像部位を限定することなく2D，3Dシーケンスに利用できるため，汎用性が高く，かつACSとの併用も可能である。また，全体の検査時間のさらなる短縮にも貢献する。例えば，従来3DのMR胆管膵管撮像（MRCP）では呼吸同期による撮像が一般的であったが，息止めによるMRCPの撮像が可能となり，より検査の幅を広げることにつながる（図5）。

また，腹部dynamic撮像においても，従来，息止めでタイミングを合わせた撮像を行っていたが，「uCSR」により自由呼吸下でのdynamic撮像が可能となった。uCSRは動きに強いradialサンプリングと高速撮像テクニックの一つであるcompressed sensing（CS）を組み合わせ，自由呼吸下で必要なタイミングの画像再構成を行い，任意のタイミングで短時間dynamic撮像を実現する（図6）。

◎

今回，新バージョンのV10に搭載された，新しいAI技術や機能を紹介した。これらの機能を組み合わせて検査に臨むことで，よりスムーズな日々の検査運用を可能とし，検査収益や，画質，患者満足度などが向上する。

問い合わせ先

United Imaging Healthcare Japan株式会社
マーケティング＆ビジネス部
〒102-0083
東京都千代田区麹町1-7-2　相互半蔵門ビル3階
TEL：03-6868-3324
https://ja.united-imaging.com/

（株）バリアンメディカルシステムズは2023年5月21日（日），ホテルオークラ神戸（兵庫県神戸市）において，放射線治療のエキスパートが同社ソリューションの最新臨床応用などを報告する「Varian Oncology Summit 2023」を開催した。本誌では，本イベントの概要を紹介する。

Varian Oncology Summitは，昨年に続き2回目の開催で，対面でのイベントは5年ぶりとなる。当日の様子はライブ配信されたほか，オンデマンド配信も行われた。

冒頭，同社シニアマネージングディレクターの福島権一氏は，「今年度に入って当社リニアックの臨床稼働台数は600台を超え，がん医療を支えるメーカーとして身の引き締まる思いである」と挨拶。続いて，5つのセッションが設けられ，9名の演者が講演した。

「Varian Update」では，白井克幸氏（自治医科大学）が座長を務め，Sushil Beriwal氏（Varian, Vice President）が「ETHOS Therapy / IDENTIFY」と題して講演した。適応放射線治療（ART）のトータルソリューションである「ETHOS Therapy」は，日々の位置合わせに用いるコーンビームCT（CBCT）データと治療計画のテンプレートなどを活用し，daily adaptationを可能とするシステムである。Beriwal氏は，ETHOS Therapyでは人工知能（AI）を用いることで治療計画の自動化などが図られ，効率的なARTが実施できると述べたほか，より正確かつ安全なARTを支える製品として，体表面モニタリングシステム「IDENTIFY」の特徴を概説した。

「Halcyon＋TrueBeamは本当にベストパートナーなのか？」では，西村恭昌氏（生長会府中病院）が座長を務め，稲田正浩氏（近畿大学）と松本賢治氏（近畿大学病院）が登壇した。稲田氏は「臨床編」として，放射線治療医の視点から講演した。汎用型高精度放射線治療装置である「TrueBeam」と，強度変調放射線治療（IMRT）/強度変調回転放射線治療（VMAT）に特化された「Halcyon」の，それぞれの特徴を理解して使い分けることで，多くの患者を迅速に治

療できていると述べた。松本氏は，「Halcyonの利用状況について〜TBのベストパートナー？〜」と題し，主にHalcyonの運用面について詳述した。さまざまな検証結果などについて述べた上で，VMATを短時間で実施でき，故障が少なく安定した治療が可能なHalcyonは，TrueBeamの良きパートナーであるとまとめた。

「これからの市民病院における放射線治療のあり方」では，小久保雅樹氏（神戸市立医療センター中央市民病院）が座長を務め，佐貫直子氏（市立四日市病院）と足立源樹氏（那覇市立病院）が登壇した。佐貫氏は，「三重県北部地域を担う公立病院の役割」と題して，地域の公的病院における放射線治療の実施状況や，限られたリソースで高精度放射線治療の割合を増やすための同院の取り組みなどを紹介した。足立氏は，「那覇市立病院の将来展望は？〜放射線治療の微妙な立ち位置〜」と題して講演。同院では，2台目の治療装置としてHalcyonを導入したことで，VMATを実施可能となり，地域がん診療連携拠点病院として十分な放射線治療の提供が可能になったと述べた。

「放射線治療における技術開発と，新しい技術の臨床化に必要なものについて」では，吉岡靖生氏（がん研究会有明病院）が座長を務め，神宮啓一氏と本間経康氏（共に東北大学）が登壇した。神宮氏は，「放射線治療における新しい技術を臨床使用する際に求められること」と題して講演した。東北大学病院における放射線治療の現状を紹介したほか，新技術の臨床導入におけるメリットや課題などについて，近年，注目されているAIチャットの回答を踏まえて考察した。本間氏は，「放射線治療における技術開発と新しい技術の臨床化に必要なもの」と題し，

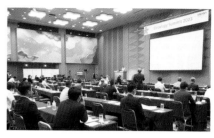

自身が開発に携わった画像誘導技術や照射制御などの動体対策技術の歴史などを述べた。その上で，新技術の臨床導入を推進するためには，さらなる自動化とAIの有効活用が重要であると指摘した。

最後のセッションとなった「京都大学におけるRapidArc 15年の歴史と，今後の高精度放射線治療のあり方について」では，永田　靖氏（中国労災病院）が座長を務め，中村光宏氏と溝脇尚志氏（共に京都大学）が登壇した。中村氏は，「物理・技術編」として，バリアン社のVMATである「RapidArc」の特徴や，固定多門IMRTとの比較などについて概説。RapidArcでは照射時間が大幅に短縮し，スループットが向上したほか，Eclipseのバージョンアップなどに伴い治療計画に要する時間の短縮や線量分布の改善が図られていると述べた。続いて，溝脇氏は，「京都大学におけるRapidArc 15年の歴史を振り返って」と題して講演した。RapidArcの導入当初からの利点として，固定多門IMRTと比較して照射時間が短縮し，MU値が低減することなどを挙げ，さらに，現在では線量分布調整の自由度も大幅に高まっていると述べた。また，RapidArcを用いた原発性脳腫瘍に対する永久脱毛防止の取り組みを，症例を踏まえて報告した。

なお，各講演の詳細は，次ページ以降で報告する。

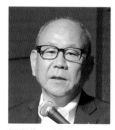

福島権一 氏
（シニアマネージング
ディレクター）

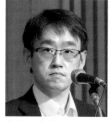

座長：白井克幸 氏
（自治医科大学）

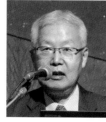

座長：西村恭昌 氏
（生長会府中病院）

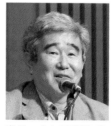

座長：小久保雅樹 氏
（神戸市立医療センター中央市民病院）

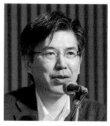

座長：吉岡靖生 氏
（がん研究会有明病院）

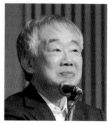

座長：永田　靖 氏
（中国労災病院）

〈0913-8919/23/¥300/論文/JCOPY〉

Varian Update

座長：白井　克幸 自治医科大学附属病院放射線治療科

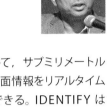

ETHOS Therapy / IDENTIFY

Sushil Beriwal, MD, PhD.　Varian, Vice President, Multi-Disciplinary Oncology, Medical Affairs

　がんの放射線治療においては，治療に伴う腫瘍の縮小や体重減少などによって危険臓器（OAR）や標的病変の形状や位置が変化することがある。このような場合に適応放射線治療（adaptive radiotherapy：ART）が有用である。バリアンのARTのトータルソリューション「ETHOS Therapy」は，放射線治療装置「Halcyon」をプラットフォームとし，人工知能（AI）を応用することで効率的なARTを実現したシステムである。本講演では，ETHOS Therapyの特長を中心に紹介する。

適応放射線治療の有用性と課題

　ART（offline ART）は，治療期間中に取得したcone beam CT（CBCT）画像などを用いて，治療期間中の患者の臓器サイズや形状，位置の変化に合わせた再治療計画を行う手法で，治療計画の再作成には数日を要する場合がある。また，即時適応放射線治療（online ART）は，毎回の治療ごとに，その日のCBCT画像を用いて臓器や腫瘍の変化を加味した治療計画に基づき治療を実施する手法である。

　ARTの導入前後における肺がん患者の放射線肺臓炎の発生頻度に関する検討では，ART導入後，局所制御を維持しつつ，重症あるいは致死的な放射線肺臓炎が有意に減少し，患者の延命に寄与することが報告されている。このように，ARTは優れた手法であ

るが，再治療計画などに伴う作業の追加や，治療時間の延長，限られた画質，診療放射線技師のトレーニングの必要性，被ばく線量の増加などの課題もある。そこで，ETHOS Therapyでは，さまざまな先進の技術を搭載することで，これらの課題を解決した。

ETHOS Therapyの特長

　ETHOS Therapyにおけるonline ARTのワークフローは，AIとテンプレートを活用し，自動セグメンテーション機能と治療計画作成機能を軸として進めていく（図1）。CBCTを撮影後，患者が治療寝台に寝た状態まま，AIによるOARの自動輪郭抽出や複数のプランの作成が行われ，オリジナルのプランと比較して適切なプランを選択し，治療を実施する。これを毎回の治療ごとに行うのがdaily adaptationであり，ETHOS Therapyではこの一連のフローをわずか15～20分で完了することができる。

　また，ARTにおいて，CBCT画像の画質はきわめて重要である。逐次近似法を用いた画像再構成技術「Iterative CBCT（iCBCT）」では，従来のCBCT画像よりも解剖学的構造が明瞭に描出されるため，より正確な治療が可能となる。

　放射線治療においては，治療中の患者の体動管理も重要である。体表面モニタリングシステム「IDENTIFY」は，2つ以上の体表面画像誘導放射線治療（surface guided radiation therapy：

SGRT）カメラを用いて，サブミリメートルの精度で患者の体表面情報をリアルタイムに提供することができる。IDENTIFYはETHOS Therapyはもとより，当社の放射線治療装置「TrueBeam」やHalcyonでも使用可能である。

ETHOS Therapyがもたらす価値

　ETHOS Therapyに関する初期の研究では，OARの自動輪郭抽出が高精度に行えることや，non ARTと比較しARTでは計画標的体積（PTV）マージンを縮小でき，正常組織やOARの線量を低減できること，前立腺がんにおいてはすべての患者を15～20分で治療でき，ARTを日常的に実施可能であることなどが，複数の論文で報告されている。また，骨盤領域におけるScheduled Plan（予定されていたプラン）とAdapted Plan（当日のプラン）を比較した検討では，対象患者の88％でAdapted Planが選択された（図2）。頭頸部においても同様に，15症例中14症例でAdapted Planの方が良好な線量分布が得られたとの報告もある。さらに，別の研究では，複数の疾患部位においてセッションごとにOARの位置と被ばく線量が大幅に変化すること，約65～100％の症例においてScheduled PlanよりもAdapted Planが選択されることが示された。

まとめ

　ETHOS Therapyは，AIを活用することでシンプルな治療計画とワークフローを実現し，標準的な治療時間内での迅速なonline ARTを可能とするシステムである。病変の変化に対応できるため，OARの線量低減にも貢献する。今後はさらに，局所制御の改善を示すデータを得るための研究を進めていきたい。

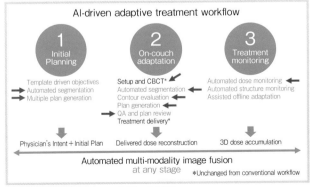

図1　ETHOS Therapy のワークフロー

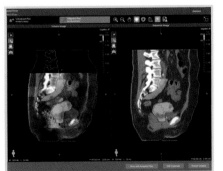

図2　Adapted Plan（左）と Reference Plan（右）の比較画面例

ETHOS適応放射線治療オンラインプランニングシステム：医療機器承認番号 30300BZX00075000
ETHOS適応放射線治療マネージメントシステム：医療機器承認番号 30300BZX00076000
IDENTIFY患者認証・モニタリングシステム：医療機器製造販売承認番号：30300BZX00304000
Halcyon 医療用リニアック：医療機器承認番号 22900BZX00367000
TrueBeam 医療用リニアック：医療機器承認番号 22300BZX00265000

HalcyonとTrueBeamは本当にベストパートナーなのか？

座長：西村　恭昌　生長会府中病院放射線治療センター

HalcyonとTrueBeamは本当にベストパートナーなのか？
（臨床編）

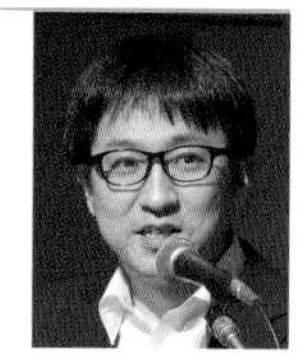

稲田　正浩　近畿大学病院放射線治療科

当院では放射線治療装置の更新により，「TrueBeam」（2015年導入）と「Halcyon」（2019年導入）の2台が稼働している。更新後は強度変調放射線治療（IMRT）の件数が増加し，年間700〜900人の患者のうち約3割がIMRTとなっている。

装置の特性と使い分け

TrueBeamは使用可能な線質（X線，電子線）が多いため，深部／浅部病変に使用している。照射法は，三次元原体照射（3D-CRT），固定多門照射IMRT，強度変調回転放射線治療（VMAT）など幅広く対応し，electronic portal imaging device（EPID）やon board imager（OBI），kV-CBCT，「ExacTrac」（ブレインラボ社製）などを用いて画像誘導放射線治療（IGRT）が可能である。6軸補正でノンコプラナービームを使用できるため，頭尾側方向に長い照射野や定位照射に適している。このような特性から，当院ではTrueBeamを3D-CRT全般，定位照射，電子線治療，ノンコプラナーVMATに使用し，1日に20〜40人の治療を行っている。

Halcyonは，使用可能な線質は6MVのフラットニングフィルタフリービーム（FFF）のみ，IGRTはkV-CBCTのみ，3軸補正のみ，コプラナービームのみという制約があるが，ガントリの回転速度が速いため高スループットに治療を行えることが大きな特長である。

当院では，VMAT全般にHalcyonを使用しており，1日に20〜30人の治療を行っている。HalcyonでのIMRTは全例CBCT照合が必要だが，前立腺がんや頭頸部がんは10分以内で照射を終了できる。1日2回照射や，照射の周数が増える複雑な症例にも問題なく対応できる。

Halcyonの利点

1. 短時間でのCBCT

Halcyonでは照射時に毎回CBCTを行うが，kV-CBCTの所要時間は約17秒と短い。照射直前のCBCTは重要で，骨照合のみでは不安な病変や金属マーカー留置ができな

い症例では非常に有効である。

肺がんなどの頭尾側に長い症例では，3軸補正で対応しきれないことがしばしばある。その場合，緊急でリプランを行うことで可能なかぎり休止を短期間ですませることを重視する。Halcyonはスループットが良いため，検証なども比較的短時間で行うことができ，症例によってはリプラン決定から即日照射することも可能である。また，管腔臓器の内容量は骨照合ではわからないため，CBCTで確認することで予想外のターゲット変形や移動を検出できる事例があることをスタッフと共有し，ダブル・トリプルチェックを行うことが重要である。さらに，治療中に体型が変化すると正常臓器の線量が増加する場合があるが，毎回CBCTを撮影することで体型変化にも気づきやすく，早めにリプランを実施できる。

また，逐次近似法による補正「iCBCT」により，特に腹部領域の画質が向上するため，腹部臓器のIMRTにも適している。

2. 大型ボア径

Halcyonはボア径が100cmと大きいことも利点で，標的中心にアイソセンタを置いてfull arcを用いても，寝台とリニアックが干渉することなく治療を実施することができる（図1）。また，アイソセンタを体厚中心に置いた場合の寝台の最低高が85cmと低く，歩行可能な患者であれば自力で移乗でき，胸腔ドレーン留置などデバイスのある患者でも安心して照射できる。

TrueBeamの利点

1. ノンコプラナービーム

TrueBeamはノンコプラナービームを使用できる利点がある。頭上側からの照射で線量分布が良好になる鼻腔副鼻腔がんなどでは，Halcyonの4arc照射よりも脳幹や脳，視神経の線量を抑えることができる（図2）。頭蓋内へ

の照射はExacTracでもズレなく照射できるため，症例によってはノンコプラナービームを優先しTrueBeamで治療している。

また，多発脳転移に対する脳定位照射において，TrueBeamでは1つのアイソセンタで迅速に治療を実施できる「HyperArc」を使用可能である。conformalな分布の作成にはノンコプラナービームが重要なため，TrueBeamが適していると言える。

2. long-SSD法による全身照射

患者を治療室壁側に寝かせてガントリを傾けて照射するlong-SSD法は，リング型リニアックでは不可能であり，当院ではlong-SSD法による全身照射をTrueBeamで実施してきた。ただし，最近の当院の検討ではHalcyonでもVMAT全身照射の可能性が示されているため，TrueBeamだけの利点ではなくなるかもしれない。

まとめ

幅広い疾患に対応できるTrueBeamに対して，Halcyonは前立腺，頭頸部，肺などの放射線治療の良い適応疾患をスピーディに治療することができる。それぞれの特徴やメリットを理解して使い分けることで，多くの患者への迅速な治療提供が可能になる。

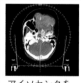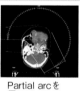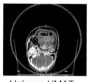

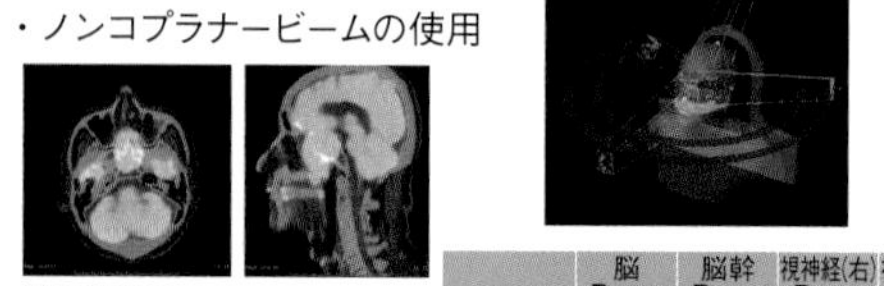

アイソセンタを体厚中心に置く（PTV外）→MLCのcomplexityは悪化 ／ Partial arcを用いる→線量分布は悪化する可能性がある。 ／ Halcyon VMATボアが大きくFull arcを用いても干渉しづらい。

図1　Halcyonの利点：大型ボア径

・ノンコプラナービームの使用

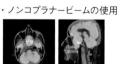

蝶形骨洞がん：腫瘍が視神経の間に存在する。

	脳 Dmax	脳幹 Dmax	視神経(右) Dmax	視神経(左) Dmax
TrueBeam ノンコプラナー	75.0Gy	54.5Gy	70.5Gy	71.1Gy
Halcyon 4 arc	75.8Gy	56.1Gy	71.7Gy	71.6Gy

図2　TrueBeamの利点：ノンコプラナービーム

〈0913-8919/23/￥300/論文/JCOPY〉

Halcyon の利用状況について
〜 TrueBeam のベストパートナー？〜

松本　賢治　近畿大学病院中央放射線部

本講演では，当院におけるHalcyonの運用を中心に紹介する。

Halcyonの特徴

Halcyonは，IGRTによる高精度な照射が可能なIMRT特化型装置で，VMATでは1回転30秒以下の高速回転が特長である。CBCTも最短17秒で撮影でき，リング型のため衝突の可能性がなく，マルチリーフコリメータ（MLC）は秒速5cmと高速に動作する。また，representative beam data（RBD）の使用が必須となっている。

ガントリ内の構造は，縦置き型加速器と遮蔽のための対向板およびEPIDが配置されている。また，jawコリメータはなく2層構造のMLCが搭載されている。幅1cmのMLCは，SX2バージョンより上下段が独立して動作可能になり，実効リーフ分解能は0.5cmとなった。iCBCTにより高画質画像で位置照合できる点も特長である。

Halcyonのビームデータ

立ち上げで用いるRBDについて検証した。percentage depth does（PDD）実測結果と比較すると，最大誤差は0.3%と一致率が高かった。また，OCRの実測結果との比較でも半影領域以外の最大誤差は0.5%であり，RBDデータおよび，あらかじめ調整されたエネルギーの精度に問題はないことが確認できた。当院では入念にビームデータを確認したため，搬入から治療開始まで3週間かかったが，要点を押さえれば2週間で立ち上げ可能だろう。

毎年のannual QAにおける4年間のquality indexの変化は測定誤差程度で，線質は非常に安定している。

VMAT planningの品質について

● 線量体積ヒストグラム（DVH）：HPV関連中咽頭がん（OPC）治療例の計画標的体積（PTV），唾液腺，脊椎のDVHを比較したところ，VMATの主流である2arcではTrueBeamとHalcyonはほぼ同等であり，Halcyonの3arcは2arcよりもわずかに良くなった。

● VMAT照射時間（図1）：2arcの照射時間は，Halcyonが1分強，TrueBeamが約2分で，治療を早く終えられることがHalcyonの利点である。CBCTの撮影時間も加味すると，その差はさらに開く。当院ではHalcyonでのVMATは1日33人を上限としているが，時間内に業務を終えることができ，スタッフのストレス軽減につながっている。

● MLCの違い：TrueBeamにはMillennium MLC，HalcyonにはSX2 MLCが搭載されている。SX2は，動作速度向上に加え，最大移動距離が28cmへと拡大した（Millenniumは15cm）。照射野が大きい場合には，Halcyonでのプランの方が線量分布が良くなる傾向がある。

● 4arc VMAT（図2）：Halcyonでは4arcのVMATも2分強で照射できるため，患者の負担を軽減できる。当院では，肺がん症例に対して4arc VMATを行う際には，肺野の線量を下げるために，2arcを通常条件とし，残り2arcは照射領域を絞るといった工夫も行っている。

● MLC動作特性：頭頸部VMATプランについてTrueBeamとHalcyonのMLC動作特性を検証したところ，動作の複雑さ（MCS）はほとんど差がなく，治療MUの差はHalcyonの方が平均で100MUほど小さかった。また，leafの移動距離はHalcyonの方が大きかった。

● VMAT検証：HalcyonのVMATについてパス率（2mm，2%），PD（1mm，1%），電離箱でQA検証した結果，いずれも問題なかった。これまでVMAT検証でfailとなった症例はない。なお，Halcyonの最大の弱点はCBCTによる3軸補正で，特にピッチング方向の補正が困難なため，再セットアップが必要となる場合もある。

Halcyonの稼働後の状況

当院のHalcyonは国内2号機であったが，安定稼働を続けている。初期にはiCBCT再構成用GPUの不具合があったが，通常のCBCTを使用して治療を継続できた。また，マグネトロンを予防的に2回交換しており，耐久性の向上が望まれる。

IMRTは現在，基本的にHalcyonで行っており，治療患者数は年間200人以上に増加した。2台体制で時間的にも余裕があるため，コロナ患者の治療にも対応できている。また，Halcyonの収支は年間2億円超で，約2年で装置本体のコストを回収でき，以降は黒字化できている。

まとめ

HalcyonはVMATに特化した装置で，治療時間の短縮が可能である。故障は少なく，安定して治療を実施できる。現状では定期的な部品交換が必要だが，当院ではTrueBeamの良きパートナーとなっている。

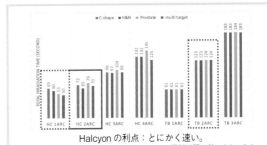

Halcyonの利点：とにかく速い。
CBCTの撮影時間を加味すると，TrueBeamとの照射時間の差はさらに大きい。
1日に，VMAT患者30名程度は十分に照射可能（15時ごろに終了）。
➡ その後，時間内でQA業務の実施，残業なし
➡ スタッフのストレス軽減

図1　VMAT照射時間比較

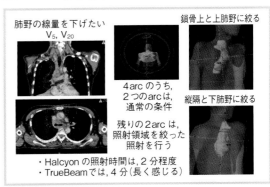

肺野の線量を下げたい V5，V20　　鎖骨上と上肺野に絞る

4arcのうち，2つのarcは，通常の条件

縦隔と下肺野に絞る

残りの2arcは，照射領域を絞った照射を行う

・Halcyonの照射時間は，2分程度
・TrueBeamでは，4分（長く感じる）

図2　4arc VMATの工夫

Halcyon 医療用リニアック：医療機器承認番号 22900BZX00367000
TrueBeam 医療用リニアック：医療機器承認番号 22300BZX00265000
放射線治療計画用ソフトウエア Eclipse：医療機器承認番号 22900BZX00265000

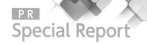
これからの市民病院における放射線治療のあり方　座長：小久保雅樹　神戸市立医療センター中央市民病院放射線治療科

三重県北部地域を担う公立病院の役割

佐貫　直子　市立四日市病院放射線科

　三重県には，海岸線沿いにがん診療連携拠点病院が，当院を含め5施設点在している。当院が立地する三重県北部地域には県人口の4割が在住し，この地域に汎用リニアックを有する公立病院が3施設ある。当院のがん登録患者数は約1800人，2022年度の放射線治療数（治療数）は342例，新患数は313例で，新患の放射線治療適用率（適用率）は約17％である。欧米では適用率の平均が60％前後であるのに対して日本は25％と低く，当院の数字も不十分なものであるが，伸びしろが大きいとも言える。本講演では，放射線治療を理解する上でカギとなる，年間の治療数，適用率，高精度放射線治療が占める割合（高精度割合）を踏まえ，三重県北部地域のがん医療を担う公立病院の役割について考察する。

当院における放射線治療の現状と課題

　当院では，旧装置の更新に伴い，2017年に「TrueBeam STx」（バリアン社製）が導入され，演者が当院に赴任した2021年から高精度放射線治療〔強度変調放射線治療（IMRT）〕を開始した。年間治療数は，本邦の適用率平均（25％）を勘案すると，新患450例が理想的である。そこで，まずは治療数400例を目標とすることとしたが，放射線腫瘍学会の「Blue Book Guidelines（2016）」では，リニアック1台あたりの適正基準は300例，改善警告値（Warning level）は400例との記載がある。実際に，当院でもリニアック1台で年間300例を超えた頃から予約枠の確保が難しくなってきた。

　また，IMRT可能施設の全照射におけるIMRTの割合（高精度割合）は，イギリスやカナダが70％以上，日本は44％との調査があるが，当院では約30％（2022年度）と少ないため，IMRTの恩恵を受けられる患者に，いかに無理なく治療を提供できるかが課題の一つとなっている。リニアック1台の限られたリソースの中で，治療数を増

加させながら無理せず高精度割合を増やしていくための方策の一つが分割回数の減少である。当院では前立腺がん，乳房温存術後照射，乳房全切除後放射線療法（PMRT）などで寡分割照射を積極的に行っている。定位照射も有効性や安全性が犠牲とならない範囲で分割回数を減らしている。また，1日の照射時間を効率的に増やすための診療手順の工夫や，平日に品質管理・保証（QC/QA）のための照射休止日を設けるなどといったことに取り組んでいる。

適用率の拡大に向けた取り組み

　治療数が増えてくると，2台目リニアック導入が視野に入るが，適用率を増加させ安定的に治療数を維持することが求められる。当科では他科カンファレンスへの参加や直接相談をていねいに受けるなどして，院内紹介の敷居を下げるようにしている。また，緩和ケアにおける患者の苦痛の評価ツールであるSTAS-Jの院内リストを参照し，緩和照射適応を当科から提案するほか，治療後のフォローや主科と密に連携することも心がけている。

　公立病院には，地域のニーズに応える役割も求められている。当科では，以前は院内紹介患者のみを治療していたが，IMRTの開始を機に，該当主科を通さずに直接，他院からの照射依頼の受け入れを開始した。近隣の医療機関と良好な関係を構築し，現在，年間50例ほど他院からの紹介を受け入れている。また，紹介前に緩和照射の適応判断を知りたいというニーズにも積極的に応えている。

　四日市市は在宅看取り割合が全国平均よりも高く，また，三重県北部地域は高齢人口のさらなる増加が予想されていることなどから，今後，地域で医療が完結できることがますます求められると考える。地域連携の充実を図るため，近隣の公立病院とともに在宅医やホスピスと連携し，外来1日で完結する単回照射や，緩和的放射線治療の適応判断の相談にも取り組んでいる。有

痛性骨転移などで放射線治療を行った患者には，再度疼痛が生じた場合は再照射が可能であることを患者自身に伝えておくことで，患者から主治医に再照射を要望する機会も増えてくると考える。

公的病院における放射線治療の役割（図1）

　公的病院は，高齢化社会への対応として，ハイボリュームセンターとの連携はもとより，終末期に移行した在宅患者にも必要な医療を提供できる地域完結型の医療の提供体制づくりが求められる。また，市中病院は，小児や希少疾患などの特殊な照射が少ない一方，common diseaseに対する根治から緩和まで幅広い疾患に対応する必要がある。さらに，将来的には高精度放射線治療が一般化する時代が急速に訪れることが予想されるため，地域のニーズに応えながら，中長期的な視点で診療を充実させていきたい。

おわりに

　公立病院が高額な治療機器を導入するためには，議会の承認を経る必要があり，購入検討から導入までに数年を要する。最新の治療機器の導入は，病院のイメージを形づくるものの一つとして有効であるほか，業務の効率化によるマンパワー不足の解消などにも貢献する。当院では現状，2台目のリニアックが導入される見通しは立っていないが，1台のリニアックを最大限活用しつつ，治療数の増加と働き方改革の両立をいかに実現するかを問い続けていきたい。

●地域完結型
　・病院内完結
　・ハイボリュームセンターとの連携
　・治療後の終末期移行患者

●Common disease
　・根治から緩和まで

●通常照射から高精度まで

図1　公的病院における放射線治療の役割

〈0913-8919/23/￥300/論文/JCOPY〉

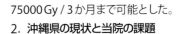

那覇市立病院の将来展望は？
～放射線治療の微妙な立ち位置～

足立　源樹　那覇市立病院放射線治療科

那覇市立病院は，病床数470床を有し，地域がん診療連携拠点病院に指定されている。放射線治療装置は，2007年に旧装置のリプレイスとして「CLINAC 21EX」を導入し，2022年4月には2台目の装置として「Halcyon」（共にバリアン社製）を導入した。

地域がん診療連携拠点病院の指定要件には，「強度変調放射線治療を提供することが望ましい」とあるが，Halcyon導入以前は後述する当院特有の課題により，IMRTの実施件数に制限を設けざるを得なかった。しかし，Halcyonの導入によって高精度放射線治療〔IMRT／強度変調回転放射線治療（VMAT）〕を制限なく提供可能となり，地域がん診療連携拠点病院としての役割を果たせるようになっている。

Halcyon導入の効果

図1に，Halcyon導入前後それぞれ1年間の治療件数と内訳を示す。Halcyon導入後に治療件数が232件から312件に増加しているように見えるが，導入前の件数はコロナ禍の影響によるものと推察される。当院ではコロナ禍以前も，治療件数はほぼ300件で推移していたためである。

当院では乳がんの術後照射はすべてCLINAC 21EXで行い，肺と肝臓の体幹部定位放射線治療（SBRT）はCLINAC 21EXとHalcyonの両方で治療計画を立て，線量分布を比較した上で良い方を選択している。結果として，肝SBRT（図2）や直腸がんの術前照射，前立腺がんの照射は，全例Halcyonで行っている。肝SBRTの呼吸性移動対策には，光学式患者ポジショニングシステム「AlignRT Inbore」（VisionRT社製）を用い，全例息止め照射を行った。こ

のほか，電子線照射が必要となるケロイド全例と，緊急・準緊急の対応が求められる転移性骨腫瘍の緩和照射の多くは，CLINAC 21EXで行っている。

なお，Halcyonを導入して1年が経過したが，治療数は92件にとどまっている。これは認知度の不足が原因と考えられる。一方，年間の患者数が400件を超えると診療放射線技師の不足が現実的となる。現在，当院は治療装置2台体制であるにもかかわらず診療放射線技師は2，3人しか配置されていないためである。今後に備えて人員を増加していく必要があると考える。

当院における課題と対策

1. Halcyon導入の経緯

演者が当院に赴任して以降，放射線治療の件数は徐々に増加し，2018年に300件に到達したが，その後，伸び悩んでいる。その原因は，CLINAC 21EXの治療室の使用許可線量が750Gy／週，7500Gy／3か月と非常に少ないためで，IMRTの件数を制限せざるを得なかった。

こうしたなか，2022年4月からHalcyonが稼働を開始した。主な選定理由として，狭いスペースにも設置可能なコンパクトな装置であったことが挙げられる。また，HalcyonがIMRT／VMATに特化した装置であることだけでなく，CLINAC 21EXと同じバリアン社の装置を選択することで，治療計画装置や修理サポート体制も含め，かなりの部分を共有できることも大きな選定理由となった。さらに，IMRT／VMATを制限なく行うためには，治療室の使用許可線量の増加が不可欠であったため，Halcyonの治療室の壁に鉄板を追加して，15000Gy/週，

75000Gy／3か月まで可能とした。

2. 沖縄県の現状と当院の課題

沖縄県には，北部地区，中部地区，南部地区，宮古地区，八重山地区の5つの二次医療圏があり，当院は南部地区にある。県内にあるがん診療連携拠点病院は，琉球大学を含めて3施設のみであり，県の人口約140万人のうち，南部地区と中部地区に約85％が集中している。

また，沖縄県全体の放射線治療件数は年間約3000件である。南部地区には放射線治療装置を有する病院が7施設あるため，すでに飽和状態と考えられるが，収益の観点から当院での治療件数を今後1～2年で400～500件にまで増やす必要があると考えている。そのための対策として，Halcyon導入前から院内の複数の診療科の外来などにポスターを掲示したところ（図3），高齢者が多い土地柄もあって非常に有効であった。ホームページの刷新や，近隣の医療機関への啓発にも取り組んでいる。さらに，他院からの紹介患者や，放射線診療を行っている施設などを分析したところ，放射線治療装置が設置されていない地域が確認できたため，今後，そのような地域の医療機関にも患者紹介を働きかけていきたい。

これからの市民病院における放射線治療のあり方

これからの市民病院においては，放射線治療科を不採算部門にしないことが重要であると考える。自院が選ばれるためには，地域の特色やニーズを分析し，宣伝を行っていく必要がある。また，放射線治療装置の導入に当たっては，10年以上使用することを考慮した機器選定を行うことが求められる。

疾患	治療件数 2021.4月～2022.3月	治療件数 2022.4月～2023.3月	使い分け 2022.4月～2023.3月 Clinac 21EX	Halcyon
中枢神経	2	2	0	2
肺がん	9	4	4	0
肺SBRT	1	7	4	3
乳がん	89	125	125	0
食道がん	7	8	8	0
肝胆膵	4	0	0	0
肝SBRT	7	5	0	5
直腸がん	5	5	5	0
前立腺がん	17	36	0	36
悪性リンパ腫	1	1	0	1
転移性骨腫瘍	44	44	39	5
転移性脳	7	11	11	0
ケロイド	5	9	9	0
オリゴメタ		1	1	0
その他	35	40	29	11
合計	232	312	220	92

図1　Halcyon導入前後それぞれ1年間の治療件数と内訳

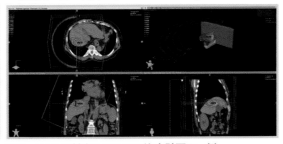

図2　HCCに対するSBRTの治療計画の一例

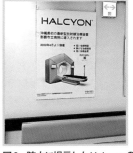

図3　院内に掲示したHalcyonのポスター

TrueBeam 医療用リニアック：医療機器承認番号 22300BZX00265000
CLINAC 21EX 医療用リニアック：医療機器承認番号 20400BZG00055000
Halcyon 医療用リニアック：医療機器承認番号 22900BZX00367000

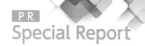
放射線治療における技術開発と，新しい技術の臨床化に
必要なものについて

座長：吉岡　靖生 がん研究会有明病院放射線治療部

放射線治療における新しい技術を臨床使用する際に求められること

神宮　啓一 東北大学大学院医学系研究科放射線腫瘍学分野

演者が教授に就任した2012年当時，当院では高精度放射線治療〔定位放射線治療（SRT / SBRT）や強度変調放射線治療（IMRT / VMAT）〕は週1，2例しか行われていなかったが，現在は約1200人 / 年の新規患者の約7割に高精度放射線治療を適応している。2019年にはリニアックを3台更新，そのうち2台がバリアン社の「TrueBeam」，2022年にはonline adaptive radiotherapy（online ART）を開始した。

このように，新技術の導入には積極的に取り組んできたが，本講演においても，現在大きな話題となっているOpenAI社の「ChatGPT」を活用し，新技術の臨床使用において求められることを考察する。

新技術の臨床導入についての考察

新技術を臨床導入するためには，患者数を増やして収益を上げる必要がある。ChatGPTに「患者数を増やすための方法」を質問したところ，①マーケティング戦略の改善，②口コミの促進，③診療幅の拡大，④スタッフのスキルアップ，⑤アクセシビリティの改善，という5点が挙げられた（詳細な回答は割愛。以下同）。これらのうち，診療幅の拡大については，高精度な治療機器を導入することで，これまでできなかった診療が可能となり，スタッフがスキルアップしてサービスが向上すれば，新規患者の呼び込みにつながると考える。アクセシビリティの改善としては，最寄り駅と病院の間にシャトルバスを運行するなどの対策によって，患者数の増加につながる可能性がある。

次に，「新しい放射線治療装置を導入するメリット」について質問したところ，①競争力の強化，②患者の増加，③財政的なメリット，④医療従事者のモチベーション向上，という回答が得られた。「新しい機器を導入することで病院の治療技術や設備が最新であることをアピールでき，競争力を強化できる」という回答は，まさしくそのとおりであり，患者数の増加も期待できる。また，最も重要と思われるのはモチベーションの向

上で，特に若手の医師や診療放射線技師への効果が大きいと考える。

「新技術の導入における注意点」としては，①目的を明確にする，②リスクを評価する，③ステークホルダーを関与させる，④スキルアップを促進する，⑤テストと評価，という5点が挙げられた。これらのうち，リスク評価については，リスクを最小限にするための工夫が必要であるという認識を医療者全体で持ち，解決策を検討していく必要がある。スキルアップについては，本人の努力を促すだけでなく，トレーニングや研修の場を組織として設けることが重要である。さらに，導入後は，その技術が本当に患者や医療者のメリットになっているのかということを，ある一定期間ごとに評価していく必要がある。

図1は，頭頸部がんのVMAT治療を行った10症例に関する検討である。最初の治療計画と，約30Gyを投与した時点での2段階ブーストの際のCT画像を重ね合わせ，始めの放射線治療の設定のままで30Gy時点のCT上で線量を計算して，脊髄最大線量と耳下腺平均線量がどの程度変化するかを見ているが，耳下腺の萎縮や体重減少によって，脊髄で30％以上，耳下腺で25％以上線量が増加する症例もある。このような検証結果をスタッフ間で共有することで，頭頸部がんの症例に対しては，可能なかぎりonline ARTを行うことが患者のメリットにつながるということへの理解を得ている。

また，膵臓の定位照射などにおいてonline ARTを行うことで，周囲臓器の線量を低減しつつ，腫瘍への処方線量は維持できるという報告もある。このような情報に基づき，online ARTを推奨していこうという認識をスタッフ間で共有している。

なお，新技術の導入を妨げるものとして，新技術リテラシーの低い現場の存在や人材不足が挙げられる。目的意識やメリットを明確にするこ

とで，新技術導入への同意を得られやすくなることから，しっかりと説明していくことが重要である。一方，管理者には，医療者の負担を軽減するための努力も求められる。当院では，タブレット端末で問診を行うためのアプリを開発し，看護師の負担を軽減している。

放射線治療でのAIの活用

われわれは，放射線治療にも積極的に人工知能（AI）を導入しようと考え，放射線治療計画装置にCT画像が転送されると，周囲臓器の輪郭抽出やターゲットの描出が自動で行われるソフトウエアの開発を進めている。本ソフトウエアでは，通常2〜3時間を要する線量分布の作成が数分で可能となる。現状では，医学物理士が作成した線量分布の方が優れているが，AIが数分で作成したものが70点，医学物理士が2時間かけたものが90点であるとすれば，働き方改革などの観点から，前立腺や乳房などの定型的な照射においてはAIを活用するメリットが大きいと考える。また，医療者の負担を軽減することで，より治療が困難な患者に医療を集中させることができれば，将来的には患者のメリットにもつながると思われる。

まとめ

放射線治療においても医療デジタルトランスフォーメーション（DX）を推進するべきである。できない理由を探すのではなく，新技術を積極的に受け入れる姿勢が求められる。

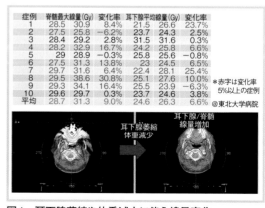

症例	脊髄最大線量（Gy）		変化率	耳下腺平均線量（Gy）		変化率
1	28.5	30.9	8.4%	21.5	26.6	23.7%
2	27.5	25.8	−6.2%	23.7	24.3	2.5%
3	28.4	29.2	2.8%	31.5	31.6	0.3%
4	28.2	32.9	16.7%	24.2	25.8	6.6%
5	29	28.9	−0.3%	25.8	25.6	−0.8%
6	27.5	31.3	13.8%	23	24.5	6.5%
7	29.7	31.6	6.4%	22.4	28.1	25.4%
8	29.5	38.6	30.8%	25.1	27.6	10.0%
9	29.3	34.1	16.4%	25.5	23.9	−6.3%
10	29.6	29.7	0.3%	23.7	24.6	3.8%
平均	28.7	31.3	9.0%	24.6	26.3	6.6%

＊赤字は変化率
5％以上の症例

＠東北大学病院

耳下腺萎縮
体重減少

耳下腺/脊髄
線量増加

図1　耳下腺萎縮や体重減少に伴う線量変化

放射線治療における技術開発と新しい技術の臨床化に必要なもの

本間　経康　東北大学大学院医学系研究科医用画像工学分野

本講演では，演者が開発に携わった動体対策技術の開発の歴史について述べた上で，新技術を臨床化するために求められる技術のうち，「自動化」について展望する。

動体対策技術の開発の歴史

演者が動体対策技術の開発に最初に携わったのは，今から10年以上前のことであるが，当時，東北大学の教授であった髙井良尋先生（現・南東北BNC研究センターセンター長）から言われたのは，「動いている標的に放射線を照射するためには，動きを予測する必要がある」ということであった。この時，研究に用いていたのは，リニアックに透視装置を搭載した装置で，on board imager（OBI）の原型になったシステムである。また，日本では1990年代後半から，北海道大学を中心に画像誘導放射線治療の技術開発が進められていたが，これは，病変近傍に留置した金マーカーを追跡し，あらかじめ決められた位置に病変が移動してくるのを待ち伏せして照射制御するというアイデアであった。こうした背景の中，われわれは，標的病変の動きに合わせて照射位置も変更する正確な追尾照射をボタン1つで可能とする技術の開発を開始した。

動く標的に正確に放射線を照射できるようMLCを制御するためには，動きの計測が必要となる。そこで，X線透視や治療ビームを用いてelectronic portal imaging device（EPID）のような形で標的をイメージングすることとした。また，当初は標的近傍にマーカーを留置して追尾する方法を検討したが，留置するには手間がかかるため，マーカーレストラッキングを考案した。X線透視で標的を描出してリアルタイムに計測するという発想であるが，原画像では画質が不十分であったため，今で言う人工知能（AI）のような技術を活用して画像処理を行うことで鮮明な画像を取得した。

一方，標的位置を把握できても，マルチコリメータ（MLC）を制御して標的をリアルタイムに追従するのは非常に困難である。そこで，われわれは，バリアン社と共同で，肺がんを対象に，主に呼吸性移動の時系列予測技術の開発に取り組んだ。

図1に，当時われわれが開発した技術の概要を示す。まず，病変位置の画像計測を行い，呼吸などに伴う病変の動きを解析して近未来の病変位置を予測し，MLCをリアルタイムに制御してX線ビームを照射する。予測性能については，まだ課題が残されているものの，0.3秒程度の近未来であれば，現時点でもかなり正確な予測が可能となっている（図2）。

新技術の臨床化へ向けた課題と展望

上記の技術は，現状ではすべてを臨床に提供するまでには至っていない。臨床化を実現するためには導入のハードルを下げる必要があるが，そのためには「自動化」が重要であると考える。

動いている標的に対して正確にターゲティングするには制御工学が有効である。そのキーワードの一つである「フィードバック制御」とは，正確に行われているかどうかを顧みることを意味する。放射線治療においては，線量分布計算の結果が不十分であれば線量分布形状を改善するが，この改善する部分がフィードバックということになる。また，動体対策技術においては，セットアップの段階で画像を撮影し，位置合わせを行う。この位置合わせも，正確性を担保するという意味ではフィードバックになる。位置合わせ後は治療計画どおりに照射するが，正確に照射できているかをモニタリングする手段として，われわれが採用した透視や，セットアップの段階ではCBCTなどもフィードバックとして使用可能である。このように，フラクション（照射）ごとにフィードバックを行っていく場合，標的に対し実際にどのように照射されているかまでは正確に把握することができない。一方，適応放射線治療は，どのように照射され

ているかを考慮して計画し直すため，「実際にどのように照射されたか」に基づくフィードバックが行われていると言える。

ただし，適応放射線治療では，フラクションとフラクションの間（inter-fraction）については考慮できているものの，各フラクションの中（照射中：intra-fraction）で同様のフィードバックを行うのは，技術的にかなり難しい。また，一部のプロセスにおいては，医療者の負担軽減のため自動化技術の導入が求められる。そこで，われわれは次のステップとして，intra-fractionの部分を自動化し，正確な照射を行うための技術開発に取り組んでいる。それにはreplanning（adaptive）の技術も必要である。AIを応用することで，きわめて高速な計算が可能となっているため，intra-fractionでの補正を，人手をかけることなく簡便に行えるようになりつつある。

まとめ

放射線治療においてはこれまで，画像技術の著しい進展やAI技術の台頭により，主に画像誘導と照射制御において有効な技術が開発されてきた。これらの技術を今後，臨床で応用するためには，さらなる自動化とAI技術の有効活用が求められる。

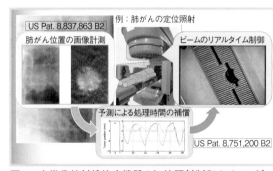

図1　次世代放射線治療機器の知的照射制御のイメージ

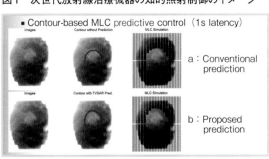

図2　従来法（a）と近未来予測に基づくMLC制御（b）

TrueBeam 医療用リニアック：医療機器承認番号 22300BZX00265000
放射線治療計画用ソフトウエア Eclipse：医療機器承認番号 22900BZX00265000

京都大学における RapidArc 15年の歴史と，今後の高精度放射線治療のあり方について

座長：**永田　靖**　中国労災病院放射線治療科

京都大学における RapidArc 15年の歴史と，今後の高精度放射線治療のあり方について ──物理・技術編

中村　光宏　京都大学大学院医学研究科人間健康科学系専攻

京都大学における「RapidArc」〔バリアン社の強度変調回転放射線治療（VMAT）〕導入15年の歴史と今後の高精度放射線治療のあり方について，物理・技術的な側面から述べる。

RapidArcの臨床導入に向けた検証

固定多門の強度変調放射線治療（IMRT）とRapidArcの特徴を比較すると，固定多門IMRTではガントリは固定，マルチリーフコリメータ（MLC）は一方向に駆動，線量率は固定であるのに対し，RapidArcではガントリは回転，MLCは往復駆動，線量率は可変する。また，線量率よりもガントリ回転速度の優先度が高く，なるべく最速を維持するが，速度が低下すると線量率が最大となる仕組みとなっている。

当院では，2009年の「CLINAC iX」の導入に伴いRapidArcを開始した。RapidArcの臨床導入に当たっては，上記の特徴から，ガントリ回転中のMLCの位置精度や，ガントリ回転速度および線量率が可変であることに伴う出力精度に懸念があった。そこで，VMATの精度検証に関する文献[1]を参考にコミッショニングを行った。その結果，MLCの位置精度は0.5mm程度で制御されており，米国医学物理学会（AAPM）タスクグループ（TG）のTG-142レポートに記載されている許容値（1mm未満）を十分に下回っていた。出力精度も，各領域において濃度値が安定していることが確認できた。

なお，頭頸部の固定多門IMRTでは，門数は7門を基本としていたが，当時はlarge fieldでの照射ができなかったためMLCが複数分割され，ある頭頸部がん症例では実際には10〜11門となっていた。また，monitor unit（MU）値は約1700，照射時間は約10分であった。一方，RapidArcでは，同一症例に対して門数は1門，MU値は約500，照射時間は2分以内となり，スループットが向上した。

RapidArcでの1例目は脳腫瘍症例であったが，患者QAはアキシャル，コロナル，サジタルの3断面のデータを取り，その線量分布を比較したところ，良好に一致していた。また，絶対線量も1%以内で一致していた。

呼吸同期RapidArcの検証

2015年には「TrueBeam STx」を導入し，呼吸同期RapidArcを開始した。呼吸同期RapidArcでは，ビームの照射が止まっている時に，ガントリの位置がわずかに戻るような動き（ノッキング）があり，線量が担保されているかを確認するため，呼吸同期幅別の線量検証を行った。

呼吸同期幅（静止，100%，50%，30%），照射時間，呼吸同期幅内で進む角度，呼吸同期幅内の残余移動量，静止状態に対するγパス率（TH：30%，3% / 3mm）について評価したところ，呼吸同期幅を絞るほど線量分布の一致度は上がるが，照射時間が延長した。次に，ノッキングの影響について，呼吸同期幅を変えながら照射し検討したところ，呼吸同期幅50%および30%の静止状態に対するγパス率（TH：10%，1%相対線量）は静止時（呼吸同期幅100%，ノッキングなし）とほぼ100%一致していた。一方，呼吸同期幅を絞るほど照射時間は延長した。これらの結果を踏まえ，当院における呼吸同期幅は50〜30%とした。

呼吸同期RapidArcは，肺がんの定位照射のほか，多発脳転移に対してきわめて有効である。図1は実際の症例であるが，4つの病変それぞれにアイソセンタを設定すると16門照射になるのに対し，シングルアイソセンタのRapidArcでは3arcですみ，線量分布も良好である。

一方，シングルアイソセンタのRapidArcは，最適化パラメータの設定を手動で行うため，計画者の経験に依存する。しかし，放射線治療計画装置「Eclipse」のv13.5からknowledgeベースプランニング「RapidPlan」が搭載されたことで，特に頭頸部がんや膵がん，直腸がんなどでは経験に依存しない治療計画の作成が可能となり，作成に要する時間も大幅に削減された。また，Eclipse v15.5では，最適化を支援する「Multi Criteria Optimization」などの機能が追加されたほか，GPUによる線量計算の高速化，RapidPlanの機能強化などが図られた。さらに，Eclipse v16.1では，GPUを用いてRapidArcの最適化計算が可能となったことで，スループットが格段に向上している。図2はバージョンアップ前後の線量分布の比較であるが，線量体積ヒストグラム（DVH）や線量分布もほぼ一致している。

まとめ

RapidArcを臨床導入したことでスループットが大幅に向上し，また，Eclipseの性能向上により線量分布計算に伴う待機時間が大幅に減少した。今後，Eclipseでは，集合知による機能拡充に期待したい。

●参考文献
1）Ling, C.C., et al., *Int. J. Radiat. Oncol. Biol. Phys.*, 72 (2)：575-581, 2008.

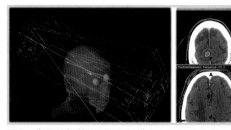

図1　多発脳転移症例のシングルアイソセンタ RapidArc

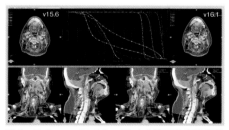

図2　Eclipse v15.6とv16.1の線量分布の比較

京都大学における RapidArc 15 年の歴史を振り返って

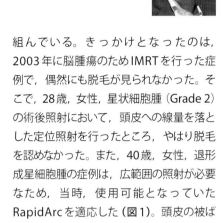

溝脇　尚志　京都大学大学院医学研究科放射線腫瘍学・画像応用治療学

本講演では，京都大学における RapidArc の歴史や技術的な特徴などを述べた上で，RapidArc を活用した当大学での取り組みについて報告する。

導入初期の RapidArc の状況

RapidArc（VMAT）は，欧米では 2008 年から臨床使用が開始され，当大学では 2009 年 1 月の CLINAC iX 導入に伴い，on board imager（OBI）と RapidArc の機能が追加された。同年 10 月には，第 1 例目として原発性の悪性脳腫瘍（glioma）の治療を行った。当時は放射線治療計画に時間を要したものの，MU 値が固定多門 IMRT の約半分となり，スループットが向上した。また，患者 QA においても，線量分布や絶対線量が固定多門 IMRT と良好に一致していた。

2010 年 12 月には，京都大学など RapidArc 導入 4 施設による「第 1 回 RapidArc コンソーシアム」が開催された。その際に確認された RapidArc の課題や利点を要約すると，①各種ソフトウエアは未成熟でハードウエアのスペックも不十分，②MU 値と照射時間は固定多門 IMRT と比較し大幅に短縮，③線量分布は固定多門 IMRT と同等，④放射線治療計画が大幅に延長するため，計画者の負担が大きい，ということであった。なお，②については，MU 値が高く被ばくの多い固定多門 IMRT では適応とならなかった小児や若年者にも，MU 値の低い RapidArc は適応可能となること，治療時間が短縮することでスループットが向上し，患者の負担が軽減することが利点と考えられた。また，①および④については，最適化プログラムが未成熟であるため結果に再現性がないこと，PTV 外領域への意図せぬ線量投与を認めた例が確認されたこと，なども課題であった。

現在の RapidArc の特徴

演者が考える現在の RapidArc の特徴を挙げると，①照射時間，MU 値の大幅な短縮・低減，②線量分布は固定多門 IMRT と同等以上，③最適化時間が大幅に短縮しており，難しいプランは固定多門 IMRT よりも短時間で立案可能，④設定した線量制約を満たす

DVH となるプランを比較的容易に実現（設定に無理がない場合），となっており，RapidArc はこの 15 年で進化していることがうかがえる。ただし，④については，違和感のある DVH となる例もあるため，作成された線量分布を注意深く見ていく必要がある。

また，RapidArc と画像誘導放射線治療（IGRT）は非常に良い組み合わせである。「前立腺癌に対する IMRT / IGRT 併用寡分割照射法の第Ⅱ相臨床試験」（加賀美班）では，低・中リスクもしくは高リスクで危険因子が 1 つのみの症例を対象に，IMRT ＋ IGRT による寡分割法（70Gy / 28 分割）での治療後，経過観察期間中央値 5.16 年のデータを 2021 年の米国放射線腫瘍学会で報告しているが，急性，遅発性ともに Grade 3 以上の有害事象は認めず，Grade 2 も 5％程度とのことであった。本試験の登録は 2012 年と RapidArc の臨床導入直後であり，症例の多くは固定多門 IMRT で治療されているものと思われるが，高リスク症例においても治療後 5 年の PSA 制御率が 94％もあった。前立腺がんにおいては，非侵襲的な IMRT ＋ IGRT できわめて安全に良好な成績を実現可能であることが証明されたと言える。

さらに，RapidArc を用いることで治療時間が短縮すれば，臓器移動対策にもなり，治療精度が改善すると考えられる。当大学における中リスク前立腺がんに対する IGRT について，中央値 8 年の成績を検討したところ，non-prostate-based IGRT 群では PSA 無再発率が徐々に低下し 10 年制御率は 86％であるが，prostate-based IGRT 群では 95％であった。また，有害事象も Grade 2 が約 3.5％，Grade 3 はわずか約 0.9％であった。本検討でも RapidArc を用いたのは一部の患者のみであるため，今後は治療成績のさらなる改善が期待される。

原発性脳腫瘍に対する永久脱毛防止照射

当大学では以前より，IMRT / RapidArc による原発性脳腫瘍に対する永久脱毛防止照射に取り

組んでいる。きっかけとなったのは，2003 年に脳腫瘍のため IMRT を行った症例で，偶然にも脱毛が見られなかった。そこで，28 歳，女性，星状細胞腫（Grade 2）の術後照射において，頭皮への線量を落とした定位照射を行ったところ，やはり脱毛を認めなかった。また，40 歳，女性，退形成星細胞腫の症例は，広範囲の照射が必要なため，当時，使用可能となっていた RapidArc を適応した（図 1）。頭皮の被ばくを抑えつつも良好な線量分布が得られ，治療 6 か月後には完全な発毛を認めた。以後，当大学では，原発性脳腫瘍の全症例に対し，永久脱毛防止照射を実施している。

その後，RapidArc のプログラムが大幅に改善されたため，11 歳，女児，胎児性がんの症例に 36Gy の全脳照射を実施したところ，約 1 年でほぼ完全な発毛を認めた[1]。以後，当大学では小児の全脳照射においても永久脱毛防止照射が標準となっている。

なお，永久脱毛防止照射の線量について部位ごとに解析した結果を論文にて報告しているので，参照されたい[2]。

まとめ

RapidArc（VMAT）は，今や IMRT の標準技法であり，物理の限度内でかなり自由に線量分布調整が可能である。一方，今後は，疾患や症例ごとの適切な線量分布について，考察を深めていく必要があると考える。

●参考文献
1) Iwai, A., et al., *Pediatr. Blood Cancer*, 64（8）: doi: 10.1002/pbc.26434, 2017.
2) Torizuka, D., et al., *Int. J. Radiat. Oncol. Biol. Phys.*, 116（4）: 889-893, 2023.

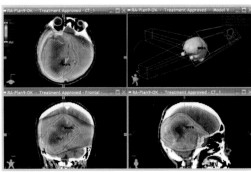

図 1　RapidArc による永久脱毛防止照射の一例

CLINAC iX 医療用リニアック：医療機器製造販売承認番号：20400BZG0005500
TrueBeam 医療用リニアック：医療機器製造販売承認番号：22300BZX00265000
Halcyon 医療用リニアック：医療機器製造販売承認番号：22900BZX00367000
放射線治療計画用ソフトウェア Eclipse：医療機器製造販売承認番号：22900BZX00265000

Zio Vision
画像の本質を診る

明日からの気管支鏡検査に役立つ枝読みセミナー
～ワークステーションREVORASを用いた実践的ハンズオン

第46回日本呼吸器内視鏡学会学術集会が，2023年6月29日（木），30日（金）にパシフィコ横浜（神奈川県横浜市）で開催された。学会共催のブースセミナー1「明日からの気管支鏡検査に役立つ枝読みセミナー」（ザイオソフト株式会社 / アミン株式会社）では，三宅浩太郎氏（大阪大学大学院医学系研究科）と井上貴子氏（大阪国際がんセンター）を講師として，「ワークステーションREVORASを用いた実践的ハンズオン」が開催された。

REPORT REVORASの気管支ナビゲーションを操作する，実践的な"枝読み"ハンズオンを開催

今回のブースセミナーは，気管支鏡検査の前に必要となる気管支分岐の把握（枝読み）について，ザイオソフトの最新の医用画像ワークステーション（WS）「REVORAS」を用いた実践的なテクニックを提供するものだ。当日は，会場に約20台のPCを設置し，参加者は気管支解析やオブリーク法を用いた枝読みについて，REVORASを操作しながらスタッフによるサポートを受けつつ進められた。ブースセミナーには事前登録を含めて多くの来場者が参加した。

より詳細な気管支の枝読みを可能にするオブリーク法を開発

ハンズオンセミナーで講師を務めた三宅氏らは，仮想気管支鏡ナビゲーションシステム（VBN）がなくてもCT画像を用いて，同様な気管支解析が可能な方法としてオブリーク法を開発し，その普及に取り組んできた。細く複雑な気管支に対して標的まで正確に気管支鏡を進めるためには，CT画像データを用いて標的までのルートを把握する「枝読み」が重要となる。CT画像での枝読みには，一般的にアキシャル断面が用いられるが，これは解析に集中力を必要とするわりに，時間がかかり間違いも多いとされている。オブリーク法は，CT画像がボリュームデータであることを生かし，オブリーク（斜め）断面を用いて気管支の走行に合わせたMPRを表示する。CTのアキシャル断面における枝読みと似た方法だが，実際の気管支鏡の視野と同じような画

像を表示できる手法である。オブリーク法で表示された分岐の方向・形・角度は仮想気管支鏡画像に類似しており，気管支鏡検査に必要な「どちらの気管支に進めばよいか」を把握しやすい点が優れている。これによって，高価なVBNがなくても，CTのアキシャル断面のように集中力と時間をかけずに気管支の枝読みが可能になる。

オブリーク法は，もともと一般的なDICOMビューワで枝読みが可能な方法として開発されたが，ある程度の経験と習熟が必要で，大きく広がるまでには至らなかった。そこで2016年からザイオソフトと共同で同社のWSである「Ziostation2」へ搭載するプロジェクトがスタートし，2018年に気管支ナビゲーションとして実装された。REVORASではその機能を引き継ぎ，さらに機能向上が図られている。

自動抽出とオブリーク法を採用した「気管支ナビゲーション」

ハンズオンセミナーでは，最初にザイオソフトからREVORASと，REVORASに搭載された「気管支ナビゲーション」についての説明があった。

気管支ナビゲーションの特徴は，直感的な操作でターゲット（標的の腫瘍）までのナビゲーション画像を短時間で作成できることだ。胸部CTデータから気管支を自動抽出し，画面上でターゲットを指定するだけで気管支ルートを自動作成する。高度な自動抽出に加えて，手動

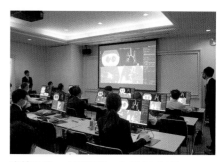

実機を使った実践的ハンズオンには20名以上が参加

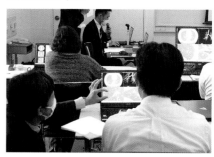

ザイオソフト / アミンのスタッフによるサポートを受けながらREVORASでの枝読みにチャレンジ

での枝読みにはオブリーク法を用いた気管支の確認方法が取り入れられており，オブリーク断面を使ってルート上の気管支や分岐を確認することができる。また，ルート観察ステージでは，X線透視画像に近い表示方法であるSUM画像上に選択したルートを表示して，仮想気管支鏡画像で気管支内腔を参照しながら，ターゲットまでの分岐を確認できる。

REVORASでは，そのほかに胸部領域のアプリケーションとして，肺切除プランニングに特化した「肺切除解析」，肺気腫などの低吸収領域のボリュームを

100 INNERVISION (38・9) 2023

〈0913-8919/23/￥300/論文/JCOPY〉

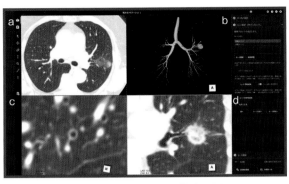

図1　気管支ナビゲーションのルート指定画面
a：アキシャル断面　b：自動抽出された気管支樹
c：ルート直交断面（輪切り表示）
d：ルート長軸断面（縦切り表示）

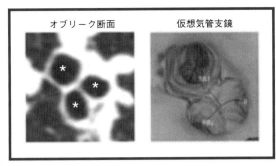

図2　オブリーク断面の使いどころ：描いたルートを「見るとき」
気管支を適切な角度で輪切りにすることで仮想気管支鏡画像と同じような断面が得られる。

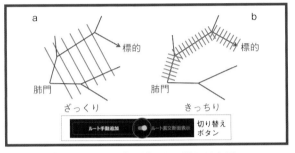

図3　オブリーク断面の使いどころ：輪切り表示
ざっくりと全体像を把握できるMPR像と、きっちり気管支の断面を表示できるルート直交断面表示を切り替えることで標的までの正しいルートを選択して分岐を詳細に確認できる。

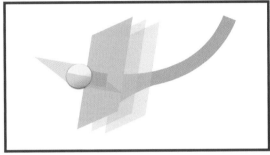

図4　オブリーク断面の使いどころ：縦切り表示
輪切り表示の参照線の矢印を回転させることで気管支の縦切り断面を表示して走行や細かい分岐の有無を確認する。

測定する「肺野解析」, 気管支壁の肥厚や径を計測する「気管支解析」などをラインアップしている。

オブリーク断面を自由に操作し気管支分岐を詳細に確認

続いて三宅氏が, CT画像を用いた詳細な枝読みの重要性と, REVORASの気管支ナビゲーションのオブリーク法の考え方について概説した。三宅氏は,「今現在, 気管支鏡は末梢まで行けないかもしれないが, それでも末梢気管支まででいねいに読み取ることが大切だ」と述べ, VBNやWSの自動解析だけでなく, CT画像からていねいに気管支の走行や分岐を確認する枝読みの重要性を解説した。続いて, 実際の気管支解析と枝読みのハンズオンがスタートした。参加者は講師の説明を聞きながら, REVORASを操作してオブリーク法を用いた気管支の枝読みを体験した。

〈実症例を用いたハンズオン（図1〜4）〉
症例は, 症例1「左上葉の末梢型病変」, 症例2「右下葉の末梢型病変（複数）」の2例が用意された。
症例1では, REVORASでの操作を

含めて基本的なターゲットまでのルートの描出や, 手描きによる修正方法などを解説した。REVORASの気管支ナビゲーションでは, 気管支や腫瘍, またターゲット（腫瘍）までのルートを自動抽出することができる。自動抽出されたルートに対して, さらに詳細に枝読みを行うためオブリーク法を用いるが, その際, 最初に画像全体のMPRでざっくり気管支の全体像を把握し, 標的に向かうルートを決定したあと, さらにその気管支ルートに対して直交するオブリーク断面を表示して気管支の短軸像を確認する。オブリーク法を用いると, 気管支の連続性を直感的に確認することができ, 仮想気管支鏡画像に類似した分岐の方向・形・角度で気管支を観察できる。ハンズオンでは, ルート観察時に気管支がよりきれいに表示されるためのコツなども紹介されたほか, ターゲットまでのルートを修正する時の手順や, 気管支ナビゲーションのレポート機能の有用性なども紹介した。

症例2「右下葉の末梢型病変」では, アドバンスな操作として手動でルートを追加するプロセスを説明した。ここでも, 気管支ルートに直交したオブリーク断面

で気管支の短軸を確認しながら画像を回転させ, 気管支の連続性を確認。オブリーク法を用いることで, アキシャル断面のみの枝読みではとらえにくい, 末梢気管支側の分岐を見つけることができ, 病変に到達するまでの正しいルートを作成することができたケースが紹介された。ルートを確認する際に重要なこととして, 画面を拡大させること, 気管支分岐部に表示されるマークを気管支鏡を進めるべきターゲット側へのルートに移動させることなどを改めて解説した。大阪大学では, 枝読みの際には肺門部に近い方から順番に分岐のシェーマを手描きしたシートを作成し, 実際の気管支鏡の操作の際に使用している。

最後に仮想気管支鏡画像で, 作成されたルートの観察を行った。この症例は三宅氏が側臥位での気管支鏡検査を行い, 小さな分岐までEBUS（超音波気管支鏡）を入れてwithin（病変内まで超音波プローブが到達）したことを紹介した。三宅氏は, REVORASを用いた事前の確認でより末梢の枝まで読めているからこそ, 自信を持ってEBUSで到達することができたと述べた。

まとめ

最後に井上氏がまとめとして,「昨今がん遺伝子検査が進展する中で, 生検には質と同時に量が求められるようになってきている。そのため, 気管支鏡検査はより速く, 確実に病変に到達することが必要で, REVORASのようなナビゲーションシステムのさらなる発展に期待したい」と述べてハンズオンは終了した。

スマートな気管支の手描きのために
設計された REVORAS の気管支ナビゲーション

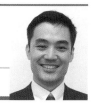

三宅浩太郎 大阪大学大学院医学系研究科呼吸器・免疫内科学

汎用ビューワでの枝読みを可能にするオブリーク法

肺がんの多くが肺の奥深くに発症する末梢型肺がんである。肺野末梢型病変に対する生検は，肺がんの診断を確定するために不可欠であり，本邦では気管支鏡を用いた検査が行われている。細く複雑な気管支に対して標的まで正確に気管支鏡を進めるためには，CT画像データを用いて標的までの道筋（ルート）を把握する枝読みが重要となる。CTでの枝読みには，以前からアキシャル断面が用いられており，現在でも主流である。しかし，アキシャル断面での枝読みは，「Mental analysis」と呼ばれ，時間と手間がかかる作業である[1]。それをシステム化したのが，仮想気管支ナビゲーションシステム（VBN）である。VBNでは，CT画像データを基に気管支の抽出処理を行うと同時に，実際の気管支鏡の視野に似た画像（仮想気管支鏡画像）が得られる。これによって，より簡便に気管支の走行とルートの確認が可能になった。

一方で，高価なVBNは導入のハードルが高いことから，汎用的なWSを使った方法として2011年にわれわれが開発したのがオブリーク法である。CT画像のオブリーク（斜め）断面で気管支に直交する断面を出し，気管支の走行を追いかけながら仮想気管支鏡画像に似た画像（VB-like image）で，気管支鏡検査をサポートする方法である。われわれは，学会発表や講演会，マニュアル作成，ハンズオンセミナーなどを行ってオブリーク法の拡大に努めてきたが，残念ながら普及するまでには至らなかった。2016年からザイオソフト社と協力して，同社のWSである「Ziostation2」にオブリーク法を採用した気管支解析ソフトウエアを開発するプロジェクトを進めた。2018年にはZiostation2に気管支ナビゲーションとして実装され，2022年に発売された

REVORASに機能を向上して搭載された。REVORASでは，気管支の自動抽出の精度が向上している。CTデータを読み込むだけで末梢の気管支まで自動で抽出され，Ziostation2と比較してもより抽出精度が向上した。

「気管支ナビゲーション」と手描きの重要性

ここで，改めて気管支の手描きの重要性について述べる。「気管支鏡は末梢まで行かないのだから，細かい枝読みは必要ないのではないか」という意見もあるが，それでも末梢気管支までていねいに読み取ることは重要である。例えば，bronchus signが陽性（＋）の標的の場合，手描きの枝読みであれば標的を経路終点としたルートを描くことができる（図5）。一方で，ナビゲーションソフトの自動解析では，標的直前の気管支が認識できずに手前に経路終点を置いたり，ともすると標的には近いが不適切な位置に経路終点を設定してしまう例が約3割で起こっている[2]。気管支鏡が到達できないとしても，末梢の気管支まで走行を確認した上で経路を考えるからこそ，真に標的に至る経路が把握できると考える。そのためにも，ナビゲーションソフトだけでなく，手描きによる枝読みが重要となる。

オブリーク断面を使った枝読みの方法

枝読みのためのオブリーク法は，決まった角度ではなく自由な断面として斜めの断面を使用する。汎用のDICOMビューワでも操作できる利点がある一方で，操作が複雑で習得が難しい，術者の技量によって再現性が低いなどの問題があった。これがREVORASの気管支ナビゲーションでは，シンプルな操作で精密な枝読みが可能になった。REVORASの解析画面では，4分割された上段にアキシャル画像と自動抽出された気管支樹，下

段にオブリーク断面の「輪切り」と「縦切り」が表示される（図1）。

REVORASの気管支ナビゲーションでのオブリーク断面の「使いどころ」を解説する。1つは描いたルートを「見るとき」である（図2）。オブリーク断面のルート観察では，断面の角度を調整することで仮想気管支鏡画像とほぼ同じ情報を提供できる。しかし，VBNでは抽出できた枝しか表示できないが，オブリーク断面はCT画像そのものであり，CTが検出できた気管支はすべて表示できると考えられ，漏れのない分岐の確認が可能になる。

もう1つの使いどころは，気管支を「描くとき」である。オブリーク断面で気管支を手描きする際には，図1cの輪切り画面で「ざっくり」表示（図3a）と，「きっちり」表示（図3b）を使い分ける。ざっくり表示で気管支走行の全体像を把握し，きっちり表示に切り替え，ルート直交断面で経路に沿って枝の方向や分岐を詳細に確認する。また，気管支の走行や分岐を確認する際に使用するのが，図1dの「縦切り表示」である。図1cの輪切り画面に表示された矢印を回転させることで，縦切り画面の断面を自由に変更（角度を調整）することができ，細かい分岐の観察が可能になる（図4）。

●参考文献
1) Gibbs, J.D., et al., *Comput. Biol. Med.*, 39 (3) : 266-279, 2009.
2) Miyake, K., et al., *J. Bronchology Interv. Pulmonol.*, 25 (4) : 305-314, 2018.

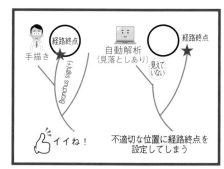

図5 細かい "CT枝読み" は大切[2]

〈0913-8919/23/￥300/論文/JCOPY〉

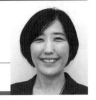

解説2 質と量が求められる時代に必要な速く正確な
気管支鏡検査を支えるナビゲーションシステム

井上　貴子　大阪国際がんセンター呼吸器内科

真に標的に至るルートを得るための手描きの重要性

ハンズオンセミナーでは，実際にREVORASでオブリーク法の輪切り断面と縦切り断面を操作して，ルートとなる気管支を選択し，断面を回転させることで縦切りにした気管支を描出してもらった。オブリーク法では，気管支の直交輪切り断面と縦切り断面をしっかりと描出することで，気管支走行の真実が追究できると考えている。初期のVBNは，自動で気管支を抽出してルート観察を可能にしたが，呼吸器内科医が求めるレベルまでには到達しておらず，手描きによる枝読みは不可欠だった。REVORASでは，ナビゲーションの精度に優れると同時に，オブリーク法を採用した手描きの機能を搭載することで，気管支鏡検査の成否を分ける最後の分岐まで描出できることに意味があると言える。

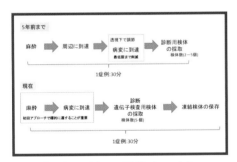

図6　「病変に到達して診断がついたら終わり」ではない時代

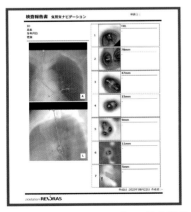

図7　REVORASのレポート抽出機能で作成したナビゲーション報告書

質と量を求められる気管支鏡検査に必要なナビゲーション

現在の気管支鏡検査は，検体を採取できればよいという時代ではない（図6）。当初はEGFRやALKだけだった遺伝子検査の種類が増加し，採取する検体にはQuality（質）と同時にQuantity（量）も求められるようになった。その上で気管支鏡検査を行う呼吸器内科医に求められるのは，できるだけ速く，初回のアプローチで標的に到達することである。1症例の検査時間が30分だとして，5年前であればその間に病変に到達して診断用検体の採取を行い，検体数も2～5個でよかった。しかし，現在は病変に到達してから，診断用，遺伝子検査用検体の採取を行い，凍結検体も保存することを考えると，病変に初回アプローチで到達することが求められている。そのような状況の中で，REVORASの気管支ナビゲーションのようなソフトウエアは，確実かつ迅速な気管支鏡検査に貢献すると考えられる。

また，長径が8cmを超えるような巨大腫瘍にはナビゲーションは必要ないのではと言われるが，反対に大きな腫瘍ほどナビゲーションによって最適なルートを選択することが重要である。壊死が少なく，全周性に確実にwithinが得られるルートは意外に限られており，正解ルートは1，2本しかないことがよくある。巨大な腫瘍でもCTのオブリーク断面を使うことで，超音波内視鏡とほぼ同じ断面を予測することができる。その意味でも，REVORASのオブリーク断面を使用したナビゲーションは重要だと考えられる。

そのほかに，気管支鏡検査前にナビゲーションで確認しておくべき点として，流入気管支とターゲットとの位置関係，最終分岐からの距離などが挙げられる。最終分岐からの距離は，使用する気管支鏡やデバイスの選択のためにも重要である。さらに，ルートから外れた時，失敗

した時のためにどのように外れるかを予測しておくことも大切である。特に経験の浅い医師をサポートする際に，どの分岐を間違えるとどの方向に外れるか，あらかじめわかっていれば手技中にも指摘が容易になる。気管支ナビゲーションによる枝読みは教育的にも有効だと考えられる。

術者間の情報共有も可能なレポート抽出機能

REVORASの気管支ナビゲーションに搭載されたレポート抽出機能では，ルート解析で抽出された分岐について，透視像（SUM画像）と共に気管支番号，分岐間の距離や角度などの情報が表示されたナビゲーションの報告書が作成できる（図7）。ハンズオンでも紹介したように，気管支の分岐部分を肺門部側から順番に専用の用紙に書き込むことは，術者として気管支鏡検査を行う際に分岐を把握するために有用である。しかし，上級医と経験の浅い若い医師が気管支の走行を共有しながら手技を進めるためには，客観的な情報としてREVORASのレポートが役に立つ。若い医師に対して，今気管支の何番の枝にいるかを明示しながら指摘ができる。特にREVORASのレポートでは，外れ分岐（腫瘍に向かわない間違った分岐）が黄色いラインで表示されており，間違った際にもレポートを見ながら何番の分岐まで戻ってやり直すなどの指示がしやすくなる。手技中には患者の呼吸によって分岐が移動することが多く，PC画面で回転させるよりも紙に出力されたレポートが活用できる場面は多いと考えられる。

また，このレポートでは，分岐ごとの透視像をあらかじめ確認できるので，手技の際に気管支鏡をどのように扱えば，より速くターゲットに到達できるかを想像でき，手技前の確認ツールとしても有用である。

限られた医療資源で質の高い
医療を提供するため、PACS/RISを
ベースに診療情報の活用に取り組む

2病院一体運営のための名寄せ機能やレポート既読
管理システムを活用して医療安全や情報共有を最適化

北見赤十字病院

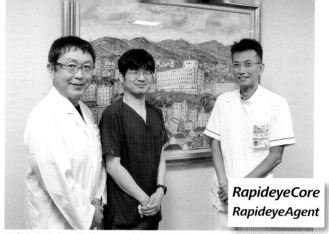

RapideyeCore
RapideyeAgent

▲左から長島正直 技師長、上林 実 副院長、中島 勲 課長

北海道北見市の北見赤十字病院（荒川穣二院長、病床数532床）は、オホーツク三次医療圏の中核を担う医療機関である。隣接する北海道立北見病院の指定管理者として2病院の一体運営を行っているのも特徴だ。同院では、2021年12月にキヤノンメディカルシステムズのPACS「RapideyeCore」、RIS「RapideyeAgent」が稼働した。2病院間の情報連携のみならず、PACS/RISを中心に医療安全や業務の効率化などへのシステムの活用を進めている。限られた医療資源の中で、人の力を最大限に生かすためのシステム構築について、上林 実副院長、診療放射線科の長島正直技師長、中島 勲課長に取材した。

広大なオホーツク医療圏を
カバーする急性期病院

　オホーツク医療圏は、「北網」「遠紋」の二次医療圏からなる三次医療圏で、人口約27万人、面積は新潟県と同程度である。北見赤十字病院（以下、北見日赤）は、同医療圏の地方センター病院であり、3次救命救急センターを有し、地域がん診療連携拠点病院として高度医療を提供する。放射線診療については、CT2台、MRI2台（3T、1.5T）、血管撮影装置2台、PET-CT、放射線治療装置などをそろえ、放射線科の医師は丁子 清部長以下常勤診断医3名、治療医2名、診療放射線技師は33名となっている。

　同院の課題は、少子高齢化による医師や医療スタッフなどの働き手不足。厚生労働省の二次医療圏の医師偏在指標では、北網135、遠紋115と全国平均（238.3）を大きく下回る。一方で、高齢化や人口減少は進むものの、2035年までは入院患者が増加すると見込まれており、限られた医療資源を活用して効率的で質の高い医療を提供するための体制づくりが求められている。同

院では、2018年から隣接する北海道立北見病院（以下、道立北見）の指定管理者として2病院の一体運営を行っている。道立北見は、循環器・呼吸器領域の専門的診療を提供し、心臓血管外科がある圏域唯一の医療機関である。上林副院長は、「当院の役割は、オホーツク三次医療圏の最後の砦として、2病院が一体となって高度な急性期医療を提供していくことです」と述べる。

患者IDの異なる2病院を統合的に
管理するPACSを導入

　PACS/RISの更新に当たっても、2病院の一体運営が効率的に行えるシステムが前提となった。PACSの更新について中島課長は、「2病院の電子カルテシステムや画像情報システムは、ベンダーの異なる別々のシステムが稼働していました。2024年には電子カルテシステムの更新に併せて、両病院の電子カルテと患者IDを統合する予定ですが、それまで患者IDの異なる2病院の画像情報を統合的に運用できるシステムが前提となりました」と述べる。両病院の建物は渡り廊下で連結されているが、医療法上は別施設となり紹介扱いとなって手続きが煩雑となっていた。また、心臓血管外科など道立北見にしかない診療科もあり、2病院での診療について上林副院長は、「救急は北見日赤で受け入れるので、検査の結果、道立北見

で緊急手術が必要になった場合に、患者は渡り廊下で搬送しますが、検査データはDVDなどの媒体に保存してやりとりする必要がありました。ID統合までの期間を含めて、2つの病院の画像情報の迅速でシームレスな参照や共有が可能な方法を提案してくれたのがキヤノンメディカルシステムズでした」と説明する（**図1**）。

　PACS/RISの更新は、最初に北見日赤のシステムを更新し、順次、道立北見のPACS/RISを他社製からRapideyeCore/RapideyeAgentに入れ替え、動画サーバも更新した。両病院の画像データの連携はゲートウェイサーバを介することで、他社製のPACSの画像情報の参照も可能にした。RapideyeCoreでは、患者IDの異なる施設間の検査データをIDを紐付けて同一患者として管理する「名寄せ機能」を提供している。名寄せアプリで名前や生年月日などから検索し、対象患者をピックアップして名寄せ登録することで、同一患者として管理を可能にする仕組みだ。これによって、違う施設での画像でも参照時には1つのビューワ上で比較読影が可能になる（**図2**）。

システムをベースにインシデントを
防ぐ機能を開発

　PACSの更新に当たって、同院が重視したのが、システム化による医療安全の向上や業務の効率化の機能だ。長島技師長は、「医療スタッフの充足率が低い中で、いかに効率良く業務を行い、良質な結果を得られるかを考えて運用してきました」と説明する。上林副院長は、「職種間のタスクシフトは進められていますが、働き手が不足している以

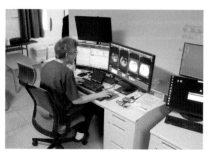

3名の放射線診断医が読影を担当

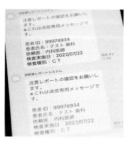

既読管理システムと
LINE WORKSを連携して
確認メッセージを送信

〈0913-8919/23/¥300/論文/JCOPY〉

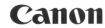

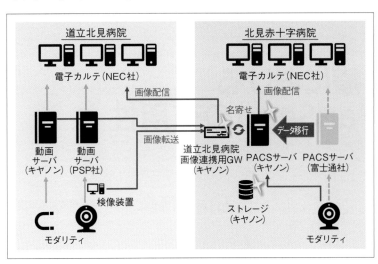

図1　RapideyeCoreによる2病院の画像連携システム概要図

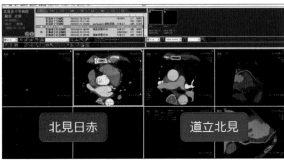

図2　RapideyeCoreのビューワでの2病院の画像情報の参照

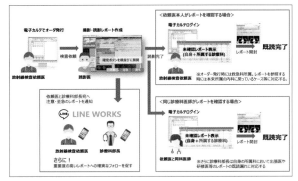

図3　レポート既読管理システムのフロー

上、人から人へのタスクシフトには限界があります。今後はいかにシステム化して、医療スタッフの判断や行動をサポートしていくかが重要です」と言う。

同院では、キヤノンメディカルシステムズのPACSの機能をベースに、全病院的な医療安全のためのシステム構築を進めている。そのきっかけとなったのが、RapideyeAgentの「インシデントチェッカー」だ。インシデントチェッカーは、画像検査の対象となる患者について、同意書の有無、アレルギーや禁忌薬などの情報を電子カルテなど院内の情報システムから収集し一覧表示することで、インシデントを抑制し安全な検査を支援する。長島技師長は、「画像検査前に必要な確認項目を集約し表示するシステムで、医療安全のためにも、また、業務効率化にも役立つ機能だと評価しました」と述べる。現在は、対象を病院全体に広げ同社の医療情報統合ビューワである「Abierto Cockpit」での開発を進めている。Abierto Cockpitは、患者の検査や治療の情報を時系列で統合し、職種や診療シーンによって最適な情報を表示する統合ビューワだ。長島技師長は、「これを利用して放射線検査だけでなく診療科や職種ごとに必要な情報を抽出し、情報共有やインシデントの防止に利用できるシステムを検討しています」と述べる。上林副院長は、「電子カルテ内にはさまざまな情報が記録されてはいますが、それを人が収集するには時間がかかります。これをシステムを使って、必要な時に、手間なく、見やすく提供できるようにすることで、より安全で質の高い診療が可能になることを期待しています」と述べる。

既読管理システムと LINE WORKS を連携

同院では、また、RapideyeCoreの「既読管理システム」とビジネスチャットアプリである「LINE WORKS」を連携した医療安全の取り組みも進めている（**図3**）。RapideyeCoreのレポートシステムでは、放射線科で作成した読影レポートを依頼医が確認したかどうか（未読・既読）について、ステータスを管理して所見の見落としを防止する。放射線科医がレポートを確定させる際に所見内容に応じて「通常」「注意」「至急」を選択するが、同院では注意と至急のレポートについては、確定と同時に依頼医と診療部長宛にLINE WORKSのメッセージが自動で送信されるようになっている。上林副院長は、「レポートの未読アラートを電子カルテに出す仕組みはありますが、一歩進めて依頼した医師に直接メッセージで確認を促す運用にしました」と説明する。LINE WORKSは、医師や医療スタッフの連絡や情報共有のツールとして活用している。上林副院長は、「地域連携でもLINE WORKSを活用していますが、スタッフ間の連絡や医師のスケジュール（予定）の共有や患者さんの情報共有がスムーズになり、フラットなやりとりでタスクシェアが可能になっています」と述べる。

地域の課題に共に取り組む "パートナーシップ" が重要

上林副院長は、PACSから始まったキヤノンメディカルシステムズとの連携について、「キヤノンメディカルシステムズからは、当院の事情や地域の課題に向き合った提案をいただけるので大変助かっています。最新の機能が提供されることはもちろん重要ですが、今後のシステム開発では病院と企業の"パートナーシップ"が重要になると感じています」と語る。その上で上林副院長は、「当院が直面する広域の医療連携の必要性や少子高齢化による人材不足といった課題は、近未来の日本全国の医療の姿だと思います。今回のPACS/RISの更新で取り組んだ病院間の画像情報の統合参照や、人の判断や行動をサポートするデータの利活用の仕組みが、全国の病院や医療圏の参考となるようにさらに整備を進めていきたいです」と述べる。

デジタルツールを最大限に活用した同院のさまざまな取り組みが、これからの日本の医療の課題解決の見本となるに違いない。

（2023年7月4日取材）

＊記事内容はご経験や知見による、ご本人のご意見や感想が含まれる場合があります。

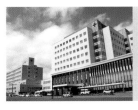

北見赤十字病院
北海道北見市
北6条東2丁目1番地
TEL 0157-24-3115
https://www.kitami.jrc.or.jp

一般的名称：汎用画像診断装置ワークステーション用プログラム
販売名：汎用画像診断ワークステーション用プログラム RapideyeCore SVIW-DVR01
認証番号：227ADBZX00053000

D000106-00

INNERVISION (38・9) 2023　105

No.17 前立腺シード治療における治療計画装置VariSeedの有用性

石山　博條　北里大学病院放射線治療科

はじめに

北里大学病院では2004年から前立腺シード治療を導入し，以来2000例を超える経験を積んでいる。導入当初から数年間は他社の治療計画装置を使用していたが，2007年に現在の「VariSeed」（バリアン社製）に乗り換えた。当時の泌尿器科担当医が米国で，「車に例えればVariSeedはラグジュアリーカーだ」という声を聞いたことに後押しされた形であった。VariSeedは確かに操作性も良好で信頼性が高く，シード治療の世界では当時から主流の装置であり，現在も継続して使用している愛機である。

前立腺シード治療の現状

前立腺がんの放射線治療において小線源治療の有用性は明らかであり，複数のランダム化比較試験で生化学的非再発率に関して外部照射より優れていることが証明されている。特にASCENDEトライアルと呼ばれる，外部照射にシード治療を加えるか加えないかでランダムに比較した研究は，10年まで経過観察期間を延長した結果も公表されており，エビデンスレベルも高い[1]。遡及的な解析であるが，小線源治療を加えることで全生存率が改善するとの報告[2]や，手術と比べても前立腺がん死や遠隔転移発生率において優れているとの報告[3]もある。また，海外からの報告だけでなく国内からの前立腺シード治療のエビデンスも数多く[4,5]，特にJ-POPSという数千人規模の前向き研究で良好な成績が示されていることは，日々の臨床で患者にシード治療を勧めるのに強い後押しとなる。

小線源治療には，使用する線源の線量率によって高線量率組織内照射（HDR）と低線量率組織内照射（LDR）がある。治療成績に大きな違いはないが，LDRは実質1〜2時間で治療が終了できる点でHDRより優れている。日本の場合は，法律の問題で挿入後数日間の入院が必要であるが，海外では日帰り治療も可能である。

VariSeedの有用性

上記のように，シード治療はすでに揺るぎない地位を確立した治療法であるが，それを支える治療計画装置の重要性は論をまたない。まず重要な機能は，1つ1つの線源から照射されるγ線の分布を正確に線量分布図に反映させることであり，米国医学物理学会から公表されている各線源のデータが正確にインプットされている必要がある。新たに発売される線源に関しても，データのアップデートが迅速に行われる必要がある。VariSeedはまず，この点で安心感がある。図1に示すようにユーザー自ら線源データを確認することが可能で，点線源モデルか線線源モデルかを選択することもできる。

良好な操作性も特長であり，大学病院など担当者が頻繁に変わるような環境でも短期間でスムーズに扱えるようになる。一方で，ベテラン放射線科医の細かなこだわりに応える機能も充実しており，辺縁部に刺入するニードルと中心部に刺入するニードルを色分けして認識しやすくしたり，斜めに挿入されたシードの線量分布を正確に反映する機能を持っている。

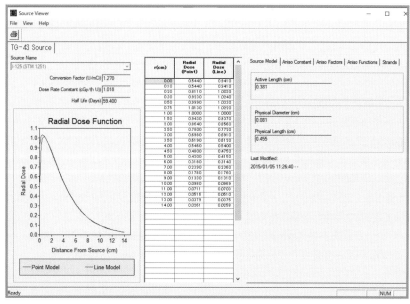

図1　Source Viewerによる線源データの確認

〈0913-8919/23/¥300/論文/JCOPY〉

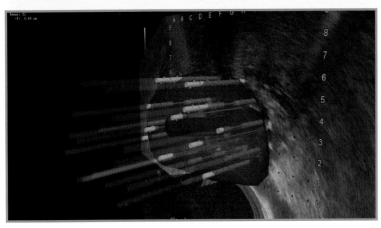

図2　線源挿入後の三次元的な線源配置
超音波画像のスライス位置も重ねて表示できる。

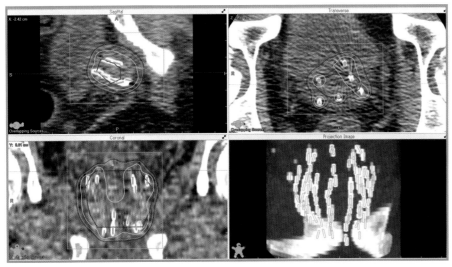

図3　VariSeedでは自動で線源位置を認識し線量分布を作成

おわりに

　2003年に国立病院機構東京医療センターで始まった前立腺シード治療は，これまで国内で約5万400例に適用された標準治療の一つである。しかし，2011年の年間3794例のピークを過ぎてから減少傾向が続き，2021年には2098例とピーク時の半分近くまで落ち込んでいる。

　歴史的に前立腺がんは，新しいモダリティが最初に導入されることの多い疾患であり，ロボット手術や粒子線治療，最近ではMRI一体型放射線治療装置などに患者が移行している可能性が考えられる。さまざまなモダリティが利用可能であることは，患者にとって選択肢が増えるという意味で有益である。ただし，それぞれのモダリティがしっかりしたエビデンスを構築していかなければ，逆に前立腺がん診療のレベル低下につながる危険がある。

　現状のようにさまざまな治療法がある中で患者に選択してもらうには，結局のところ科学的なエビデンスを蓄積していくしかないのであるが，シード治療はその道を進んできたし，これからも同様である。シード治療界のラグジュアリーカーたるVariSeedは，その強力なパートナーとしてお勧めである。

　さらに，以前は1スライスずつ囲んでいた尿道を，矢状断像で速やかに描画できたりといった機能が充実している。当然，三次元的な線源配置も把握しやすい（図2）。

　シード治療で重要な作業の一つに，挿入後のCT画像で最終的な線量分布図を作成し評価する「ポストプラン」があるが，ガイドラインなどで必須事項として挙げられているものの，それなりの業務負担となるため，簡単かつ便利なソフトウエアの存在は欠かせない。

　まず輪郭形成であるが，外部照射のソフトウエアで培われた機能が充実しており，ストレスを感じさせない。MRIなどのほかの画像の重ね合わせも簡単である。また，CT画像上で挿入されたシードを1つ1つ認識する作業も，VariSeedはオートマチックに行ってくれる（図3）。この時，シードが複数個重なって挿入される場合があり，なかなか判別するのに苦心することが多いが，VariSeedは重なっている線源を自動的に認識して操作者に1つ1つ示してくれる機能もあり，助かっている。当院では術中に移動型デジタル式汎用一体型X線透視診断装置（O-arm型透視装置）を使ってCTを撮影し，その場で線量分布図を作成する方法をとっているが，手術中なので長々とポストプランの時間が取れない。VariSeedのさまざまな機能によりスムーズな線量分布作成が可能であり，質の高いシード治療に大きく貢献してくれている。

●参考文献
1) Oh, J., et al. : An Updated Analysis of the Survival Endpoints of ASCENDE-RT. *Int. J. Radiat. Oncol. Biol. Phys.*, 115 (5) : 1061-1070, 2023.
2) Miszczyk, M., et al. : Brachytherapy boost improves survival and decreases risk of developing distant metastases compared to external beam radiotherapy alone in intermediate and high risk group prostate cancer patients. *Radiother. Oncol.*, 183 : 109632, 2023.
3) Kishan, A.U., et al. : Radical Prostatectomy, External Beam Radiotherapy, or External Beam Radiotherapy With Brachytherapy Boost and Disease Progression and Mortality in Patients With Gleason Score 9-10 Prostate Cancer. *JAMA*, 319 (9) : 896-905, 2018.
4) Ito, K., et al. : Nationwide Japanese Prostate Cancer Outcome Study of Permanent Iodine-125 Seed Implantation (J-POPS) : First analysis on survival. *Int. J. Clin. Oncol.*, 23 (6) : 1148-1159, 2018.
5) Katayama, N., et al. : Biochemical outcomes and toxicities in young men with prostate cancer after permanent iodine-125 seed implantation : Prospective cohort study in 6662 patients. *Brachytherapy*. 22 (3) : 293-303, 2023.

シリーズ
めざせ達人シリーズ
一般X線撮影編
Part.2
いま伝えたいこと
撮影技術と画像読影

No.5

編集協力：安田鋭介（全国X線撮影技術読影研究会）

骨盤の脆弱性骨折に対する読影について

飯田　譲次　社会医療法人真泉会 今治第一病院放射線部

厚生労働省「人口動態調査」（平成26年〜令和2年），65歳以上（以下，高齢者）の不慮の事故による死因のうち「転倒・転落・墜落」及び「交通事故」による死亡者数の推移を図1に示す。「交通事故」による死亡者数は減少傾向に対し，「転倒・転落・墜落」による死亡者数は近年横ばいである。令和2（2020）年で両者の差を見ると，高齢者の「転倒・転落・墜落」による死亡者数は「交通事故」の約4倍である。この不慮の事故の要因として，高齢者ではバランス感覚の衰え，筋力低下，認知機能の低下などによるquality of lifeの低下が挙げられる。転倒の原因には，「スリップ，つまずき及びよろめきによる同一平面上の転倒」と，「階段及びステップからの転落及びその上での転倒」を比較すると，80歳以上の「スリップ，つまずき及びよろめきによる同一平面上での転倒」が顕著に多いと報告されている[1]。

一方，近年の医療現場を見ると医師の専門医研修制度の普及により医師の専門化が進み，非常に高度な診断と治療が行われるようになった。ところが，この専門化が起こす，思わぬ「落とし穴」が存在していることも事実である。それは，循環型研修により都市部の大病院や大学病院に医師が集中してしまい，地方の一部の診療科では希望者がゼロになるなどの問題を生じている。当院では，心臓血管外科，循環器内科，消化器外科，一般外科，乳腺外科，非常勤医師にて二次救急医療を当番制で担当している。しかし，整形外科医，放射線科医は24時間常駐していないため，骨領域のX線撮影画像は，その画像所見を診療放射線技師（以下，技師）に求められることをしばしば経験する。

日常診療において整形領域の撮影頻度は高く，高齢者の転倒による骨盤部外傷で撮影した画像の読影に当たっては，最初に骨折頻度の高い大腿骨頸部や大腿骨転子部などに注目する傾向が強く，骨盤全体の観察がおろそかになる傾向が見られる。

本稿では，当院で経験した高齢者の転倒による骨盤部外傷に対する骨盤X線像の注意すべき読影所見を中心に報告する。

症例1：75歳，女性

3日前，用水路（深さ約40cm）で転倒して腰部から左股関節に強い痛みを生じたため近医を受診したが，特に問題ないと言われ様子を見ていた。しかし，疼痛が改善しないため当院を受診した。救急外科医から股関節正面と左股関節側面および腰椎2方向の依頼があり撮影した。撮影後，依頼医より「左座骨骨折（図2⬆）を認めるが，それ以外に骨折所見はないか」との問い合わせがあった。そこで，技師は左恥骨上枝に骨折（図3⬇）を疑うこと，骨盤の左右対称性に違和感があることを報告し，引き続き計測を加えた読影を行って報告することとした。

計測に当たって，骨盤X線像の正面性を確認するために前面の恥骨結合と

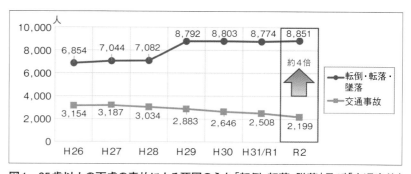

図1　65歳以上の不慮の事故による死因のうち「転倒・転落・墜落」及び「交通事故」による死亡者数の推移
（参考文献1）より引用転載）

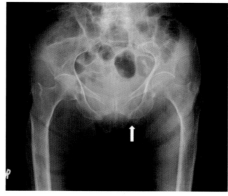

図2　症例1：両股関節正面像

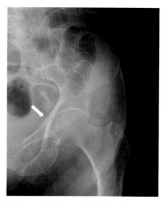

図3　症例1：左恥骨上枝の拡大像

〈0913-8919/23/¥300/論文/JCOPY〉

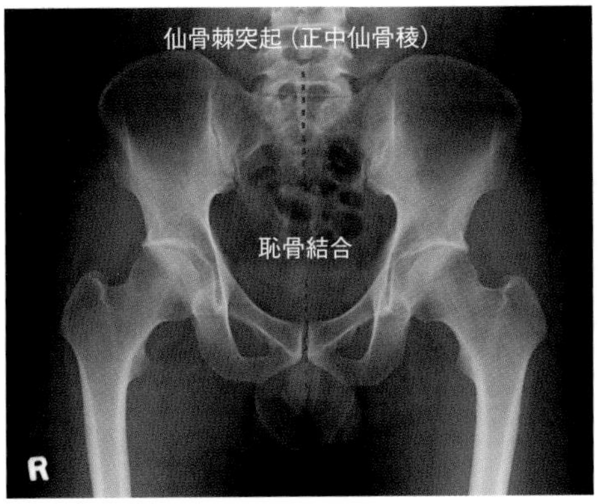

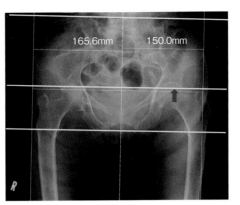

図4　症例1：骨盤正面性の確認

図5　症例1：左右腸骨外側端と正中仙骨稜間の距離計測

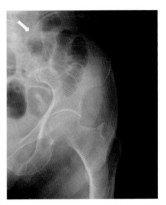

図6　症例1：左腸骨骨折を疑うX線像

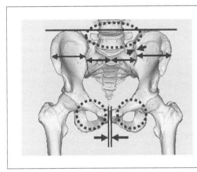

・第5腰椎弓根と棘突起の左右対称性
・横突起骨折の有無
・左右腸骨稜上縁の高さ
・腸骨翼の左右差
・仙骨棘突起から仙腸関節間の左右差
・仙腸関節の離開の有無（4mm以上は異常あり）
・閉鎖孔の左右差
・恥骨，座骨の骨折の有無
・恥骨結合の離開の有無
（1cm以下，2.5cm以上は後靭帯損傷を示唆）

図7　骨盤正面X線写真の読影[2]

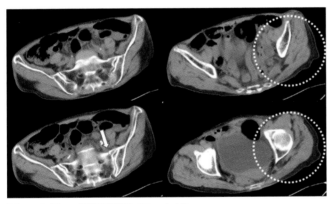

図8　症例1：骨盤部単純CT axial像

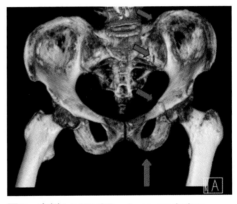

図9　症例1：3D-CT volume rendering

後面の仙骨棘突起（正中仙骨稜）を通る縦線（図4-----）を引き，この2本の縦線が左右にズレのないことを確認して，骨盤の前面と後面で一致，つまり回旋のない正面性が保たれていることを確認する。

次に，ビューワに付属している心胸比（cardiothoracic ratio）計測ツールを用いて，本症例の左右腸骨外側端と正中仙骨稜までの距離を計測して左右長を比較すると，右側が165.6mmで左側が150.0mmであり，その差は15.6mmあった（図5）。次いで，計測ツールを用いて左右腸骨稜・臼蓋・座骨の高さを比較すると，座骨以外は左側が高位に

位置（図5↑）しており，左右対称性に明らかな違いと歪みがあることがわかった。

また，計測時に左腸骨に新たな骨折を疑う所見を認め（図6↓），受傷機転から尻もちをつき，左側に転倒したことを考えると，下方向と左側方向からの外力が加わったと推察した。

この骨盤計測による左右比較は，『改訂第4版 外傷初期診療ガイドラインJATEC』の「骨盤正面X線写真の読影」[2]を参考にしている（図7）。骨盤の左右対称性を根拠にした読影を行うためには，骨盤の正確な正面撮影が必要となる。

以上の結果を依頼医に報告して，骨

盤部CT撮影の追加検査を提案した。CT検査では，新たに仙骨骨折（図8↓）を認め，左殿筋内に軽度の出血も確認された（図8○）。以上より，本症例の骨折部は4か所で，多発骨折であることがわかった（図9➡）。しかし，転位が少ないため保存的治療で経過観察することになった。技師による画像読影力と骨盤計測法が役立った症例であった。

症例2：82歳，女性

自宅玄関で足を滑らせて転倒して，腰部と左臀部の痛みが強く動けないため救急車を要請して当院に搬送された。救急受診時は当番医（消化器外科医）による

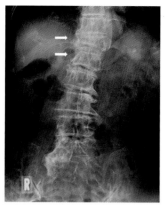
図10　症例2：腰椎正面像

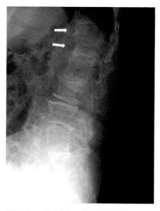
図11　症例2：腰椎側面像

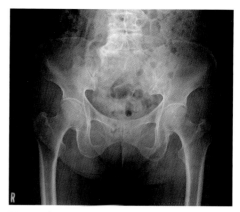
図12　症例2：骨盤正面像

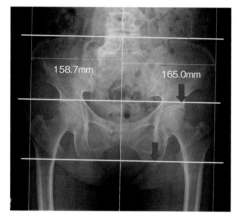
図13　症例2：左右腸骨外側端と正中仙骨稜間の距離計測

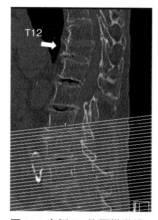
図14　症例2：胸腰椎単純CT sagittal 像

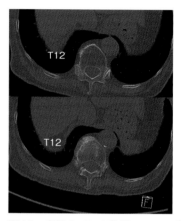
図15　症例2：T12単純CT axial 像

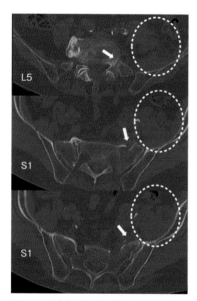
図16　症例2：骨盤部単純CT axial 像（骨条件）

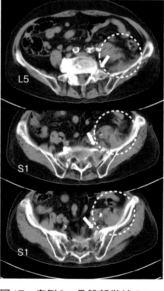
図17　症例2：骨盤部単純CT axial 像（軟部条件）

診察が行われて，腰椎2方向（図10, 11）と骨盤正面（図12）の撮影が行われた。

依頼医より胸腰椎の圧迫骨折の可能性と，骨盤部骨折の有無について技師に問い合わせがあり，図10, 11より胸椎（T12）と腰椎（L1）に圧迫骨折（⇨）

を疑うが，その他の胸腰椎と比較して濃度変化が乏しいため，陳旧性圧迫骨折の可能性が高いことを報告した。また，骨盤骨折に関しては症例1で前述した計測法を用いて左右長を計測し，右側が158.7mm，左側が165.0mmで，左右

差6.3mmと軽度な左右差を認めたことを報告した（図13）。なお，臼蓋と座骨の高さは右側と比較して左側が若干低位（図13⬇）を示していたが，明らかな骨折は指摘できないと報告した。

その後，整形外科医へ紹介されて胸椎（T9）〜腰椎（L5）までの脊椎単純CT検査（図14）を行い，胸椎（T12）は陳旧性圧迫骨折（図15）と診断され，その他の椎体に異常は指摘されなかった。診察終了30分後，外来処置室で吐き気と嘔吐があったため，頭部単純CT検査を行ったが，頭蓋内には異常は認めなかった。

これまでの検査と経過観察中に放射線科医による画像読影は行われておらず，検査依頼医から撮影技師に画像所見の報告が求められた。CT検査を担当した技師は，第5腰椎左横突起と仙骨骨折（図16⇩）および，その周囲の比較的広範囲な血腫（図17◯）を認めたと依頼医に報告し，入院治療となった。

症例2は，検査目的が椎体の圧迫骨折の有無であったため，骨条件のCT画

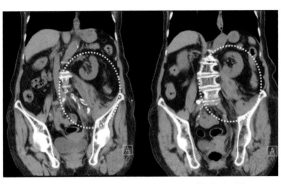

図18 症例2：腹部単純CT coronal像（軟部条件）

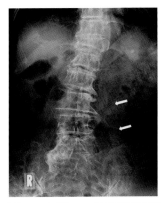

図19 症例2：X線腰椎正面像

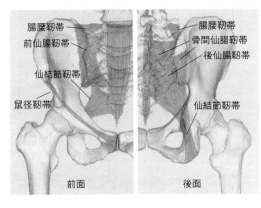

前面　　　　　　　後面

図20 骨盤の靱帯

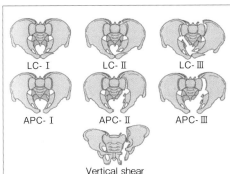

図21 Young‐Burgess 分類
〔出典：金子和夫：骨折・脱臼．井樋栄二，他編：標準整形外科学（第14版）．p797，医学書院，東京，2020．〕

Young-Burgess 分類
LC：側方圧迫型（lateral compression）
LC Ⅰ：仙骨骨折
LC Ⅱ：仙腸関節脱臼骨折（crescent 骨折）
LC Ⅲ：LC ⅠもしくはLC Ⅱに対側のAPCを合併
　　　　→ Windswept pelvis
APC：前後圧迫型（A-P compression）
APC Ⅰ：恥骨結合離開2.5cm未満
APC Ⅱ：恥骨結合2.5cm以上，後仙腸靱帯損傷なし
APC Ⅲ：後方靱帯成分の完全破壊
　　　　→垂直方向の不安定性も潜在する
VS：垂直剪断型（Vertical shear）
CM：上記骨折型のさまざまな組み合わせ

像（図16）で骨折像を意識した読影を行ったことから，血腫の存在が遅れて報告された可能性があった。腹部単純CT coronal像の軟部条件（図18）では，左大腰筋から腸腰筋部（◯）に血腫が認められ，X線腰椎正面像でも左側大腰筋シルエットの消失所見（図19◁）を認めたことから，血腫の存在を示唆する所見に気づき依頼医へ報告したが，時間的な遅れを生じたことは注意すべき反省点であった。

考 察

1. 脆弱性骨盤輪骨折と出血について

骨盤は，最も多くの強固な靱帯で構成（図20）されてバランスを保っているため，骨盤輪が破綻を起こすと，比較的早期に左右の対称性が失われバランスも崩れてくる。骨盤輪は仙骨と左右の寛骨よりなり，その間は2つの仙腸関節と恥骨結合により結合して，脊椎から股関節～下肢へ荷重を伝達する[3]。

『標準整形外科学』によると，脆弱性骨盤輪骨折（fragility fractures of the pelvis：以下，FFPs）とは，骨粗鬆症を有する高齢者の低エネルギー外傷（主に転倒）により生じる骨折を指し，高所墜落や自動車事故などの高エネルギー外傷ではないため，靱帯損傷は存在しないのが特徴である。単純X線撮影のみでは診断困難な場合が多く，疼痛に応じてCTやMRIを施行することが望ましいとされている[4]。低エネルギー外傷であっても固定手術を考慮しなければならない不安定骨折なのか，出血性ショックを引き起こす骨折なのかに注意しなければならない。骨折に伴う出血は，骨髄性と静脈性によるものとなるが，受傷時に加わる外力の大きさと方向に応じて出血量や転位が変化する[4]。近年は，FFPsに対して骨折位置や転位の有無で分類を行うRommens分類[5]が推奨されているが，出血量と病態の変化はYoung-Burgess分類が理解しやすい[4]（図21）。

しかし，この分類は高エネルギー外傷が対象であり，靱帯や軟部組織の損傷も含まれた分類となるため，「外力の方向と骨折による出血量の違い」に注目した簡易的な分類を作成し，図22に示した。外力の方向を「側方」「前後」「垂直」の3つに分け，骨折に伴う転位と出血量の違いを大まかに示している。①の側方圧迫外力（lateral compression type）は側方からの外力で転位は内側方向となるため，出血は外側が多くなる。しかし，外側は殿筋などが存在するため，出血量は比較的抑えられることになる。②の前後圧迫外力（AP compression type，open book type）は転位が外側方向となり，内側に出血し後腹膜腔に広がるため出血量は多くなる。③の垂直剪断外力（vertical shear type，Malgaigne type）は上下方向の剪断外力により引き起こされる。転倒などの低エネルギーレベルではまれなケースとなるが，出血量は多い。このように転倒の仕方により出血量に違いが出てくるため，受傷機転や転倒方向なども重要な情報となってくる。

2. 骨盤部正面のポジショニングについて

骨盤部，股関節を含め正確な正面撮影が基本となる。そのポジショニングで確認すべき点を以下にまとめた。

撮影時に基準正面性を担保するには，両上前腸骨棘と恥骨結合を結ぶ三角形の面である前骨盤平面（anterior pelvic plane：以下，APP）が基準となる

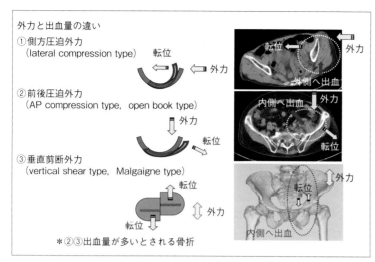

図22 外力と出血量の違いによる分類

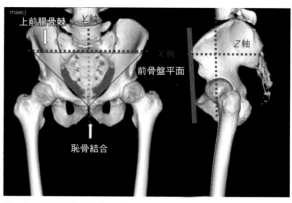

図23 前骨盤平面（APP）

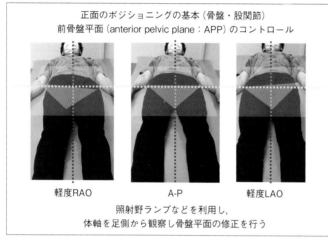

図24 APPの観察方法
APPを左右に5°回旋する。

（図23▽）。高エネルギー外傷による骨盤骨折を疑う場合には，医師の許可を得ずに身体を動かすことは禁忌とされる。低エネルギー外傷の場合も，不用意なポジショニングによる体動が外傷出血を助長する可能性があり，注意を要する。APPを左右に5°回旋して，体軸を足側（尾頭方向）から撮影したボランティア写真を図24に示した。撮影時にAPPを意識して観察することで，わずかな回旋に気づくことが可能である。これはポジショニングの基本であり，簡単な観察法によりAPPを修正することで正面性の改善が可能となる。撮影において安定した画像を得るためには，人体の体軸と面を理解し，正しくコントロールすることが最も重要なことである。多忙な業務の中でつい忘れがちとなるため，X線撮影に取り組む若い技師の方々にはAPPの理解と確認を習慣として身につけてほし

いと思う。

3. その他

技師も受傷機転，疼痛の程度，疼痛の位置を十分に把握した上でポジショニングや画像読影を行うべきであり，撮影で得られた情報をほかのモダリティを担当する技師や，他職種の医療スタッフにスムーズに情報共有することが理想と考える。近年，「STAT画像報告」[6]という新たなコンセプトが動き始めており，X線撮影で得た画像所見情報を遅らせることなく医師や他職種に提供するコミュニケーションツールとしても発展が期待される。

また，外傷時X線検査で確定診断が難しいとされる骨挫傷に対し，dual energy CTを利用した新しいコントラスト表示である骨挫傷画像（bone bruise image：BBI）などが有効であることが報告[7]されており，診療放射線技師の

新たに取り組む分野としてさらなる発展が期待される。

さらに，骨盤部外傷例に対してはインレット・アウトレット撮影など，さまざまな撮影法やほかのモダリティを利用することも有効である。

結 語

高齢者の転倒による骨盤部外傷に対するX線像での注意すべき画像読影所見を中心に述べた。ファーストチョイスである単純X線撮影においては，正確な撮影と詳細な画像読影が重要と考える。

〈謝辞〉
投稿の機会をいただきましたNTRT 代表世話人・市川秀男先生に感謝するとともに，文章校正と編集にご協力をいただきましたNTRT 副代表世話人・安田鋭介先生に心より御礼を申し上げます。

●参考文献
1) 消費者庁：参考資料「毎日が♯転倒予防の日～できることから転倒予防の取り組みを行いましょう～」．2021.
（2023年7月10日閲覧）
https://www.caa.go.jp/policies/policy/consumer_safety/caution/caution_055/assets/consumer_safety_cms205_211005_02.pdf
2) 日本外傷学会，日本救急医学会 監修：改訂第4版 外傷初期診療ガイドラインJATEC. へるす出版，東京，p111, 2012.
3) 須藤啓広：股関節の疾患．井樋栄二，他編：標準整形外科学（第14版）．p636, 医学書院，東京，2020.
4) 金子和夫：骨折・脱臼；骨盤の骨折．井樋栄二，他編：標準整形外科学（第14版）．pp796-799, 医学書院，東京，2020.
5) Rommens, P.M., Hofmann, A.：Comprehensive classification of fragility fractures of the pelvic ring：Recommendations for surgical treatment. Injury, 44（12）：1733-1744, 2013.
6) STAT画像報告委員会：STAT画像報告の新しいステージ［前編］．日本診療放射線技師会誌，70（847）：32-46, 2023.
7) 野水敏行：Dual Energyによる新しいコントラスト表示 Bone Bruise Image：BBI（骨挫傷イメージ）．INNERVISION, 34（5）（Suppl.）：16-17, 2019.

Abierto Reading Support Solutionによる骨転移読影支援
Temporal Subtraction For Bone

檜山　貴志　国立がん研究センター東病院放射線診断科

はじめに

　悪性腫瘍の転移臓器のなかで，骨は肺や肝に次いで3番目に多く，日常診療においてよく遭遇する病態の一つである。骨転移は疼痛や病的骨折・脊髄神経の圧迫などの有害事象を引き起こし，QOLや生存率の低下につながるため，早期の診断と予防的アプローチが必要である。したがって，CTで早期に骨転移を検出することが重要であるが，骨をくまなく観察する作業は労力を要し，ともすればおろそかになりがちである。近年では異なる日時に撮影されたCTを差分することで骨転移を検出する技術が開発されており，研究ベースでの有用性が多数報告されている[1)~7)]。本稿では実際に市販されている骨の経時差分処理アプリケーション（Temporal Subtraction For Bone：TSB）がどの程度有用か，実臨床に即した形での評価を行った。

Abierto Reading Support Solution Temporal Subtraction For Bone

　TSBはキヤノンメディカルシステムズより販売されている骨の経時差分処理を行うアプリケーションである。このアプリケーションでは過去検査と今回検査の2つのCT画像に骨強調処理を行い骨を識別，位置合わせには線形位置合わせだけではなくLarge deformation diffeomorphic metric mapping（LDDMM）による非線形位置合わせを行うことで生体に起こり得ないような変形を抑制する。

最後に離散化の影響によるアーチファクトを除去するためAdaptive Voxel Matching（AdVM）と呼ばれる手法を使用している（**図1**）。必要となるデータは1~5mm厚のDICOMデータ（自施設では5mmのデータを用いている）であり，日常的に撮影されたCTデータから処理が可能である。実際の画像取得までの手順としては，撮影されたCTデータをAutomation Platformと呼ばれる画像処理サーバに転送するのみで，過去CT画像の選択・取得からサブトラクションの実行，PACSへの転送までを全自動で行うため，作成の手間はほとんどかからない（**図2**）。読影時は読影端末（Findings Workflow）上で，過去画像，今回画像，差分画像，Fusion画像，3D画像の表示がなされる（**図3**）。3D表示では，骨シンチと同様に全体像を一目で把握することができる。

読影実験と評価方法 （図4）

　2021年8月~2022年12月にTSBで処理された担癌症例のうち，20例（骨転移あり15例，骨転移なし5例）を用いて読影実験を行った。評価は放射線診断専門医（S1，S2とする）と放射線診断科レジデント2名（放射線専門医取得前，R1，R2とする）が行った。最初にTSBなしで読影を行い，通常の業務と同様に骨転移に関してのレポートを作成した。特にQOLに影響を与える脊柱管進展があれば必ず記載することとした。また，読影の見落としがないという確信度を5段階（1：非常に低い，2：低い，3：普通，4：高い，5：非常に高い）で評価した（確信度スコア）。1か月以上の期間を空けたのちに症例をランダムに並び替え，TSBを併用して同様にレポートを作成し，読影の確信度スコアおよび

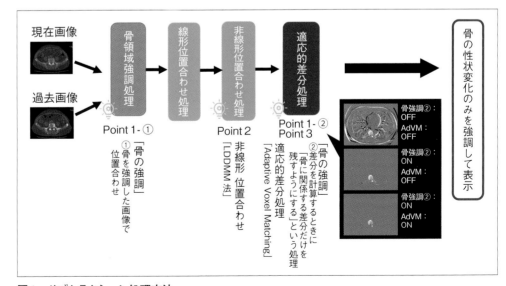

図1　サブトラクション処理方法
現在画像と過去画像の骨領域を強調した画像で，線形・非線形位置合わせを行った後に差分処理を行う。
（キヤノンメディカルシステムズ株式会社提供）

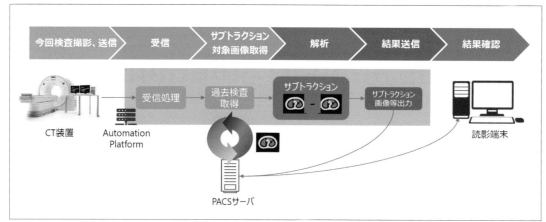

図2　画像処理のワークフロー
CT装置からAutomation Platformへ画像を転送するのみで，結果送信までを全自動で行う（■■）。（キヤノンメディカルシステムズ株式会社提供）

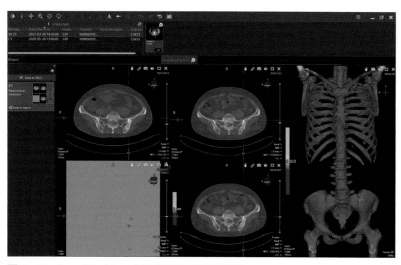

図3　Findings Workflow上でのTSBの結果表示
上段左：過去CT画像，上段中央：現在CT画像，下段左：サブトラクション画像，下段中央：Fusion画像，右側：3D画像。濃度が上昇した部位は青，低下した部位は赤で表示される。

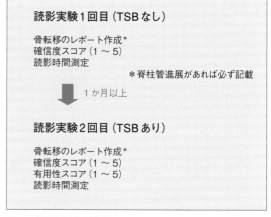

図4　読影実験の流れ
評価者4名が担癌症例20例を読影した。TSBなしで読影（読影実験1回目）後，1か月以上の期間を空けてTSBありで評価を行った（読影実験2回目）。読影時間，確信度スコア，有用性スコア，レポート内容を評価した。

TSBの有用性を5段階（1：むしろ有害，2：有用でない，3：なくても同等，4：有用，5：非常に有用）で評価した。読影作業を動画に撮影し，1件あたりの読影時間を測定した。レポートに関してはTSBのありとなしで，どれだけレポートの記載に差が出るかを評価し，指摘している骨転移の個数を比較した。骨転移および脊柱管進展の標準参照は，すべての画像検査（CT，MRI，PET，骨シンチ）や臨床情報をもとに読影実験に関わらない評価者が作成した。

結果と考察

① 読影時間（表1）

読影時間はTSBありの場合，評価者S2，R2で統計学的有意差をもって短縮した（平均で約80秒の短縮）。一方で，S1，R1では同等か10秒程度延長した。延長した原因としては評価者R1ではもともとの読影時間が短く，TSB分の読影時間が延長する方向に働いたものと考えられた。

② 確信度スコア，TSB有用性スコア（表2）

診断の確信度スコアは3名の評価者で統計学的に有意に上昇した。S2では確信度スコアが0.5ほど低下したが，TSBでは正常部位における微細な位置ずれによる偽陽性所見により確信度スコアが低下した。

TSBの有用性は中央値3〜4.5であり，有用と判定されたものが多かった。S1に関しては中央値が3であったが，読影に慣れているため，TSBでの有用性が感じにくい状況であったものと考えられた。

確信度スコアの上昇幅やTSB有用性のスコアはレジデントで高く，読影に慣れていない者で有用性がより高いと考えられた。

③ 検出個数の変化

TSBありでのみ検出できた骨転移の

個数は3〜5個であり，レジデントで多かった。特に骨転移が分かりにくい場所（肩甲骨転移（図5），棘突起転移（図6），肋骨転移，大腿骨転移）がTSBで指摘されており，通常読影で関心があまり払われない部位の転移が検出されていた。棘突起転移の症例では放射線診断専門医ではTSBがなくても指摘できていたが，レジデントではTSBありのみで指摘しており，より読影に慣れていない場合に有用であった。レポートの内容では既存の骨転移を評価する際に，TSBの方が全体の変化が分かりやすく，より適切に評価が行われていた症例があった（図7）。これらは時間が限られた日常業務において，大きな助けとなると考えられる。

一方で，TSBなしで指摘されていたものが，TSBありで指摘されなかった骨転移の個数は個人差があるものの，1〜6個であった。上腕骨など位置ずれが大

表1　読影時間の結果

評価者	S1	S2	R1	R2
TSBなし*	208±94	241±111	153±50	282±108
TSBあり*	210±83	162±70	167±64	201±65
P値**	0.9048	0.0061	0.04912	0.0140

＊読影時間の平均±標準偏差（秒）
＊＊対応のあるt検定によるP値

表2　確信度スコアと有用性スコアの結果

評価者	S1	S2	R1	R2
確信度（TSBなし）*	3 (3-4)	3.5 (3-4.5)	3.5 (3-4)	2 (2-3)
確信度（TSBあり）*	4 (3-4)	3 (3-3)	4 (4-5)	4 (4-4.5)
P値**	0.0059	0.0234	0.0009	0.0000
TSB有用性*	3 (2-3)	3.5 (3-4)	4.5 (3-5)	4 (3-4)

＊5段階評価の中央値（四分位数）
＊＊Wilcoxonの符号順位検定によるP値

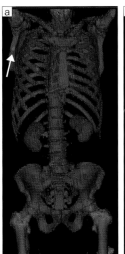
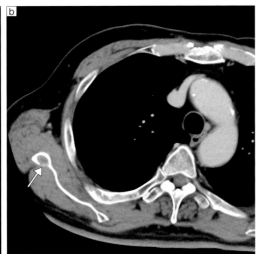

図5　TSBありでのみ検出できた肩甲骨転移の症例
　　　TSBの3D表示（a）では右肩甲骨に骨転移が指摘できる（⇑）。造影CT（b）で右肩甲骨にわずかな骨皮質破壊を伴う転移が同定可能である（⇕）。TSBなしではこの骨転移は指摘できなかった。

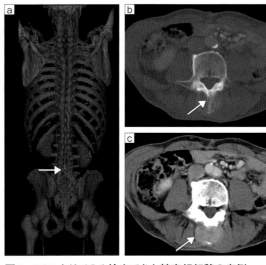

図6　TSBありでのみ検出できた棘突起転移の症例
　　　TSBの3D表示（a）およびCT表示（b）では腰椎に転移を疑う色のりを認める（⇒）。造影CT（c）では骨外に腫瘍形成を伴う骨転移を認める（⇒）。

きく，サブトラクションがうまくいかない部位や，骨髄のみの病変で濃度の変化が少なく，サブトラクション画像での色のりが不良な部位で見落としが多い傾向であった。ただし，これらはバージョンアップにより改善できることが期待される。また，最初にTSBを見て転移の有無を判断した場合に見落としが多く，TSBを過信するのは危険であることが判明した。あくまでTSBは補助ツールとして使用するのが適切であると考えられた。

④　脊柱管進展の評価
　　脊柱管進展は6例に存在した。脊柱管進展の指摘個数は評価者のそれぞれでTSBなしで2〜6例，TSBありで2〜5例であり，TSBありの方で検出数が少ない傾向であった。脊柱管進展はTSBでは処理範囲外となるため検出されず，読影者自身がCT上で確認しなければならない。TSBがあることによって，

注意が払われなかった可能性がある（図8）。

まとめ

　現状のTSBの良い点・改善点をまとめると以下の通りとなる。
良い点
① 読影者によっては時間が短縮される。
② より自信をもって骨転移の診断ができる。
③ 普段関心があまり払われない部位の骨転移の検出に有用
④ 全体的な転移の変化が把握しやすい。
⑤ 読影に慣れていない者で有用性がより高い。
改善点
① 読影者によっては時間がやや遅延する。
② 位置ずれが大きい部位や色のりが悪い部位（骨髄のみの転移）では検出力が低下する。
③ TSBを過信することは逆に見落としにつながる。また，脊柱管内は解析

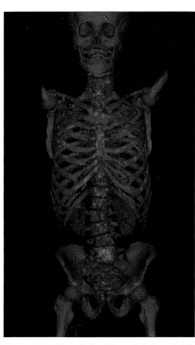

図7　骨転移の変化が分かりやすい症例
　　　TSBの3D表示では多発骨転移が前回CTよりも全体的に硬化していることが把握しやすい。

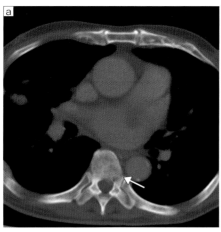
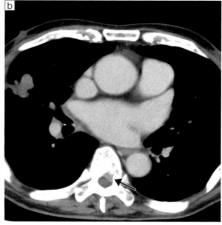

図8 脊柱管進展症例
a：TSBのCT表示では骨転移に色のりを認める（⇐）が，脊柱管内には色のりはない。
b：造影CTでは脊柱管への進展を認める（←）。TSBでは脊柱管進展の評価はできず，読影者自身が評価する必要がある。

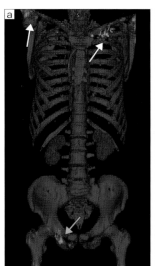
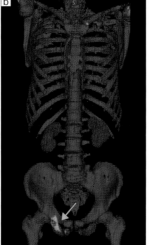
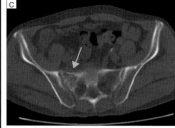
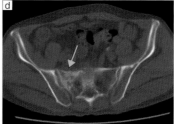

図9 TSBの改良
a，b：改良前のTSB画像（a）では両側上腕骨や左鎖骨上に，位置ずれによるアーチファクトが発生しているが（↑），改良版（b）では解消されている。また，右恥骨に見られる転移もより明瞭に描出されている（↓）。
c，d：別症例。改良前のTSB画像（c）と比較して，改良版（d）では仙骨の骨転移がより明瞭に描出されている（↓）。

対象外となっており，脊柱管進展の見落しが懸念される。

改善点のうち，②に関しては上腕骨，肩甲骨，大腿骨といった位置ずれの大きい部位において，それらの骨を個別に抽出し，差分処理をするアルゴリズムが開発されてきており，改善が期待される（図9）。また，転移の色のりが悪かった部位も，差分処理を調整することで，新しいバージョンでは検出可能となることが想定される。③に関しては，脊柱管進展は現状では解析対象外となっているため，脊柱管進展を検出するアプリケーションの開発に期待したい[8]。

最後に

TSBは，読影者によっては時間を短縮させ，検出が難しい部位において威力を発揮し，特に読影に慣れていない者で有用性が高いことが分かった。一方で，位置ずれの大きい部位や脊柱管進展は見落としが多い傾向にあったが，今後のバージョンアップにより改善が期待される。使用方法によっては読影時間が延長したり，TSBを過信することで見落としの増加につながる点は今後も注意を要すると思われるが，自分に合った使い方を体得することで，効率的に骨転移を検出し，読影業務の軽減につなげることが可能となるであろう。

〈謝辞〉
国立がん研究センター東病院放射線診断科の皆様には，本研究の遂行にあたり多大なご協力頂きました。ここに感謝の意を表します。

＊個人の見解が含まれます。

●参考文献
1）Onoue, K., Yakami, M., Nishio, M., et al. : Temporal subtraction CT with nonrigid image registration improves detection of bone metastases by radiologists : Results of a large-scale observer study. *Sci. Rep.*, 11（1）: 18422, 2021.
2）Tsuchiya, M., Masui, T., Katayama, M., et al. : Temporal subtraction of low-dose and relatively thick-slice CT images with large deformation diffeomorphic metric mapping and adaptive voxel matching for detection of bone metastases : A STARD-compliant article. *Medicine (Baltimore)*, 99（12）: e19538, 2020.
3）Onoue, K., Nishio, M., Yakami, M., et al. : Temporal subtraction of computed tomography images improves detectability of bone metastases by radiology residents. *Eur. Radiol.*, 29（12）: 6439-6442, 2019.
4）Onoue, K., Nishio, M., Yakami, M., et al. : CT temporal subtraction improves early detection of bone metastases compared to SPECT. *Eur. Radiol.*, 29（10）: 5673-5681, 2019.
5）Hoshiai, S., Masumoto, T., Hanaoka, S., et al. : Clinical usefulness of temporal subtraction CT in detecting vertebral bone metastases. *Eur. J. Radiol.*, 118 : 175-180, 2019.
6）Ueno, M., Aoki, T., Murakami, S., et al. : CT temporal subtraction method for detection of sclerotic bone metastasis in the thoracolumbar spine. *Eur. J. Radiol.*, 107 : 54-59, 2018.
7）Sakamoto, R., Yakami, M., Fujimoto, K., et al. : Temporal Subtraction of Serial CT Images with Large Deformation Diffeomorphic Metric Mapping in the Identification of Bone Metastases. *Radiology*, 285（2）: 629-639, 2017.
8）中谷文彦，三宅基隆，菅谷 潤，他：骨・軟部腫瘍診療におけるデジタルトランスフォーメーションとプレシジョン・メディシン 差分画像を用いた転移性脊椎腫瘍の診断支援システムの構築．日本整形外科学会雑誌，97（3）: S611, 2023.

Abierto Reading Support Solution
一般的名称：汎用画像診断装置ワークステーション用プログラム
販売名：汎用画像診断ワークステーション用プログラム Abierto SCAI-1 AP
認証番号：302ABBZX00004000

肝胆膵外科手術における
XR，メタバースの活用法

脊山　泰治*1／冲永　裕子*1／高山　真秀*1
原田　庸寛*1／杉本　真樹*2

*1 がん・感染症センター都立駒込病院　肝胆膵外科
*2 帝京大学冲永総合研究所 Innovation Lab

画像診断の進歩は著しく，造影CT画像から3D解析を日常的に行えるようになった。肝胆膵外科領域では，特に肝切除で3D解析による術式検討が不可欠となった。しかし，3D解析画像を二次元モニタで見ているだけでは，本当の意味での3D解析の効果を得られない。これに対し，extended reality（XR）技術を使うことで3D解析を三次元で観察できるようになり，患者ごとの解剖を「体験できる」ようになった[1), 2)]。特に，直接手で触れることができない腹腔鏡下肝切除，膵切除において有用と考えられる。また，普及しつつあるロボット支援下手術においても活用できる。本稿では，肝胆膵外科手術におけるXR，メタバースの活用の実際を紹介する。

XR画像の作成法（図1）

まず，造影ダイナミックCT画像を撮影

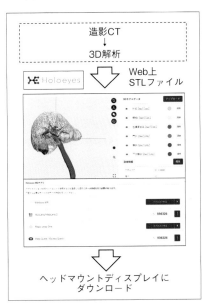

図1　XR画像の作成法

して，3D解析画像をワークステーションにて作成する。当院では「ＳＹＮＡＰＳＥ VINCENT」（富士フイルム社）を使用し，対象臓器の3D解析データをSTLファイルで書き出す。肝臓，門脈，低濃度腫瘍などパーツごとに3D情報のファイルを書き出し，「Holoeyes MD」（Holoeyes社）アプリにアップロードする。アップロードする時に色合い，透明度を指定する（肝臓，膵臓は半透明，血管や腫瘍は非透明にするとわかりやすい）。すべてのパーツをアップロードしたら3D解析の向きを指定し，データ作成をリクエストすると，約10分で作成され，アクセスキーが表示される（30分のみ有効）。

XR画像の観察法（図2，3）

「Meta Quest 2」（Meta社），「HoloLens 2」（Microsoft社）など対応機器で観察する（図2）。HoloLens 2では，現実世界でホログラムとして観察できる。Holoeyes MDアプリを立ち上げ，アクセスキーを入力する（図3）。Meta Quest 2では，閉鎖したVR（virtual reality：仮想現実）空間で3D解析画像を見ることができる。コントローラを使用し，画像の拡大，縮小，回転，透明度変更などが可能である。

腹腔鏡下肝切除における活用

肝内脈管は複雑であり，門脈，肝静脈の走行と腫瘍位置を正しく把握しないと想定した術式を実現することはできない。実際に肝臓が透けて見えるわけではないが，内部の構造を体験しておくことで，出たとこ勝負ではなく，目的の脈管を探しに行く肝切除が可能である[3), 4)]。腹腔鏡下肝切

除におけるXR活用の場面を紹介する[5)]。

1. 肝内脈管走行と腫瘍位置を把握する（図4）

術前シミュレーションとしては，XR画像を腹腔鏡の術野を想定した位置で観察する。HoloLens 2では，直感的な手の操作で画像の拡大，回転が可能であり，3D解析画像を立体的に把握することができる。

2. 肝離断面をイメージする（図5）

ワークステーションで想定した肝切除術式の切除肝と残肝を別々に抽出すれば，肝離断面を観察することができる。それぞれの透明度，表示法（連続もしくはワイヤーフレーム）を観察しやすいように調節することができる。当院では，残肝を薄い茶色，切除肝を白の半透明で作成し，切除肝をワイヤーフレームにするパターンを標準としている。

3. 肝切除術式を体験する（図6）

XR空間上で残肝の位置を固定することで，切除肝と腫瘍を切り離すことができ，あたかも肝切除を施行したように見える。予定術式を施行した肝離断面を直接観察して複雑な肝離断面を頭に入れることができる。切除部を取り外すため，肝離断自体の体験ではなくゲーム的ではあるが，後述するように臨床研修医，医学生には感動を提供できる。

実際の手術中は，使用時に外回り看護師にHoloLens 2を頭に装着してもらい，エアタッチの操作でホログラムとしてXR画像を参照している。観察ポイントは，肝周囲剥離時の腫瘍位置確認，術中エコー，肝離断中の肝阻血の還流時などである。

・腹腔鏡下肝切除におけるXR画像観察

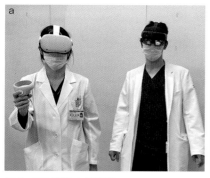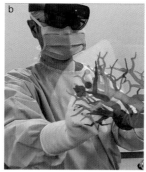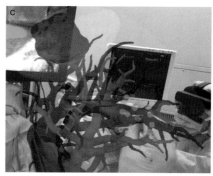

図2 XR画像の観察法
a：Meta Quest 2（左）とHoloLens 2（右）　b, c：HoloLens 2では術野でホログラムを観察できる。

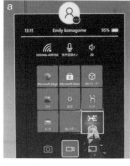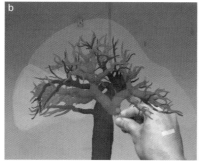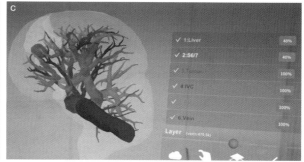

図3 HoloLens 2でホログラムを観察
a：HoloLens 2のスタートアップ画面。エアタッチで操作できる。
b：ホログラムを手で直感的に動かして観察できる。
c：Holoeyes MDの操作画面では透明度，画質の調整ができる。

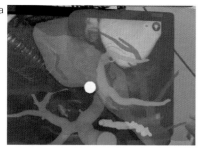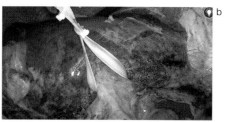

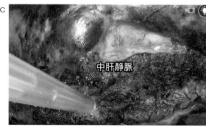

図4 肝内脈管走行と腫瘍位置の把握
a：腹腔鏡下左肝切除症例の3D解析とそのホログラム
b：イメージ通りに尾状葉の末梢で左グリソンを一括でテーピング
c：左グリソン切離後に中肝静脈にアプローチ

のコツ：肝臓は術中に周囲を剥離することで位置が変わるため，XR画像と実際の肝臓の位置合わせが重要である。当院では，肝周囲で唯一動かない下大静脈（IVC）の走行をメルクマールとして，XR画像を適宜回転することで位置合わせをしている（図7 a）。

4. 術中エコーをガイドする（図7 b）

　肝臓の術中エコーは開腹肝切除でも慣れや習熟が必要であるが，腹腔鏡下肝切除ではより難しい。これに対し，術野のモニタ画面とホログラムの位置を合わせて同一視野に入れてエコーを行うと，内部の脈管走行を参照しながら腹腔鏡のエコー操作を行うことができる。腹腔鏡下肝臓エコーの難しさを克服するガイドとなる。

5. 術中肝離断方向をガイドする

　エコーで肝内解剖の確認をしながら肝離断を行うが，肝離断面のイメージを術野で参照することで，正しい方向に肝離断を進めることができる。腹腔鏡下右肝切除では，中肝静脈に背側からアプローチして末梢に向かって露出していくが，あらかじめ中肝静脈の分岐形態を把握し，術中にホログラムで参照できればこの手技も容易になる。

腹腔鏡下膵切除における活用

　膵切除では周囲の血管解剖に走行のバリエーションが多く，患者ごとの解剖把握が重要である。肝切除においては3D解析による切除肝容量の評価が不可欠であるが，膵切除においても，3D解析を行うことでXR画像を利用したシミュレーションが有用な場面がある[5], [6]。

1. 腹腔鏡下RAMPS（後腹膜郭清）への活用

　進行膵体尾部がんに対し後腹膜郭清を伴う根治的順行式尾側膵切除術（radical antegrade modular pancreatosplenectomy：RAMPS）が提唱され，腹腔鏡下でも行うことができる[7]。しかし，やはり開腹と腹腔鏡では視野角が異なるため解剖学的位置関係の把握には習熟が必要である。これに対し，

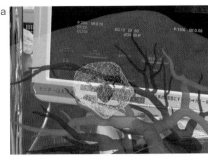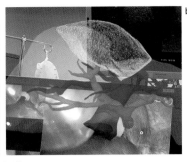

図5　腹腔鏡下肝切除における肝離断面の観察
切除肝をワイヤーフレーム表示にすると肝離断面のイメージがしやすい。
a：S5部分切除，b：S8部分切除

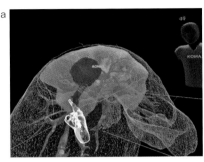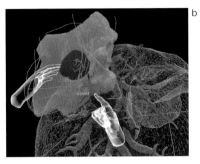

図6　肝切除シミュレーション
a：S8部分切除のシミュレーション。XR画面上で指示している。
b：切除肝と腫瘍だけが動くように設定すると切除予定肝を取り外せる。

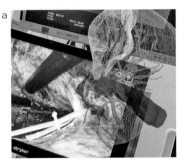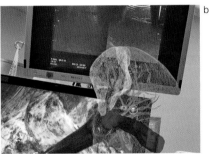

図7　腹腔鏡下肝切除術中エコーにおけるXRガイド
a：下大静脈を位置合わせの目安にする。
b：背側からのエコーも内部構造を見ながら行うことで理解しやすくなる。

XR画像で術前シミュレーションや術中ナビゲーションを行うことで，複雑な術式を安全に行うことができる。RAMPS症例の開腹，腹腔鏡それぞれのXR画像と切除後の術野を照合した（図8）。後腹膜の構造がこのようになっていることをあらかじめ把握できていれば，正しく行うことも可能である。

2. 解剖学的変異を伴う膵体尾部切除への活用

膵周囲は動脈系，門脈系の血管走行のバリエーションが多く，特に血管走行の破格がある症例では事前の把握が重要である。例えば，図9の症例は輪状膵であり，門脈左縁で膵切離しても門脈

自体は膵実質が被っていて露出されない（c）。そのため，事前に把握しておかなければ，術中に戸惑うことになる。XR画像では腹腔鏡の視野で3D観察できるため，危険な解剖破格を伴う症例では効果的である。

ロボット支援下手術における活用

近年急速に普及しているロボット支援下手術だが，通常の腹腔鏡手術より超近接視野で行うことが多い。これはロボット手術のメリットでもあるが，逆にマクロの解剖が常に頭に入っていないと危険である。術中にXR画像を参照することで，画

面には見えない全体の解剖を把握しながら超近接視野の手術を行うことができる。ロボット支援下手術では，術者は清潔野の外のコンソールで手術を行うため，随時HoloLens 2を自分で装着し，参照できる。

若手外科医教育におけるメタバースの活用

誰でも初めて行う手術は緊張するが，特に腹腔鏡手術では開腹手術と違い指導医がすぐに手を出せないため，入念な準備が必要になる。従来は若手外科医がシェーマを描き，それを事前にチェックすることで解剖理解度を確認していた。これに対し，XRさらにメタバースを活用することで，3D空間にて直接解剖を共有し，理解度を確認できるようになった。実際に外科専修医の初めての腹腔鏡下肝切除（S2，S3部分切除）におけるメタバースの活用を手順に沿って紹介する。

① 3D解析を行う（外科専修医が行い，指導医が確認）。
　外科専修医が自分で行うことで，より理解が深まる。
② XR画像をHoloeyesアプリの「Holoeyes VS（virtual session）」でMeta Quest 2にダウンロードする。
③ 参加者はそれぞれのヘッドマウントディスプレイでHoloeyes VSにアバターで参加する。
　当院では説明する者がMeta Quest 2を使用し，ほかの参加者はHoloLens 2で参加している。
④ 同じ仮想空間上で指導医が肝内脈管，腫瘍位置，想定術式を説明する（図10 a）。Meta Quest 2ではXR空間上で描画ができるため，血管解剖，腫瘍位置に加え，肝切除術式の順序，方向なども描画しながら説明できる（図10 b）。この症例では，肝外側区域の腫瘍を切除するためにマージンを取った面で肝離断を進めていき，P3グリソン，左肝静脈の末梢，P2グリソンの順に脈管を処理していくことになる。
⑤ 外科専修医に解剖，術式を説明してもらう（図10 c）。
　肝離断面，脈管処理の順番などを，今度は外科専修医に説明してもらう。

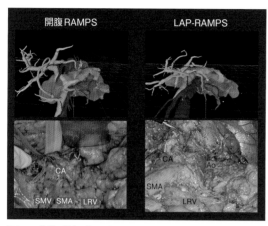

図8 後腹膜郭清を伴う膵体尾部切除（RAMPS）における XR活用
開腹と腹腔鏡では視野角が異なるため，XR画像でイメージしておくことで間違いのない手術が可能である。
CA：腹腔動脈，SMA：上腸間膜動脈，SMV：上腸間膜静脈，LRV：左腎静脈，Ao：大動脈

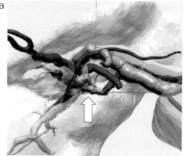

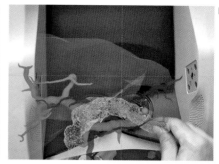

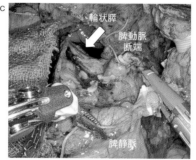

図9 輪状膵症例の3D解析
a：膵切除症例の3D解析。門脈左側背側で膵実質が連続しており（⇧），輪状膵の所見である。
b：ロボット支援下手術中にホログラムで観察
c：実際に門脈左縁で膵実質を離断したが，その背側にも膵実質があり門脈自体は露出されない。術前のイメージ通りの切除となった。

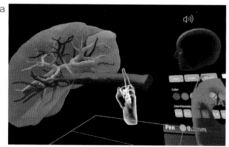

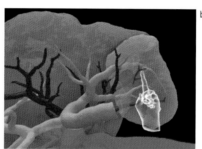

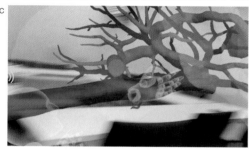

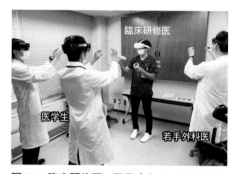

図11 臨床研修医，医学生とのメタバース
医学教育に取り入れることで，外科医へのモチベーションにつながると感じている。

図10 メタバースを使用した手術指導
a：メタバース空間上で3D解析画像を共有。アバターが外科専修医。
b：解剖，術式を説明。
c：外科専修医に術式，手順を説明してもらう。

この過程において，若手外科医の理解度が確認できた。実際に，翌日の初執刀は滞りなく完遂できた。

外科医リクルートへの活用
（図11）

外科医の成り手不足は医療界において大きな問題である。前述のメタバースを使用したHoloeyes VSには臨床研修医，病院見学の学生も参加していたが，若いほど感動が大きく，外科も楽しそうだという良いイメージも持ってもらえた。実際にこの臨床研修医は，外科専門医プログラムに入ることになった。

◎

以上，肝胆膵外科手術におけるXR，メタバースの活用法を紹介した。XR，メタバースは，すでに研究目的でなく臨床現場で日常的に活用できるようになっている。手術の支援だけでなく，将来の外科医獲得にもぜひ生かしてほしい。

●参考文献
1）Sugimoto, M., Sueyoshi, T. . Development of Holoeyes Holographic Image-Guided Surgery and Telemedicine System: Clinical Benefits of Extended Reality（Virtual Reality, Augmented Reality, Mixed Reality）, The Metaverse, and Artificial Intelligence in Surgery with a Systematic Review. *Medical Research Archives*, 11（7.1）：2023.
2）Saito, Y., Shimada, M., Morine, Y., et al.: Current topics of simulation and navigation in hepatectomy. *Ann. Gastroenterol. Surg.*, 6（2）：190-196, 2021.
3）Aoki, T., Koizumi, T., Sugimoto, M., et al.: Holography-guided percutaneous puncture technique for selective near-infrared fluorescence-guided laparoscopic liver resection using mixed-reality wearable spatial computer. *Surgical Oncology*, 35：476-477, 2020.
4）Saito, Y., Sugimoto, M., Imura, S., et al.: Intraoperative 3D Hologram Support With Mixed Reality Techniques in Liver Surgery. *Ann. Surg.*, 271（1）：e4-e7, 2020.
5）脊山泰治，沖永裕子，原田庸寛，他：Virtual reality（VR）技術を用いた手術支援画像の活用法. 臨床外科, 78（2）：201-205, 2023.
6）脊山泰治：外科手術における画像支援の現状と今後の展開：膵切除における3D解析活用の可能性. 日本外科学会雑誌, 118（1）：51-58, 2017.
7）Ume, Y., Seyama, Y., Doi, M., et al.: Laparoscopic Distal Pancreatectomy for Left-Sided Pancreatic Cancer Using the "Caudo-Dorsal Artery First Approach". *Ann. Surg. Oncol.*, 26（13）：4464-4465, 2019. doi: 10.1245/s10434-019-07789-8. Epub 2019 Sep 9.

X線防護衣のお話
―材料と形状―

粟井　一夫　榊原記念財団旧病院開発準備室顧問
（前・日本心臓血圧研究振興会附属榊原記念病院放射線科副部長）

前話（2023年8月号）では，X線防護衣（以下，防護衣）の材料と性能についてお話ししました。図1 aは，X線が医療に利用され始めた1910年ごろの防護衣ですが，X線管など装置側のX線遮蔽が十分ではなかったことと，防護衣以外に有効な防護手段を持ち合わせていなかったことなどから，このような形状が必要でした。その後，X線装置の発達やX線受像系（増感紙/フィルムなど）の高感度化により，散乱X線の制御が容易になるとともに，少ないX線で検査が施行できるようになったことから，防護衣は以前よりも使いやすい形状になりました（図1 b）。今回は，防護衣の材料と形状についてお話しします。

防護衣形状にかかわる日本産業規格の変遷

わが国においてX線防護衣に関する日本産業規格（Japanese Industrial Standards：JIS，制定当時は日本工業規格）が制定されたのは1955年で，それ以降，改訂を重ねて現在に至っていますが，その中では形状に関しても規定されています（表1）。

図2は，防護衣にかかわるJISが制定されてから間もない1960年代の防護衣です。これらの中には，鉛当量と形状ともに当時のJISの規定に準拠していないものも見受けられ，おおらかだった当時の時代背景をそのまま反映しているとも言えますが，使用する目的に合致したものを提供したいというメーカの思いが感じ取れる製品群です。図3は1970年代に販売されていた防護衣で，図3 bの形状は現在のものとあまり変わらず，用途による形状はほぼ定まってきた感があります。1960年代に引き続いて白衣形防護衣が見受けられますが，このころはそのような形状を持つ防護衣の需要があったと推察します。

1980年代になると，さまざまな形状をした防護衣が販売されるようになりました（図4）。防護衣を身体に固定する方法も従来の金属製バックルを使用したベルトから，樹脂製バックルを使用したベ

ルト（図4 c）や面ファスナー（マジックテープ，図4 b）が用いられるようになりました。一方で，従来のひもで結ぶタイプ（図4 a）も継承されていました。薄層含鉛ゴムシートを重ね合わせて所定の遮蔽能力を維持するとともに，ポリエステル素材の基布を使用して軽さと吸湿性を持たせ，肌触りを良くして服らしいしなやかさを持たせています。このころから，透視検査に対応するためのコート形防護衣（図4 d）がJIS製品でも整備されつつあり，1991年のJISにも「前面形防護前掛：身体前面からの迷X線を防護できる形をした防護前掛」と「前面・後面形防護前掛：身体の前面と後面からの迷X線を防護できる形をした防護前

掛」の2種類が規定されました。

これまでの防護衣で使用されているベルトやひもは，単に防護衣を身体に固定するだけのものでしたが（図5 a），1983年に国内販売が開始された図5 bの防護衣は，マジックテープベルトを下向きに引っ張るようにして固定することで，肩の部分を浮かせて身体への負担を分散させることができました（図5 c）。この防護衣は鉛当量が0.25mmPbなので，防護衣本体がそれまでわが国において主に使用されていた0.35mmPbのものと比較して軽量でした。前述の固定方法の工夫と相まって，医療現場で0.25mmPbの防護衣が利用されるきっかけになりました。また，赤・青・黄の

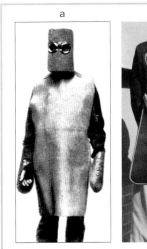
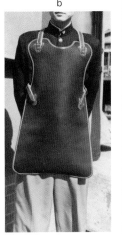

図1　防護衣形状の変遷
a：1910年ごろの防護衣
b：国産初のJIS規格によって作られた防護衣（1950年代：保科製作所）
身体への固定は金具式ベルトを使用しています。
（a：文献1）より許可を得て転載，
b：メーカより提供）

表1　防護衣にかかわる日本産業規格―材料・形状―

名　称	制定・改正・廃止	対応国際規格	内　容
X線防護前掛	制定 1955/03/08		
	改正 1958/03/03		
	改正 1978/04/01		材料：含鉛ゴム，含鉛ビニル 形状：100cm×55cmのみ。ひも，そのほかの付属品は堅ろうなものであること。
	改正 1980/05/01		材料：含鉛ゴム，含鉛塩化ビニル。一層または二層以上を重ね合わせたもの。 形状：S：90×55cm，M：100×60cm，L：110×60cm 20cmの肩当てで肩甲骨を防護できる形 ベルトなどの装着具は丈夫なものを使用し，補助なしで脱着が容易であること。
	改正 1991/08/01		材料：X線遮蔽用含鉛ゴムシート，含鉛塩化ビニルシート およびこれと同等の材料一層または二層以上を重ね合わせたもの。 形状：前面形防護前掛，前面・後面形防護前掛 前面形S：90×45cm，M：100×60cm，L：110×60cm 前面形における肩当ての長さは肩から後ろに15cm以上で肩甲骨を防護できる形状であること。 前面・後面形S：90×55cm，M：100×60cm，L：110×60cm ベルトなどの装着具は丈夫なものを使用し，一人で容易に脱着できること。
	廃止 2000/09/25		
診断用X線防護用具	制定 2000/09/25	IEC 61331-3 1998	材料：均一に分布されている高原子番号の元素を含有。一層または二層以上に重ね合わせたもの。 形状：防護エプロン（前面防護），防護コート（全方位防護） S：88×53cm，M：98×58cm，L：108×58cm，LL：113×63cm 十分に重なり合っている部分を持つベストおよびスカートから構成しても良い。 ベルトなどの装着具は丈夫なものを使用し，一人で容易に脱着できること。
	廃止 2016/05/01		
診断用X線に対する防護用具―第3部 防護衣，防護眼鏡及び患者用防護具	制定 2016/05/01	IEC 61331-3：2014（MOD）	材料：原子番号47以上の元素を含んでいることが望ましい。一層以上の防護材料から構成。 柔軟性のあること。清掃および消毒に適していること。 形状：S：88×53cm，M：98×58cm，L：108×58cm，LL：113×63cm 操作者が補助者なしで着脱できるように設計することが望ましい。 重なりのある二つの部分，すなわち，ベストおよびスカートで構成しても良い。 防護コートは前面を重ねても良い。 防護されていない縫い目，部品を固定する孔などが，防護エプロンおよび防護コートの前面にあってはならない。 防護材料およびそれを被覆したり結合したりする布類は，柔軟でなければならない。 防護コートは，通気可能な設計にしても良い。身体の側面で留め具を重ね，その開口が後面向きに開くようにするか，後面中央部に縦方向のスリットを開け，カバーのない留め具を用いても良い。

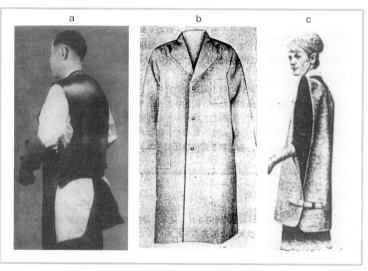

図2　1960年代に使用されていた防護衣
　a：前面と背面の防護を考慮した防護衣（0.33mmPb）
　　　X線透視検査を想定して作成
　b：含鉛ビニル製の白衣形防護衣（0.07mmPb）
　　　X線室，RI実験室など医療分野以外を想定して作成
　c：前後両面形防護衣（外国製品，鉛当量不明）
　（a〜c：文献6）より許可を得て転載）

原色を使用した外観は，そのころ多かった中間色のものと異なり，軽快感を醸し出していました。

上下が分割されたタイプの防護衣（図6）が販売され始めたのもこのころでした。それは，X線透視検査時の防護を想定したコートタイプは重たいため，長時間使用すると使用者の身体への負担が大きいことから，重量を分散させることが目的でした。当初は術者用と銘打って販売されていましたが，現在では一般的な利用を含めて広く使用されています。2000年のJISからは，「十分に重なり合っている部分を持つベストおよびスカートから構成しても良い」という規定が加わりました。

快適性の追求

このように，防護能力を維持しつつ身体の負担を軽減させるため，さまざまな形状の防護衣が提案され販売されてきましたが，防護衣自体が軽量でなければ形状の特徴を活かすことができないことが徐々に判明してきました。

図7は，2000年当初から販売されているサポートフレーム付き防護衣です。サポートフレームを腰のベルトで固定して肩を浮かすことで，防護衣の重量を分散させるとともに，通気性を確保しています。

サポートフレームタイプの防護衣は，国内メーカからも販売されています。図8の製品は2010年から販売を開始しているバックフレーム（図8 b）入り防護衣で，重量を分散させ，内側に空間を作り出すことによって通気性を確保しています。

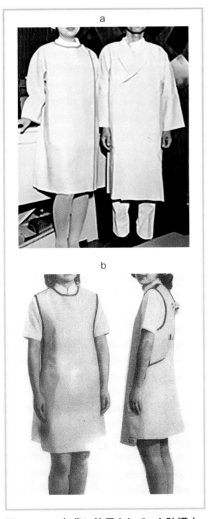

図3　1970年代に使用されていた防護衣
　　　a：コート形と白衣形防護衣
　　　　（マエダ，鉛当量不明）
　　　b：ナース用エプロン式防護衣
　　　　（ドイツ製，鉛当量0.25mmPb）
　　　（a：メーカより提供，b：文献7）より
　　　許可を得て転載）

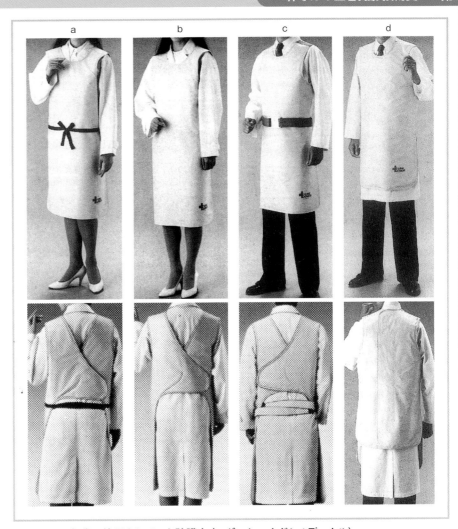

図4　1980年代に使用されていた防護衣（コダック・ナガセメディカル）
　　　a：ひも付きエプロンタイプ
　　　b：ベルトレスエプロンタイプ。面ファスナーを使用。
　　　c：ベルト式エプロンタイプ。ベルトには樹脂製バックルを使用。
　　　d：ベルトレスコートタイプ
　　　（1988年のカタログから抜粋）

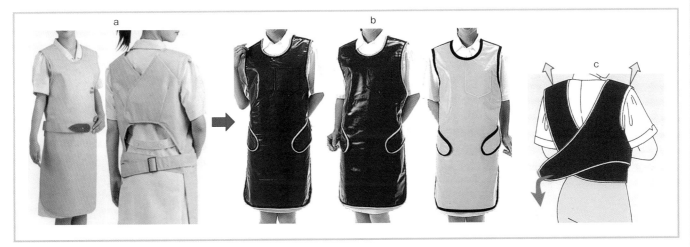

図5　防護衣の固定方法の変遷
　　　a：ベルトを腰に巻き付けて固定する（年代不詳，化成オプトニクス）
　　　b：マジックテープのベルトを強く引き付けて肩を浮かすように固定する（PIPプロテクタ，1983，SHEEN MAN）
　　　c：マジックテープベルトを（　）の方句に引っ張るように固定することで，肩が浮いて（　）身体への負担を軽減する
　　　（メーカカタログより抜粋）

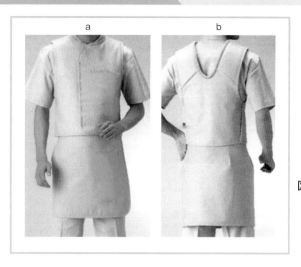

図6　上下が分割された防護衣
　　　（化成オプトニクス）
QO セパレーツエプロン術者用
（含鉛シート，0.25mmPb，
重量5.1kg，サイズM）
（1998年のカタログから抜粋）

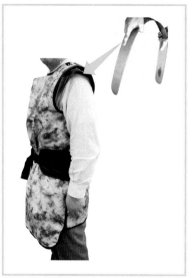

図7　サポートフレーム入り防護衣
　　　（ミハマメディカル：当時）
エルゴライトコート
（含鉛/無鉛シート，前面0.25mmPb×2，
サイズL）
製造：AADCO Medical（米国）

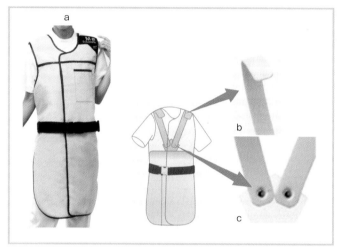

図8　バックフレーム入り防護衣（保科製作所）
　　a：フレームライトコート
　　　（無鉛シート，前面0.25mmPb×2，サイズM）
　　　ウエストベルトを締めることで，バックフレームと一体化します。
　　b：バックフレーム
　　　肩と防護衣の間にすきまを作るとともに，肩にかかる防護衣の重量を分散させます。
　　c：接合部
　　　可動式で，体型に合わせてバックフレームの位置を調整できます。
　　（2023年カタログから抜粋）

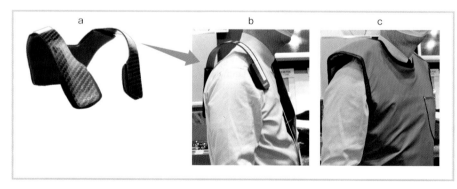

図9　防護衣着用時の肩にかかる
　　　重量軽減用フレーム（フレア）
　　a：重量軽減カーボンブラケット
　　　（MAVIG：ドイツ）
　　b：aのフレームを肩に装着したところ
　　c：フレームの上に通常の防護衣を
　　　着用したところ
　　（a：メーカより提供）

また，バックフレームの位置は，体型に合わせて調整することが可能です（図8 c）。
　図9 aの製品は，肩部に装着して（図9 b），その上に防護衣を着用する（図9 c）ことで，普通の防護衣を図7や図8のフレーム付き防護衣と同じ機能を持たせることができるものです。サポートフレームタイプの防護衣は，形状の複雑さから一般的な形状の防護衣と比較して価格が割高になる傾向にありますが，このような補助具を用いることで，普通の防護衣を廉価でサポートフレーム化することが可能です。

　2000年代になり，生産現場や屋外の工事現場など厳しい環境での作業を改善するため，作業服に電動ファンを内蔵した空調作業服（図10 a）が開発され，さまざまな現場で多くの人に利用されて

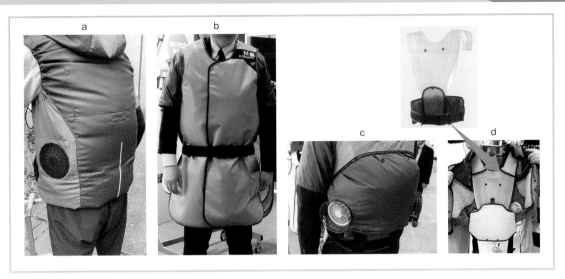

図10　空調システム付き防護衣（保科製作所）
　　　a：空調作業服
　　　b：Windpia II（無鉛シート，前面0.25mmPb×2，背面0.25mmPb，サイズM）
　　　c：空調用電動ファン
　　　d：バックフレーム

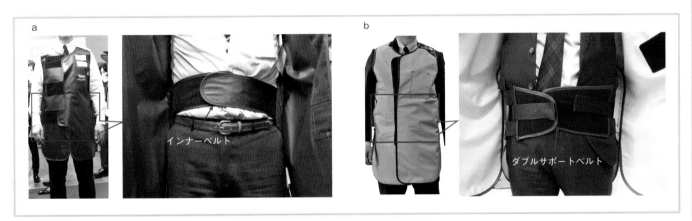

図11　身体との密着性を考慮した防護衣
　　　a：インナーベルト：ワンダーライト（マエダ）
　　　b：ダブルサポートベルト：ウルトラライト（保科製作所）

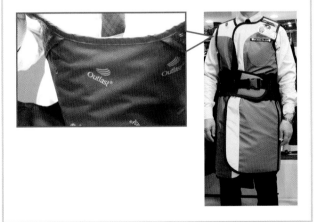

図12　内面素材の工夫
　　　温度調節機能を持つ
　　　素材（Outlast）を
　　　使用した防護衣
　　　（Jpiジャパン）

いますが，空調作業服の医療版とも言える防護衣が2008年に国内メーカから発売されました（図10 b）。背部に空調用電動ファン（図10 c）を取り付けるとともに，バックフレーム（図10 d）を装着することで，背中と防護衣の間に空間を確保して空気の通り道を作り出しています。

　また，内装された補助ベルトを用いて重量を分散させる防護衣もあります。

　図11 aの防護衣は「長時間着用者向け」と表示されており，インナーベルトを左右に引き伸ばしながら装着すると，背面のゴムの力によって腰を柔らかく支えることができます。その結果，防護衣が腰に密着して，持ち上がるようになるので肩への負担を軽減させることができ，長時間使用に適う仕様となっています。図11 bの防護衣は，マジックベルトを固定した後，さらに締め付け用ベルトで固定するダブルサポート方式で，着用者が防護衣を身体の一部として感じられるように，重量の分散を図っています。

　近年の防護衣着用の長時間化への対応として，多くの製品が防護衣外面の抗菌・撥水処理だけでなく，内面にも抗菌・撥水・消臭処理を施しています。図12の防護衣は内面に温度調節素材を使用しており，この素材に含まれたマイ

表2 ICRPが勧告した組織加重係数の変遷

組織・臓器	組織加重係数		
	Publ.26（1977年）	Publ.60（1990年）	Publ.103（2007年）
生殖腺	0.25	0.2	0.08
赤色骨髄	0.12	0.12	0.12
肺	0.12	0.12	0.12
結腸	—	0.12	0.12
胃	—	0.12	0.12
乳房	0.15	0.05	0.12
甲状腺	0.03	0.05	0.04
肝臓	—	0.05	0.04
食道	—	0.05	0.04
膀胱	—	0.05	0.04
骨表面	0.03	0.01	0.01
皮膚	—	0.01	0.01
唾液腺	—	—	0.01
脳	—	—	0.01
残りの組織・臓器	0.3	0.05	0.12
		副腎，脳，大腸上部，小腸，腎臓，筋肉，膵臓，脾臓，胸腺，子宮	副腎，胸郭外（ET）領域，胆嚢，心臓，腎臓，リンパ節，筋肉，口腔粘膜，膵臓，前立部（♂），小腸，脾臓，胸腺，子宮 / 頸部（♀）
係数合計	1	1	1

クロカプセル（パラフィンワックス内包）が，暑い時は身体から余分な熱を吸収し，寒くなると蓄積されていた熱を放出するという働きをして，常に人体が快適と感じる温度を保持しようとする機能を有しています。その結果，長時間使用しても，発汗を抑え，快適性を維持することができています。

被ばく防護部位に貴賎なし？

国際放射線防護委員会（International Commission on Radiological Protection：ICRP）は，いくつかの身体臓器が被ばくした時，その放射線がもたらす損傷が最も大きな健康影響を及ぼす臓器を「決定臓器（器官・組織）」と呼称しました。1958年勧告（Publ.1）では，全身被ばくした場合の決定臓器を造血臓器，生殖腺および水晶体と考えました。このようなことから，防護衣は体幹部に集まっている造血臓器と生殖腺および皮膚を覆う形状になったと考えられます。その後，決定臓器の概念は総リスクという概念に置き換えられましたが，そのことが防護衣の形状に影響を及ぼすことはありませんでした。防護衣を作る側と利用する側の双方に，従前の「決定臓器：造血臓器，生殖腺，水晶体」の考え方が強いメッセージとなっていたのかもしれません。

表2は，ICRPが提示した組織加重係数の変遷を示したものです。具体的な数値を与えられている臓器・組織の数が1977年の制定時（Publ.26）には6つだったものが，1990年勧告（Publ.60）では12になり，2007年勧告（Publ.103）では14に増えています。これは，原爆被爆者の健康影響調査などから，放射線による発がん誘発に高い感受性を持つ臓器などについての新しい知見が得られた結果です。2007年勧告では新たに「唾液腺」と「脳」に具体的な組織加重係数が付与されましたが，近年，頭部を防護するキャップ（図13）が多くのメーカから発売されているのは，そのことが影響しているのかもしれません。

一方で，原爆被爆者の二世や三世についても健康影響が調査された結果，遺伝性の影響が観察されていないことから，生殖腺の組織加重係数は徐々に引き下げられています。前述の総リスクという概念でとらえると，防護に対する必要性は，体幹部と現在はあまり防護されていない上肢や下腿部との間において重要度

の差はなく，全身防護の必要性を示唆しています。2023国際医用画像総合展（ITEM in JRC 2023。以下，ITEM 2023）に展示されていたほぼ全身を覆う防護用具（図14）は，それらのことを具体化した提案と考えられます。

◎

図15は，使用者の身体負荷軽減を目的とした防護衣です。優れた透湿性を持ち，立体縫製が可能な遮蔽材を使用することで，従来なら別パーツとなる袖などを防護衣と一体縫製することができ，これまでの防護衣と比較して着用者の作業性を阻害する割合が減少しています。また，新しく開発した表面材と併せて高い透湿性を持つため，生地の内側から外側へ水分を逃がすことができ，汗をかいても蒸れにくく快適に着用できるという特徴があります。JISでは，防護されていない縫い目などが防護衣の前面にあってはならないとしていますが，この防護衣では，ミシン目部分を二重シールド処理することで，JISに準拠しつつ立体縫製を可能にしています（図15 b）。

身体の防護する部位を増やしていくと，従事者の作業性を阻害するという問題が生じます。そのため，防護衣にかかわ

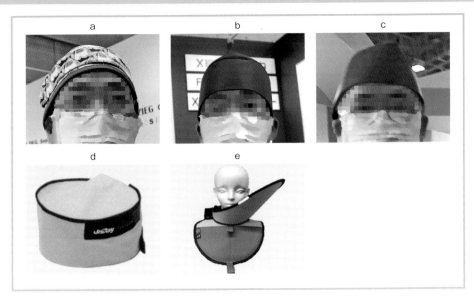

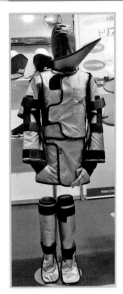

図13　ITEM 2023で展示されていた各メーカの頭部防護用具
a：アドエッグ　b：フレア　c：スター・プロダクト　d：Jpiジャパン　e：マエダ

図14　ITEM 2023で展示されていた全身を覆う防護用具（マエダ）

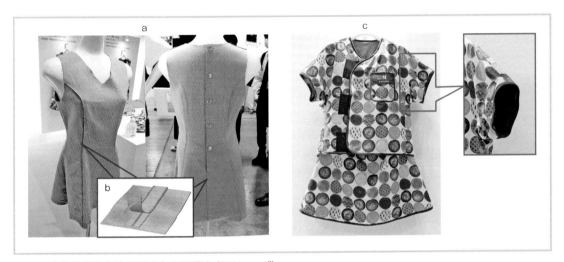

図15　身体負荷軽減を目的とした防護衣（アドエッグ）
a：遮蔽材フレキシブルシールドの直接立体縫製
b：ミシン目を保護する縫製
c：立体縫製した遮蔽材で作成した袖付き防護衣

る医療従事者および開発メーカは，安全性（防護）と作業性の相反する2つのテーマに折り合いを付けることに苦慮しているように見受けられます。X線発生源（血管造影検査ではX線が照射された患者の身体）からの散乱X線に防護衣で対応している状況は，所詮対症療法に過ぎません。そのため，より多量の散乱X線が発生する作業場（検査室）では，より分厚い防護衣を使用するという状況に陥ります。このように，医療現場における従事者防護の最適解はいまだ導き出せていませんが，図15のような提案が繰り返されることで，最適解に到達できることを期待しています。

●参考文献
1）シーメンス社技術資料 The history of X-ray technology at Siemens Healthineers. 2020
2）日本工業規格 JIS Z 4803-1980　X線防護前掛
3）日本工業規格 JIS Z 4803-1991　X線防護前掛
4）日本工業規格 JIS Z 4831-2000　診断用X線防護用具
5）日本工業規格 JIST61331-3　診断用X線に対する防護用具―第3部：防護衣，防護眼鏡及び患者用防護具（2016）
6）日本保安用品協会 フィルム・バッジ・サービス部編纂：明日の放射線管理―X線取扱作業者に必要なプロテクターの装着―．フィルムバッジニュース，No.23, 2-3, 1968.
7）日本保安用品協会 フィルム・バッジ・サービス部編纂：写真で見る放射線防護用具，機器（その1）―医療用X線防護用具．フィルムバッジニュース，No.49, 7-10, 1973.
8）ICRP Publication 26　国際放射線防護委員会勧告．日本アイソトープ協会，東京，1977.
9）ICRP Publication 60　国際放射線防護委員会の1990年勧告．日本アイソトープ協会，東京，1991.
10）ICRP Publication 103　国際放射線防護委員会の2007年勧告．日本アイソトープ協会，東京，2009.
11）熊田亜矢子，河原伸雅，坂下理穂，他：身体負荷軽減を目的とした医療従事者用X線防護衣材料の開発とその温熱的性質および力学的性質．日本繊維製品消費科学会誌，63（5）：323-330, 2022.

粟井　一夫　（Awai Kazuo）

1979年 新潟大学医療技術短期大学部診療放射線技術学科卒業。同年，国立循環器病センター（現・国立循環器病研究センター）放射線診療部に入職，心臓カテーテル室脳血管部門主任，ガンマナイフ照射室主任（併任）などを歴任。2005年 国立病院機構南京都病院副技師長，2008年 国立病院機構福井病院（現・国立病院機構敦賀医療センター）技師長，2011年 公益財団法人日本心臓血圧研究振興会附属榊原記念病院などを経て，2021年4月より公益財団法人榊原記念財団（旧・日本心臓血圧研究振興会）旧病院開発準備室顧問。

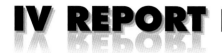

第26回CTサミットが，「CT未来予想図」をテーマに開催

第26回CTサミットが2023年7月29日（土），千里ライフサイエンスセンター（大阪府吹田市）を会場に開催された。当番世話人を大沢一彰氏（松本メディカルクリニック茨木水尾画像診断センター），実行委員長を吉川秀司氏（大阪医科薬科大学関西BNCT共同医療センター）が務め，テーマには「CT未来予想図」が掲げられた。大沢氏は，開会の挨拶の中で，今回で世話人を退任することを明かし，CTの今後の進化について考える機会にしたいと述べた。

まず，教育講演として，市川勝弘氏（金沢大学医薬保健研究域保健学系）が登壇。「CTの未来予想図」と題して講演した。座長は，高木　卓氏（千葉市立海浜病院放射線科）が務めた。市川氏は，フォトンカウンティングCTの特性について解説したほか，自身が研究を進める極超解像度CT，photo-realistic VR（写実的VR）の研究成果を紹介した。

続いて，舛田隆則氏（川崎医療福祉大学診療放射線技術学科）と三好利治氏（岐阜大学医学部附属病院放射線部）が座長を務め，技術講演「フォトンカウンティングCT」〔シーメンスヘルスケア（株）共催〕が行われた。最初に内田雄己氏（シーメンスヘルスケア）が登壇し，「世界初の臨床用Photon Counting CT NAEOTOM Alphaの最新情報提供」をテーマに発表した。次に，「日常におけるフォトンカウンティングCT　現場のリアル」と題して，吉田亮一氏（東海大学医学部付属病院放射線技術科）が，NAEOTOM Alphaの国内第一号機を導入した同院におけるこれまでの使用経験を報告した。次いで，川畑秀一氏（大阪大学医学部附属病院医療技術部放射

線部門）が，「フォトンカウンティングCTを用いた循環器疾患の画像評価：臨床応用と今後の可能性」と題して講演した。川畑氏は，循環器領域における使用経験を中心に報告を行い，高精細画像，マルチエネルギー解析，k-edge imagingといったメリットを説明した。

この後休憩を挟んで，ランチョンセミナーへと進んだ。座長を村上克彦氏（福島県立医科大学附属病院放射線部）と小倉圭史氏（札幌医科大学附属病院放射線部）が務め，5社がプレゼンテーションを行った。

次に，特別講演が行われた。特別講演1〔キヤノンメディカルシステムズ（株）共催〕では，船間芳憲氏（熊本大学大学院生命科学研究部医用放射線科学）が座長を務め，檜垣　徹氏（広島大学大学院先進理工系科学研究科）が登壇。「画像再構成法の変遷」と題して講演した。檜垣氏は，画像再構成法について，「狭義」と「広義」に分けて解説した。

ポスター発表①を挟んで行われた特別講演2〔GEヘルスケア・ジャパン（株）共催〕では，兵頭朋子氏（日本大学医学部放射線医学系放射線医学分野）が「あると嬉しいCT画像：最新技術を交えて」をテーマに講演した。座長は，水戸武史氏（箕面市立病院放射線部）が務めた。兵頭氏は，当直帯で知っておきたい上腹部画像診断について，症例を交えて説明した。

この後ポスター発表②が行われ，次いで今回最後のセッションとなるシンポジウム「CT未来予想図」へと進んだ。このシンポジウムでは，CTの未来を展望するために，「AI」「救急」「造影」「被ばく」の4つのキーワードごとに4人の講演者が発表した。座長は，大沢氏と大

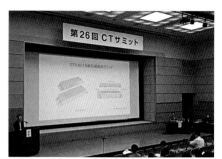

「CT未来予想図」をテーマにした
CTサミット

村知己氏（秋田県立循環器・脳脊髄センター放射線科診療部）が務めた。最初に，福永正明氏（倉敷中央病院放射線技術部）が登壇。AIについて，「脳卒中読影支援ソリューションの使用経験から考える」と題して講演した。続いて，救急におけるCT未来予想図について，藤原　健氏（堺市立総合医療センター放射線技術科）が，「救急CT　未来への役割〜SCANからSTAT画像報告まで〜」をテーマに発表した。3番目に登壇した寺澤和晶氏（さいたま赤十字病院放射線科部）は，造影について，「造影CT技術〜過去から現在の回想と今後の展開〜」と題して講演した。シンポジウム最後の発表では，村松禎久氏（国立がん研究センター東病院放射線診断科）が登壇。被ばくについて，「X線CT装置における線量指標の時代変遷」をテーマに講演した。

この後，一般演題（ポスター発表）の表彰式が行われ，最後に，CTサミット代表世話人で，次回の当番世話人を務める船間氏から，開催概要が発表された。次回第27回CTサミットは，2024年7月27日（土），九州大学医学部百年講堂（福岡県福岡市）で開かれる予定である。テーマには「ONWARD——改革の潮流に乗って」が掲げられた。

＊第26回CTサミットの講演内容は，小誌10月号の特別報告で取り上げます。詳しくは10月号をご覧ください。

当番世話人：大沢一彰 氏
（松本メディカルクリニック
茨木水尾画像診断センター）

実行委員長：吉川秀司 氏
（大阪医科薬科大学
関西BNCT共同医療センター）

**代表世話人／
第27回CTサミット
当番世話人：船間芳憲 氏**
（熊本大学）

問い合わせ先

第26回CTサミット
http://ctsummit.jp

キヤノンメディカルシステムズ，CVIT2023で新しいアンギオシステム「Alphenix / Evolve Edition」を発表

キヤノンメディカルシステムズ（株）は，X線アンギオグラフィシステムの新製品「Alphenix / Evolve Edition」を，2023年8月4日（金）～6日（日）に開催された第31回日本心血管インターベンション治療学会学術集会（CVIT 2023）の機器展示会場でお披露目した。初日の8月4日には，同社ブース内でAlphenix / Evolve Editionのアンベールイベントを開催し，VL事業部長の松本国敏氏の挨拶に続いて，新製品のコンセプトや新機能をXR営業部グループ長の小屋敷誠氏がプレゼンテーションした。

キヤノンメディカルシステムズのAlphenixシリーズは，2018年4月の発売以来，着実にバージョンアップを重ねてきたが，Alphenix / Evolve Editionは初めて「Edition」をつけた製品であり，差別化を図る意味も含めて，CアームのX線発生器とフラットパネルにシルバーの装飾が施された。新機能として，心臓カテーテル治療をサポートする「ECG Sync」と「αEvolve Imaging」を搭載した（どちらもオプション）。

ECG Syncは，心電図波形に連動してX線を照射することで心拍動の影響を低減し，ブレの少ない冠動脈画像が得られる制御技術だ。従来の透視では，1秒間に5～7.5回のパルスレートで照射されていたが，ECG Syncでは心拍動に連動して同位相で照射を行う。ハートレート（HR）60であれば1心拍に1回の照射となり，これによって心臓の拍動の影響を排除して静止したかのような透視像が得られ，血管やワイヤなどの視認

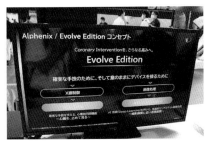

「Evolve Edition」に搭載された新たな2つの技術

性が高まる。時間分解能は下がるが，慢性完全閉塞（CTO）ではワイヤの動きや角度をしっかりと確認しながら手技を進められる。同様の機能は他社の装置にも搭載されているが，ECG Syncでは常に直前のR-R間隔を基に照射のタイミングをコントロールすることで，拍動が変化しても同じ位相での照射を可能にする。また，被ばく線量に関しても1心拍になることで大きく低減できる。CTOでは手技が長時間にわたることも多く，患者や術者の被ばく低減への貢献が期待される。ECG Syncは，CTO治療のスペシャリストである加藤　修氏（草津ハートセンター）の要望で開発されたもので，加藤氏はECG Syncについて手技への貢献と同時に，今後の透視撮影は1心拍1照射がスタンダードになるのではとのコメントを寄せている。

αEvolve Imagingは，キヤノンメディカルシステムズが培ってきたDeep Learningの技術を透視に応用したリアルタイム画像処理である。教師画像に撮影（DA）画像を用いてニューラルネットワークを学習させ，これを適用することで透視像をリアルタイムで処理してノイズを低減する。従来の処理方法ではノイズを減らすとコントラストも下がり，血管やワイヤなどの視認性が低下していたが，αEvolve Imagingではノイズを減らすと同時に，コントラストを向上できる（CNR 2.1倍）。これについても，画質の向上と同時に被ばく線量の低減も期待でき，先行導入された熊本大学病院の初期の評価では従来よりも30％線量を落としても従来と変わらない画質が得られており，今後さらなる被ばく線量の低減が期待される。また，αEvolve Imagingを用いた「撮影レスインターベンション」についても，熊本大学病院で評価されている。IVR時には，冠動脈やカテーテルの確認や記録のために，手技中に撮影（DA）を行うが，透視像の画質やコントラストが向上したことで，撮

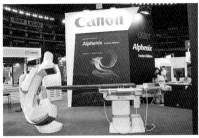

CVIT2023で発表された「Alphenix / Evolve Edition」

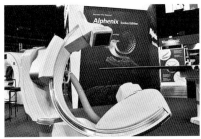

フラットパネルの周囲にシルバーを使った新しいデザイン

影回数を減らし透視像を撮影画像の代わりに保存するものだ。撮影を最初と最後の2回のみにすることで，従来の手技に比べて線量を70％削減できており，今後のさらなる被ばく線量の低減が期待される。

Alphenix / Evolve Editionは8月4日から販売開始されたが，熊本大学病院，心臓血管研究所付属病院，福岡山王病院で先行評価が行われており，ブースでは先行導入施設からのコメントも映像で紹介された。

* * *

キヤノンメディカルシステムズは，CVIT 2023の機器展示会場で最大面積のブースを構え，Alphenix / Evolve Editionのほか，320列CT「Aquilion ONE / PRISM Edition」の実機も展示し，Deep Learningを応用した超解像画像再構成技術「PIQE（Precise IQ Engine）」など循環器領域での最新技術をアピールした。

■ 問い合わせ先
キヤノンメディカルシステムズ株式会社
広報室
TEL 0287-26-5100
https://jp.medical.canon

キヤノンメディカルシステムズ
冠動脈に対する血管内治療を高度に
サポートするX線アンギオグラフィシステム
「Alphenix/Evolve Edition」を発売

◆ 問い合わせ先
キヤノンメディカルシステムズ（株）
広報室
TEL 0287-26-5100
https://jp.medical.canon

　キヤノンメディカルシステムズ（株）は，ディープラーニングを用いて設計されたリアルタイム新画像処理やX線制御技術を搭載可能なX線アンギオグラフィシステムの最新シリーズ「Alphenix/Evolve Edition」を，日本，アジア，欧州で2023年8月4日に発売した。ディープラーニング技術を用いた画像処理「αEvolve Imaging」は，透視画像のノイズをリアルタイムに低減。かつ，冠動脈ステントなどのデバイスや造影血管のコントラストを高めて視認性を向上し，医療従事者が診断・治療に専念できる環境や患者の被ばく低減を実現する。また，制御技術「ECG Sync」が心電図波形に連動してX線照射を行うことで心拍動の影響を低減し，動きの少ない冠動脈画像が得られる。高難易度症例でもより安全で高精度な手技が可能となり，治療時間短縮も期待される。さらに，X線照射回数を従来の1/7〜1/10程度に軽減し，患者の被ばく低減に貢献する（両技術はシリーズのオプション）。

大林製作所
13か国語実装の映像・音声ガイド装置
「VOICE」を新発売

◆ 問い合わせ先
（株）大林製作所
TEL 048-222-3800
＊製品情報のWebサイト
http://www.obayashi-mfg.co.jp/VOICE/VOICE.html

　（株）大林製作所は，X線撮影時に映像と音声で患者をサポートするガイド装置「VOICE」を発売した。本体は7インチの大型画面で，温かみのある金色ベゼルで患者の視線を優しく誘導するほか，消音〜3段階の音量設定が可能な本体一体型スピーカーを備える。また，タブレット型コントローラを採用し，ホルダからタブレットを取り外して患者のそばに持っていき，指さしてもらうことなどが可能で，日本語や英語が話せず，母語が不明な外国人でも対応できる。日本語と英語，北京語，広東語，韓国語，ポルトガル語，ロシア語，ドイツ語，フランス語，タガログ語，スペイン語，タイ語，ヒンディー語の13か国語とひらがながプリインストールされ，イラストと声優録音による音声で優しくガイドする。コントローラは独自のアクセスポイントを介し，直接Wi-Fi接続のため，安定した通信が得られる。オプションで専用アームや壁面用取り付け金具の使用が可能。

日立製作所
O-リング型オールインワンプラットフォームの
画像誘導型高精度X線治療装置
「線形加速器システム OXRAY」を発売

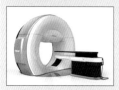

◆ 問い合わせ先
（株）日立製作所
ヘルスケア事業本部
ヘルスケアイノベーション事業部
スマートセラピー本部X線治療システム部
E-mail hc.rt-marketing.kp@hitachi.com

　（株）日立製作所は，O-リング型オールインワンプラットフォームの画像誘導型高精度X線治療装置「線形加速器システムOXRAY」を2023年7月19日に発売した。加速管やマルチリーフコリメータなどの照射ヘッドを動作させるジンバル機構（パン軸・チルト軸を持ち，軸回りの首振り動作を可能にする機構）と直交する2対のkVイメージャ装置をO-リング型ガントリ内に内蔵。ガントリ回転とリング旋回による2軸回転運動照射により，正常組織へのさらなる線量低減とターゲットへの線量集中性向上の可能性を広げる。また，治療中の寝台移動が不要で，患者負担の軽減とスループット向上に貢献する。X線画像とCBCT画像を撮影可能な2対のkVイメージャ装置により位置照合を高速化し，ロボティックカウチとリング回転により6軸の位置補正が可能となる。さらに，加速管やマルチリーフコリメータをジンバル機構に搭載したことで，動体追尾照射が可能になった。

JVCケンウッド
USB Type-C対応の21.3型300万画素
カラー液晶モニタ「CL-S301」を発売

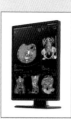

◆ 問い合わせ先
（株）JVCケンウッド
ヘルスケア事業部
TEL 045-450-1890
www.jvckenwood.com

　（株）JVCケンウッドは，医用画像表示モニタ「i3シリーズ」の新製品21.3型300万画素カラー液晶モニタ「CL-S301」を2023年11月下旬に発売する。PACS用途の医用画像表示モニタとしては同社初のUSB Type-C（DisplayPort Alternate Mode）対応で，USB Type-Cケーブル1本で映像伝送と最大60W（20V3A）までの給電が可能で，ノートPCなどとのスマートな接続を実現する。また，KVMスイッチ搭載により2系統入力に対応，設備費用やスペースを削減する。統合ユーティリティソフトウエア「Medivisor Utility」（2023年9月リリース予定）に対応し，各種操作がマウスで行えるほか，独自の読影サポート機能「ターボルミナンス」や「ビジュアルポイントモード」のユーザビリティを強化して搭載した。狭ベゼルでスタイリッシュな新デザインや広色域パネルを採用，NTSC比約94％の色域表示や2000：1の高コントラストを実現し，微妙な陰影・濃淡まで忠実に再現する。

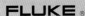

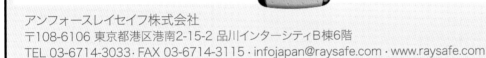

——— インナビネット ◆ **http://www.innervision.co.jp**

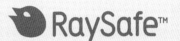

富士フイルムメディカル
AIプラットフォーム
「SYNAPSE SAI viewer Ver2.3」の
提供を開始

◆ 問い合わせ先
富士フイルムメディカル（株）
マーケティング部
TEL 03-6419-8033

　富士フイルムメディカル（株）は，画像診断ワークフローを支援
する人工知能（AI）プラットフォーム「SYNAPSE SAI viewer」の
新バージョン「SYNAPSE SAI viewer Ver2.3」を2023年7月
31日に提供開始した。2019年発売のSYNAPSE SAI viewerは，
AI技術を用いて読影業務の効率化を図る放射線科向けビューワ
として，肺結節検出プログラムや肋骨骨折検出プログラムなどの
胸部向け読影支援機能を搭載。Ver2.1以降では，画像解析機
能の対象部位を胸部から腹部領域に拡大し，機能の拡充を進め
ている。Ver2.3では，画像上で周辺と比較して高吸収／低吸収
な領域を強調表示するSAIフィルタが肝臓非造影画像にも対応し，
所見候補作成機能と合わせて関心領域の位置や大きさなどの計
測値情報を自動入力でき，レポーティングの負荷を軽減する。ま
た，前回検査と比較した変化を自然言語処理により文章に変換
する肺結節性状分析機能の過去比較文が利用可能となった。

エルピクセル
過去検出結果比較機能を追加した
「EIRL Chest Screening」の新モデルを発売

◆ 問い合わせ先
エルピクセル（株）
営業本部
TEL 03-6259-1713
E-mail eirl-cs@lpixel.net
https://marketing.eirl.ai/ja/contact/

　エルピクセル（株）は，胸部X線画像の読影診断を支援する
「EIRL Chest Screening」について，過去検出結果比較機能を追
加した新モデルを発売した。2022年2月発売のEIRL Chest
Screeningは，胸部X線画像から異常陰影候補領域（結節影，浸
潤影，無気肺，間質性陰影）の読影診断を支援する。過去検出
結果比較機能は，同ソフトウエアが解析した胸部X線画像の画像
情報を保持しておき，後日同一患者の画像解析時に過去の検出
結果と比較して，異常陰影候補領域の経時的変化（新規検出の
有無）を表示する。過去に検出されていない異常陰影候補領域が
新規に検出された場合は二重線で，過去画像と同一部位に異常
陰影候補領域の検出があった場合は単線で表示される。医師は
多い場合で1日500件以上の胸部X線画像を読影し，必要に応
じて過去と現在の画像の比較読影を行っている。本機能の併用
により，医師の見落としリスクを低減し，比較読影を支援する。

インナービジョンなど弊社刊行物のご注文・お申し込みは，インナビネットへ。

http://www.innervision.co.jp

◇その他，通常号のシリーズを中心に掲載

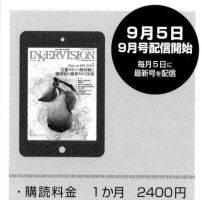

月刊
**インナービジョン
電子版**

App Storeから
「インナービジョン」で検索

配信中！！

iPad, iPhoneのApp Storeから
アプリをダウンロードして閲覧していた
だけます。
誌面レイアウトそのままに，タブレット
やスマホでいつでも，どこでも読むこと
ができます。
より詳しい情報は，誌面から動画や
サイトにダイレクトにリンク。
インナービジョン・アプリで，実際の
誌面をぜひ"お試し"ください。

9月5日
9月号配信開始
毎月5日に
最新号を配信

・購読料金　1か月　2400円
　　　　　　6か月 12800円
　　　　　 12か月 21800円

INNERVISION 9月号　第38巻第9号（通巻450号）

令和5年8月25日発行　定価2,500円　年間購読料30,000円（郵便振替　00190-6-53037）
● 発　行　人　古屋敷政幸
● 編　　　集　三橋信宏，水谷高章，岡山典子，田村直美，三浦　翔，庄子祥子
● 制　　　作　坂本淳子，有吉るり子
● 広　　　告　斉藤豪介　●表紙デザイン　石塚亮事務所
● 発　　　行　（株）インナービジョン　〒113-0033　東京都文京区本郷3-15-1
　　　　　　　TEL 03（3818）3502　　FAX 03（3818）3522　　http://www.innervision.co.jp
● 印　　　刷　欧文印刷（株）　　　　　　　　（禁・無断転載）

AD INDEX　広告索引

下記の広告に関するお問い合わせは編集部までご連絡ください。

URL http://www.innervision.co.jp　　E-mail info@innervision.co.jp

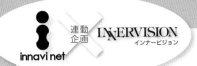

innavi net ×　連動企画 INNERVISION インナービジョン

モダリティ別

〈巻末特集〉
モダリティ
EXPO

バイヤーズガイド

画像とITの医療情報ポータルサイト，インナビネットでは，バーチャルな機器展示会場「モダリティ EXPO」を公開中です。これは，各メーカーの展示ブースを設け，製品ラインナップをもれなく展示・紹介するものです。この「モダリティ EXPO」の連動企画として，小誌では「モダリティ別バイヤーズガイド」を巻末特集に掲載しています。「モダリティ EXPO」の内容をコンパクトに凝縮。モダリティ別にメーカーの製品を紹介していますので，インナビネットの「モダリティ EXPO」とともに機器導入資料などにご活用ください。

モダリティ

MRI 関連編

CONTENTS
（新規掲載製品，順不同）

＊本文中の用字・用語は各メーカーの規定に準じています。

お問い合わせ先
（順不同）

●キヤノンメディカルシステムズ株式会社	神奈川県川崎市幸区柳町70-1
	https://jp.medical.canon/　担当部署：国内営業本部MRI営業部
●GEヘルスケア・ジャパン株式会社	東京都日野市旭が丘4-7-127　TEL 0120-202-021
	https://www.gehealthcare.co.jp/
	担当部署：イメージング本部MR部
●シーメンスヘルスケア株式会社	東京都品川区大崎1-11-1　ゲートシティ大崎ウエストタワー
	TEL 0120-041-387　https://www.siemens-healthineers.com/jp/
	担当部署：コミュニケーション部
●株式会社フィリップス・ジャパン	東京都港区港南2-13-37　フィリップスビル
	TEL 0120-556-494　www.philips.co.jp/healthcare
	担当部署：お客様窓口
●富士フイルムヘルスケア株式会社	東京都江東区有明三丁目5番7号
	https://www.fujifilm.com/fhc
●コニカミノルタジャパン株式会社	東京都港区芝浦1-1-1　浜松町ビルディング
	https://www.konicaminolta.jp/healthcare/support/index.html
	担当部署：IoT事業統括部　チャネル戦略部
●トーレック株式会社	神奈川県横浜市港北区綱島東5-6-20
	TEL 045-531-8041　https://toreck.co.jp/index.html
	担当部署：製造販売事業部　医療機器担当
●有限会社本橋化成工業	千葉県松戸市松飛台420-5　TEL 047-700-5894
	https://www.motohashikasei.jp

次回（2023年10月号）はCT関連編です。

さらに詳しい
情報は　▶　インナビネット「モダリティ EXPO」へ!!
http://www.innervision.co.jp/expo

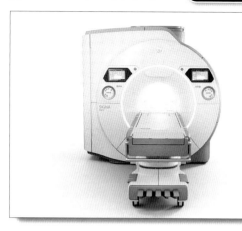

GEヘルスケア・ジャパン株式会社

SIGNA™ Hero

Built for Anything
最新ハードウエア搭載，高い撮像技術と操作性を実現
あらゆる検査ニーズにお応えします

MRI **3.0T 超伝導型**

● **お問い合わせ先**
GEヘルスケア・ジャパン
株式会社
東京都日野市旭が丘
4-7-127
TEL 0120-202-021
https://www.
gehealthcare.co.jp/
担当部署：イメージング
本部MR部

SIGNA™ Heroは，MRの検査にかかわるすべての人々，患者，検査者（技師），読影者（医師），看護師，経営者などの検査ニーズに応えるべく，3T MRIに求められる高性能をさらに進化させ，高いユーザビリティを追求した最新のMRIです。環境性能やコストにも配慮する優れたエネルギー効率を実現するために，最重要ハードウエアのマグネットをはじめ，システム全体を新設計・開発しました。加えて，GE ヘルスケアMRIの革新技術を代表し，進化し続けるAIR™を搭載。患者の負担を低減させる AIR™ Coils，画像クオリティを向上させるディープラーニング技術 AIR™ Recon DL，検査効率を高め，ワークフローを向上させる AIR™ Workflowを活用し，検査全体の質や，提供する医療の質の向上に貢献します。

● 新開発のHeroマグネットにより，高性能，軽量，省ヘリウムを実現
● 進化し続ける医師・技師・患者のMRの検査体験が変わる
　AIR™ テクノロジー搭載
● 検査の高速化と最先端イメージングを実現するSIGNA™ Works

標準システム構成	●マグネット/ガントリ ●患者撮像用テーブル ●オペレータワークスペース/コンソール（GOC）●各キャビネット ●コンプレッサ（冷凍機）●マグネットモニタ ●酸素濃度計 ●緊急ランダウンユニット ●LCD患者モニタ ●ファントムフォルダーカート ●サービスキット/性能評価ファントム ●16素子バードケージ型QDボディーコイル ●TDI Head Neck Unit Coil ●TDI Posterior DMS Array Coil ●Anterior Array Coil
主な仕様	●静磁場均一性：0.25ppm（40cmDSV，typical値）●漏洩磁場：5Gライン 3.0m×5.2m ●最大傾斜磁場強度：45mT/m* ●最大傾斜磁場スリューレート：200mT/m/ms* ●TDI：第2世代デジタルRFテクノロジー ●マルチドライブによるRF送信＋reFINEテクノロジー ●最短TR/TE：0.75/0.216ms ●超高速リコンストラクション：6万3000枚/秒（フルFOV，256データ） *イメージング性能

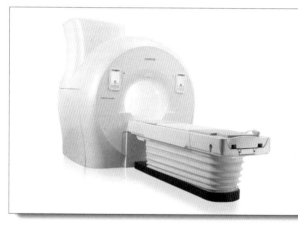

富士フイルムヘルスケア株式会社

1.5T ECHELON Synergy

AI技術を活用して検査ワークフローの効率化と検査時間の大幅な短縮を実現。MRIはもっと早く，診やすくなる。

MRI **1.5T 超電導型**

● **お問い合わせ先**
富士フイルムヘルスケア
株式会社
東京都江東区有明三丁目
5番7号
https://www.fujifilm.
com/fhc

画質や撮像時間の設定，受信コイルの装着や位置決めなど，多岐にわたるオペレーションが求められるMRI検査。操作や画質のコントロールを，もっと自由自在に，シンプルに変えることで，医療現場の負荷を減らしていきたい――私たち富士フイルムヘルスケアは，そのような想いを胸に，ECHELON Synergyを創り上げました。AI技術を活用し，ハードウェア・ソフトウェアの両面でいっそうの磨きをかけたSynergyDrive*を搭載し，セッティングからスキャン，画質や後処理に至る一連の検査ワークフローを効率化。MRI検査をより高画質に，スムーズな姿へと導いていきます。

● **操作はこれだけ！ Oneタップで自動検査** * *
● **Oneアクションでらくらくセッティング**
● **Deep Learningで速くて，きれい**

* SynergyDrive はワークフロー向上技術の総称です。AI技術の一つであるMachine Learning および Deep Learning を活用して開発した機能を含みます。導入後に自動的に装置の性能・精度が変化することはありません。

＊＊MRI検査の処理を自動で実行することを表現しています。診断を自動で実行するものではありません。操作者の判断によります。

標準システム構成	●ガントリー ●寝台 ●オペレーターコンソール（操作部）●MRI用各種ユニット（機械室設置）●フィルターボックス ●緊急減磁装置 ●付属品：校正用ファントム一式，マットレス一式，補助具
主な仕様	●1.5T超電導MRI ●ガントリ開口径：70cm ●寝台幅：75cm（天板幅62.1cm）

ECHELON Synergy は富士フイルムヘルスケア株式会社の登録商標です。
販売名：MRイメージング装置 ECHELON Synergy　医療機器認証番号：305ABBZX00004000

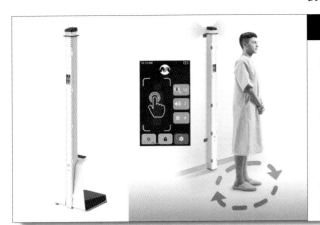

トーレック株式会社

磁性体検出器
METRASENS ULTRA™ With Xact ID

ゾーン 2 スクリーニングで
使用するための
最先端の磁性検出システム

●お問い合わせ先
トーレック株式会社
神奈川県横浜市港北区
綱島東5-6-20
TEL 045-531-8041
https://toreck.co.jp/
index.html
担当部署：製造販売事業部
医療機器担当

MRI関連製品

モダリティ EXPO　バイヤーズガイド　MRI 関連編

METRASENS ULTRAは，非常に高感度で正確な検出能力を持っています。正確な位置特定により微小の鉄製物体や医療用インプラントを検出できるため，二次スクリーニングプロセスが容易になり，患者スクリーニング業務の全体的な効率と信頼性を向上させます。また，本製品には「Xact ID」というソフトウエアベースのセキュリティプラットフォームが内蔵されています。Xact IDは，最先端のセンサー技術，独自のアルゴリズム，機械学習を組み合わせて，頭からつま先までの一貫した検出と，高感度レベルでの微細な警報率の低減を実現します。本製品はソフトウエアベースであるため，更新して新しい機能を追加し，時間の経過とともに機能を向上させることも可能です。

●頭からつま先まで高感度かつ正確な検出システム，5つのゾーン区分により磁性体の位置を特定，検知モードおよび内蔵されたソフトウエアによって不要なアラームを低減。
●非侵襲的かつ受動的なスクリーニングシステムであり，妊婦やペースメーカー・そのほかの医療機器を装着している人にも使用可能。
●直感的操作が可能なタッチパネル式。
●設置方法は壁面設置式かスタンド式のどちらかを選択可能。
●充電式のため，常時の電源供給は不要。

標準システム構成	●本体　●ベーススタンド　●マニュアル　●電源ケーブル　●専用ケース
主な仕様	●サイズ：9.4cm (W) × 183.5cm (H) × 10.6cm (D)　●重量：本体10kg，ベーススタンド13kg　●UI：10.92cmカラータッチパネル（バックライトPCAPタッチ技術付）　●警告音：音量とトーン変更可　●警告：360°表示アラーム・インディケーター，感度調整可能，5つのゾーン区分　●電源：内蔵電池（リチウムイオン電池），充電 24V DC，稼働時間16時間強，充電時間3時間，他選択肢 イーサネット経由 (PoE)

innavi net モダリティEXPO 既存製品一覧 (順不同)　詳しい情報は，モダリティ EXPO で検索

●キヤノンメディカルシステムズ株式会社

MRI	・Vantage Centurian　・Vantage Galan 3T/Focus Edition　・Vantage Orian ・Vantage Fortian　・Vantage Gracian　・Vantage Elan/Fast Edition

●GEヘルスケア・ジャパン株式会社

MRI	・SIGNA™ Architect　・SIGNA™ Pioneer　・SIGNA™ Prime　・SIGNA™ Artist　・SIGNA™ Voyager ・SIGNA™ Explorer　・SIGNA™ Creator　・MR Surgical Suite　・MR Radiation Oncology Option ・MRガイド下集束超音波治療器 ExAblate 4000

●シーメンスヘルスケア株式会社

MRI	・MAGNETOM Free.Star　・MAGNETOM Free.Max　・MAGNETOM Lumina ・MAGNETOM Altea　・MAGNETOM Sempra　・MAGNETOM Amira
MR-PET	・Biograph mMR

●株式会社フィリップス・ジャパン

MRI	・Ingenia Elition 3.0T（インジニア エリシオン 3.0テスラ）　・Ingenia Ambition 1.5T（インジニア アンビション） ・MR 5300　・Ingenia Prodiva 1.5T

●富士フイルムヘルスケア株式会社

MRI	・3.0T TRILLIUM OVAL Cattleya　・1.5T ECHELON Smart Plus　・0.4T APERTO Lucent Plus ・0.3T AIRIS Vento Plus　・0.25T AIRIS Light

●コニカミノルタジャパン株式会社

MRI周辺機器	・MR対応木製車いすKH1

●トーレック株式会社

MRI周辺機器	・MRI用金属探知機 Ceia PD240CH

●有限会社本橋化成工業

MRI周辺機器	・MRIファントム（90-401型）